時兆文化

兒童的12個健康密碼

CELEBRATIONS Healthy Inside Out!

第一本以NEWSTART進階健康概念為基礎
專為孩子打造的健康教育指南！

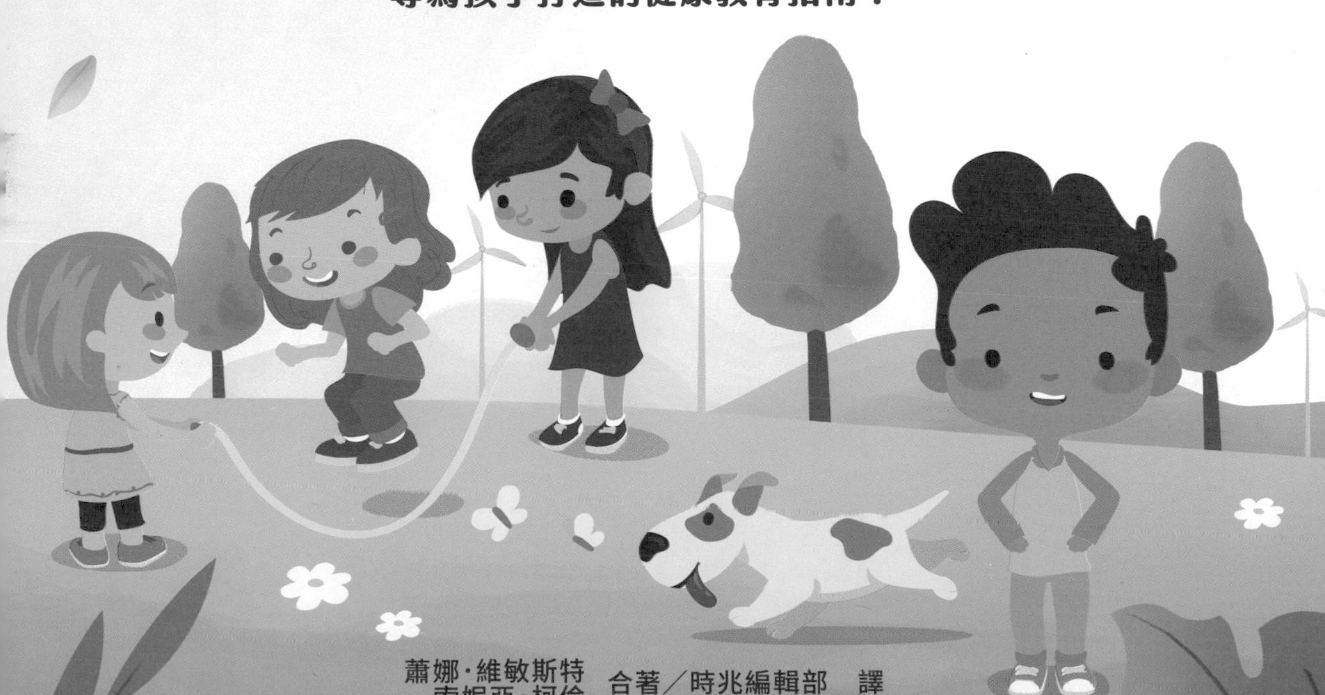

蕭娜·維敏斯特
索妮亞·柯倫 合著／時兆編輯部 譯

目錄
CONTENTS

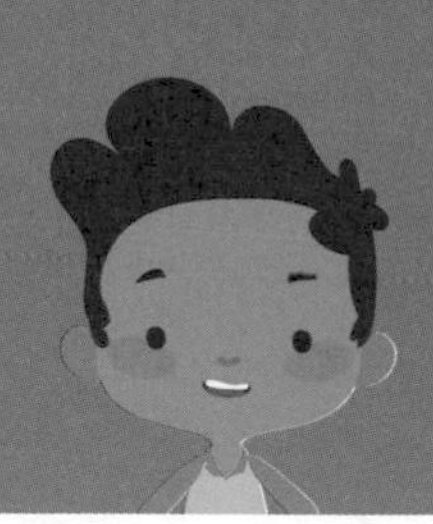

CELEBRATIONS
Healthy Inside Out!

粉墨登場

Alex
小艾

書中主角；有兩個好朋友名叫丹丹和小敏，三人經常在一起玩遊戲、做計畫。他還有一隻寵物小狗叫斑斑，他會和你一起探索每項健康原則。

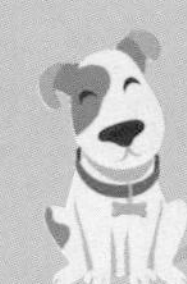

Duke
斑斑

Daniel
丹丹

小艾的男生朋友，活潑開朗，但做事比較粗心大意。

小艾的女生朋友，做事細心，有時喜歡抱怨，她也有一隻寵物小狗，名叫妞妞。

Jasmine
小敏

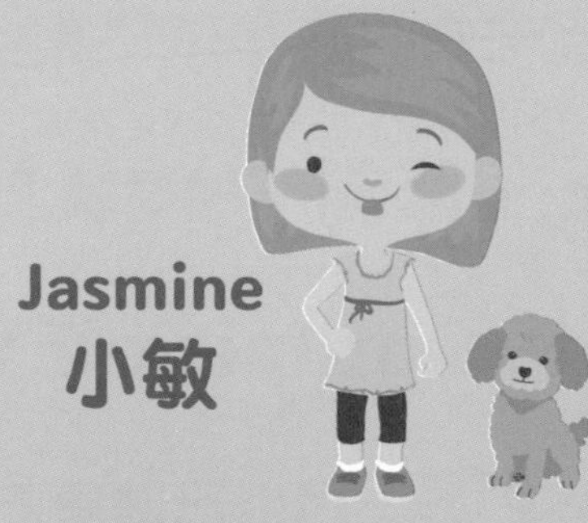

Lady
妞妞

書中的好奇女孩，經常提出各種和健康有關的問題，滿足你的好奇心。

Molly
小茉

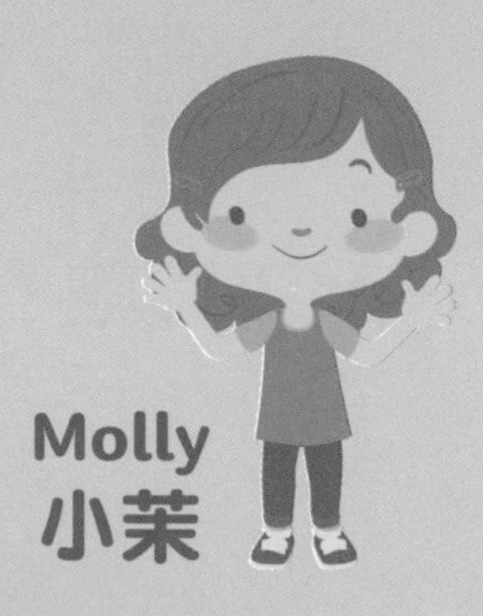

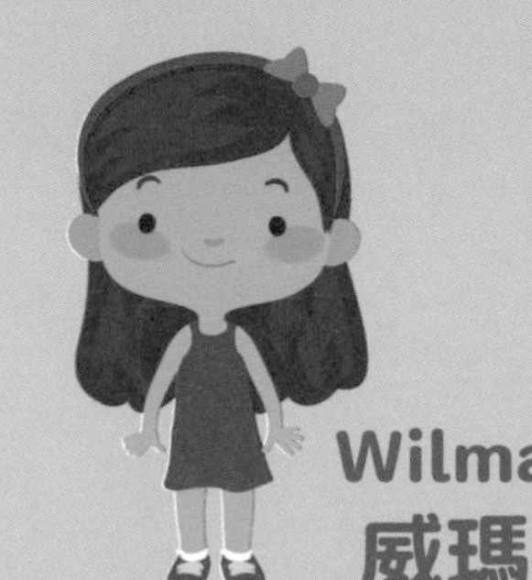

Wilma
威瑪

書中的健康小博士，負責「威瑪智識通」，隨時補充重要的健康知識。

認識你真好！
Getting Acquainted

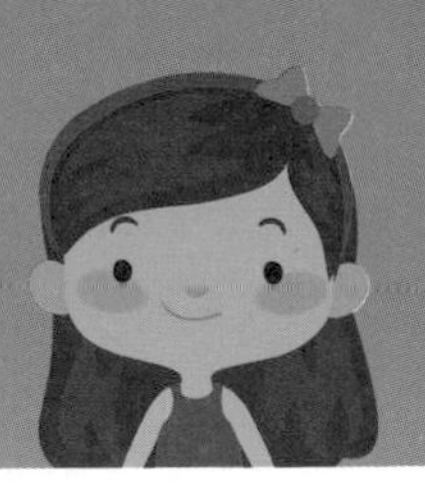

我的名字是：＿＿＿＿＿＿＿＿，我今年＿＿＿＿＿歲。

我家有＿＿＿＿＿個人，他們分別是：

＿＿＿＿＿＿＿＿＿＿＿＿＿＿＿＿＿＿＿＿＿＿＿＿＿＿＿。

我的寵物名叫：＿＿＿＿＿＿＿＿＿＿＿＿＿＿＿＿＿＿＿。

我想跟你分享一些我和斑斑快樂的小祕密；透過這本書，請加入我們的陣容！和我們一起玩遊戲、做功課、學習新事物！

首先，讓我們來認識你！

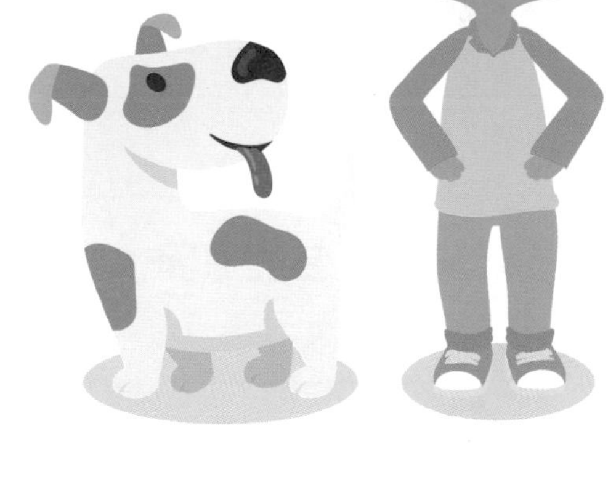

如果你有自己的照片，可以把它貼在左邊的框框裡，若是沒有，你也可以利用它畫出自己喔！

你知道嗎？

很多名字都有特別的意義。

像我的名字──艾力克斯（簡稱「小艾」，Alex），全名是亞歷山大（Alexander），它的意思是「人類的守護者或助手」。

我父母幫我起這個名字，是因為我的爺爺也叫亞歷山大，他總是樂於助人。

你知道自己名字的意思嗎？不妨問一問你的父母親給你起名的原因。

我的名字意思是：

____

____

____

我父母起名的原因：

____

____

____

命名大不同

如果我把自己的全名倒過來寫，它就會從「亞歷山大」變成「大山歷亞」。如果你的名字倒過來寫，它會變成什麼樣呢？

____

雖然我的全名叫亞歷山大，但通常大家都叫我小艾。你有沒有小名呢？你的小名叫什麼？

____

____

如果你可以給自己起名字，你會選什麼樣的名字呢？

____

____

或許有一天我可以用這個名字給我的孩子起名。
即使有人和我的名字一模一樣，也不代表他／她就和我完全相同。在這世上沒有人和我一樣，我好高興上帝造了獨一無二的我！

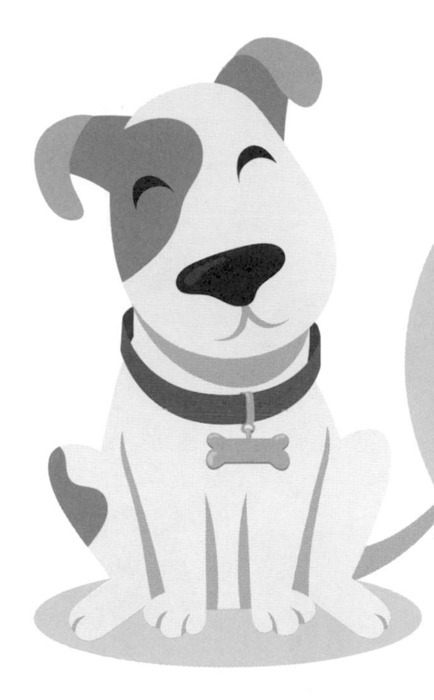

我已經跟你介紹過我非常信賴的好朋友——斑斑。你有寵物嗎？若沒有，你希望擁有一隻寵物嗎？

我的寵物是：

____

牠的名字叫做：

____

牠的模樣如下：

我想養的寵物是：

____

若我能養寵物，
我會把牠起名叫做：

____

我想牠的模樣會是：

介紹我的家人

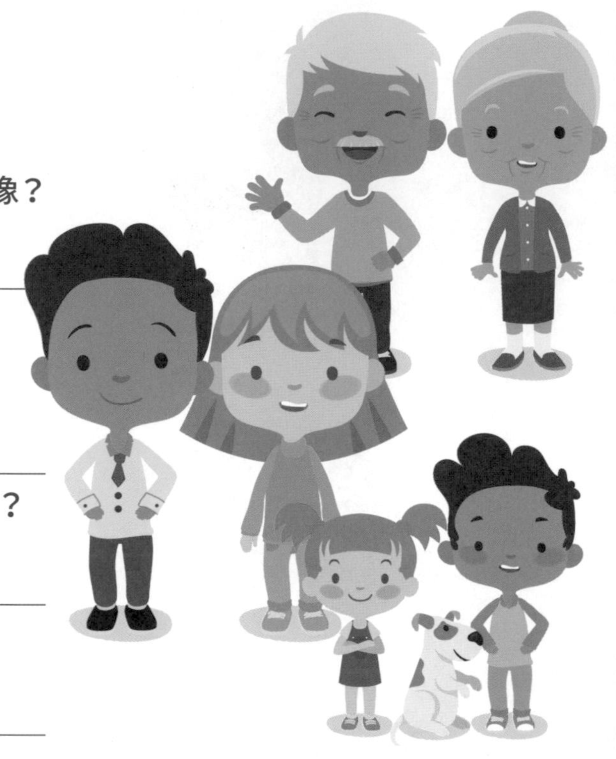

請看右邊的圖並回答下列問題：

- 在小艾的全家福照中，小艾長得和誰最像？

____

- 在他們全家人中，還有誰在外表上很相似？(誰和誰長得很像呢？)

____

- 我們為什麼會和我們的家人長得相像呢？

____

- 在你的家人之中，你和誰長得最像呢？

____

你有自己的全家福照嗎？若有，請把它貼在上面的框框裡。

如果沒有，你也可以動手畫一幅全家人一起做某個活動的畫面。

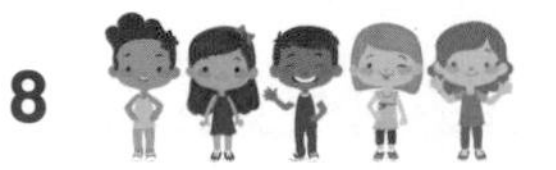

請看一看這張全家福

照片中的小男孩長得和他的父母相似嗎？這個小男孩名叫邁克，他是被照片中的夫妻所收養的孩子，因這對夫妻想給這個原本沒有家的小男孩一個家。他非常幸運，這一家人即使外表長得並不相像，還是非常甜蜜、開心。不過，如果你仔細看他們的動作，你就會看出他們真是一家人！邁克的笑容很像他媽媽，他說話的方式也很像他父親。他和爸爸喜歡許多同樣的食物，兩個人都很喜歡游泳，也喜歡從事戶外活動。

在邁克的要求下，他的父母親目前正加緊預備再領養一個小女孩所需的文件，邁克對自己即將成為哥哥感到興奮不已。他知道他要成為妹妹的榜樣，也要幫忙爸媽一起照顧妹妹。

他的妹妹或許不會長得像邁克，也不會像他的父母親，但是經過一段時間的相處之後，他們就會明顯看起來像一家人，因為他們的喜好，說話的用詞，甚至姿態，都會很相似。所謂的一家人，指的就是一群以血脈或愛彼此聯合的人；而邁克確實擁有一個非常幸福的家庭。

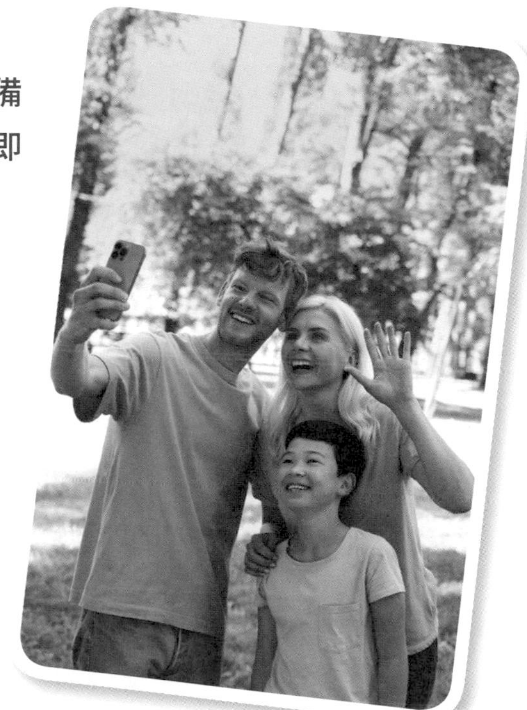

示意圖，與本文無關。

上帝給你的特別信息

「我要稱謝你，因我受造，奇妙可畏；你的作為奇妙，這是我心深知道的。
……我未成形的體質，你的眼早已看見了；
你所定的日子，我尚未度一日，你都寫在你的冊上了。」

詩篇139：14，16

深入觀察

為何我們會長得像我們的家人呢？

我們的身體由微細胞組成，每個細胞內都有染色體。每條染色體都是由數千個基因組成，基因擁有對我們身體各個部分發育的指示。然而，身體的發育不僅單靠基因，還依賴周圍的人和事物，如飲食和日常活動。然而，基因決定了一個人許多身體和個性的特徵。當一個嬰兒形成時，父親的細胞（精子）和母親的細胞（卵子）結合。這兩個細胞攜帶了決定嬰兒是金髮、黑髮還是紅髮的所有必要信息。它們決定孩子的眼睛是棕色、藍色還是綠色，還決定他是否高或矮，是否有酒窩在臉頰上。

許多這些指示是單單從父親或母親那裡繼承的，它們有顯性基因和隱性基因。以深色頭髮為例，它的基因在頭髮顏色中的顯性優於其他基因。我們看起來會像我們的父母或祖父母，正是因為我們繼承了他們的基因。

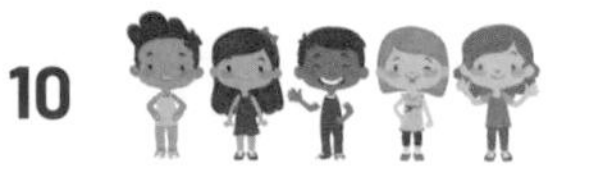

這兩位是我的好朋友：丹丹和小敏。小敏是個女孩。我們喜歡在一起玩耍，我們上同一所學校。我們有很多相像的地方，但在其他方面也有所不同。
我是小敏的寵物，名叫妞妞！

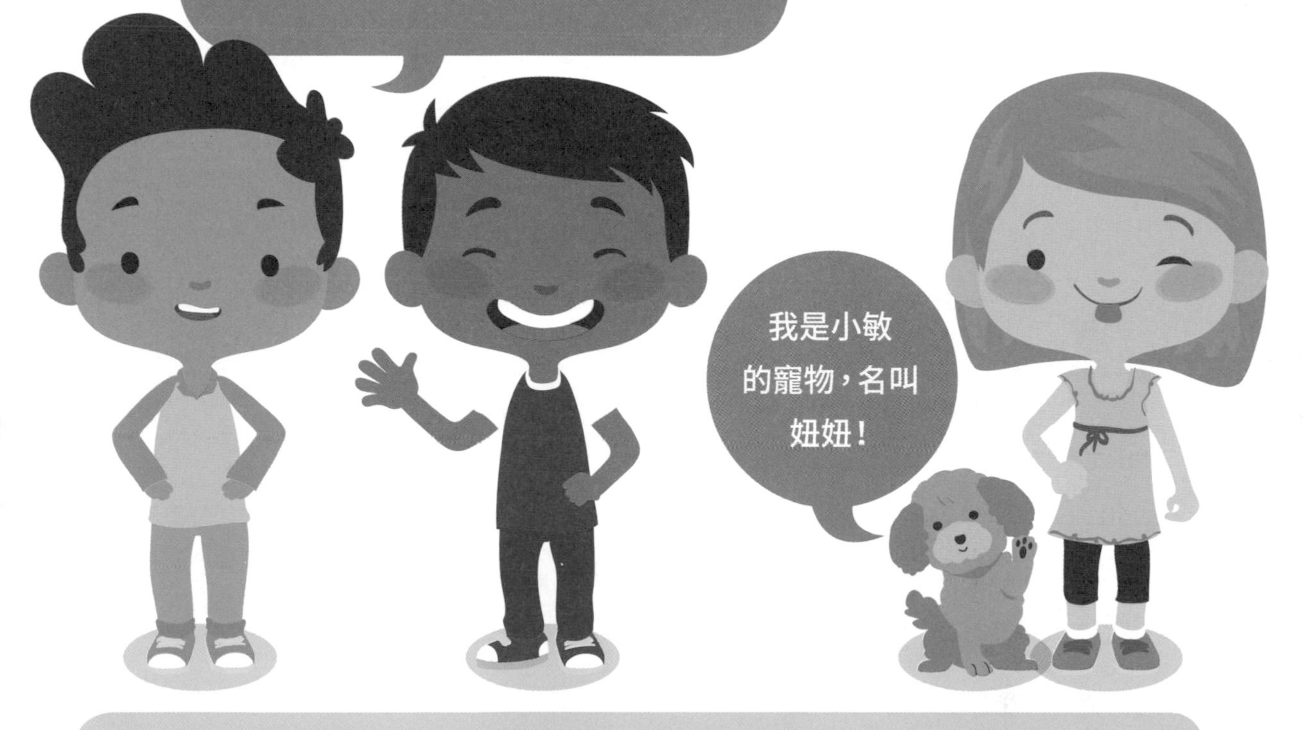

誰是你的朋友呢？

我的女生朋友	我的男生朋友

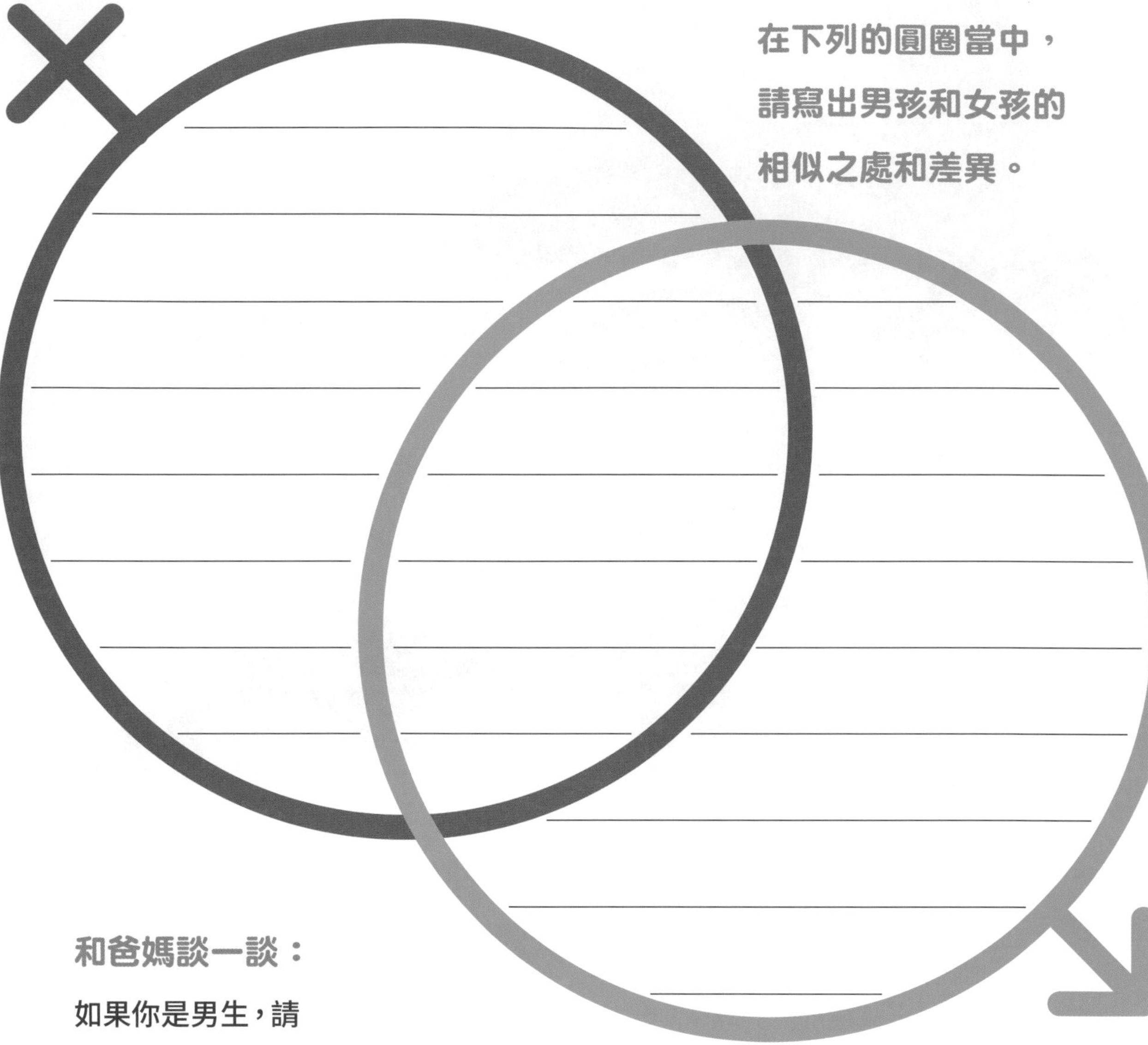

在下列的圓圈當中，請寫出男孩和女孩的相似之處和差異。

和爸媽談一談：

如果你是男生，請和你的父母聊一聊作為男生的好處和優點；如果妳是女生，也請妳和爸媽談一談作為女生的益處和優勢。

親愛的耶穌
謝謝祢塑造了現在的我，謝謝祢賜給我家人和朋友。
請幫助我成為善良、樂於助人的孩子。謝謝祢如此愛我。
阿們。

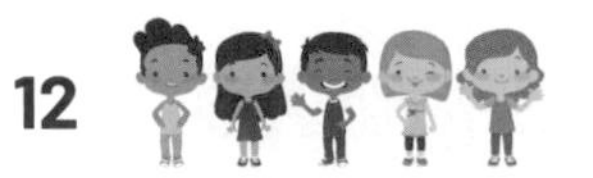

CHOICES選擇
小小決定，大大改變

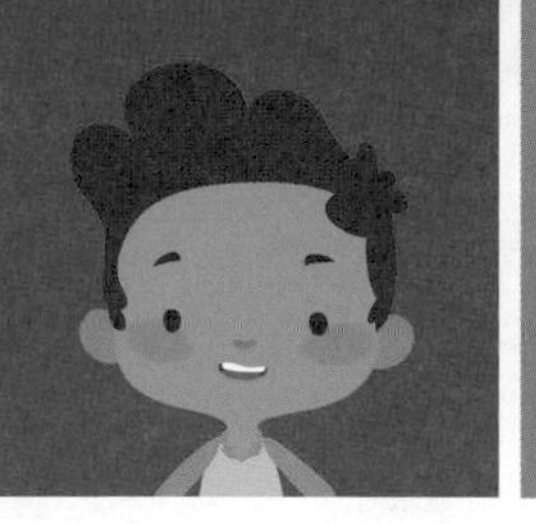

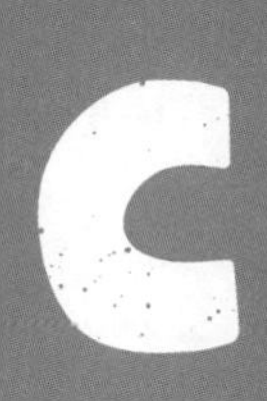

小艾已經迫不及待地想像自己的假期。他可以有更多時間做自己喜歡的事，還可以出去玩。他的好朋友——小敏和丹丹——差不多每天都會來找他玩，因為他們都住在同一個社區。

他們會一起做些什麼呢？他們可能會把想做的事列一張清單，當然，要他們全部同意每一個計畫是不太容易的。小敏經常有很好的點子，但丹丹不見得總是同意她的選擇。無論如何，為了三人相處愉快，他們必須對想做的事意見一致。而且因為他們的假期有兩個月，他們可以好好的計畫一番！

小艾很喜歡跟他的朋友們一起玩，我也是！我們在一起可以做許多有趣的事！
小艾有更多時間陪我玩了！

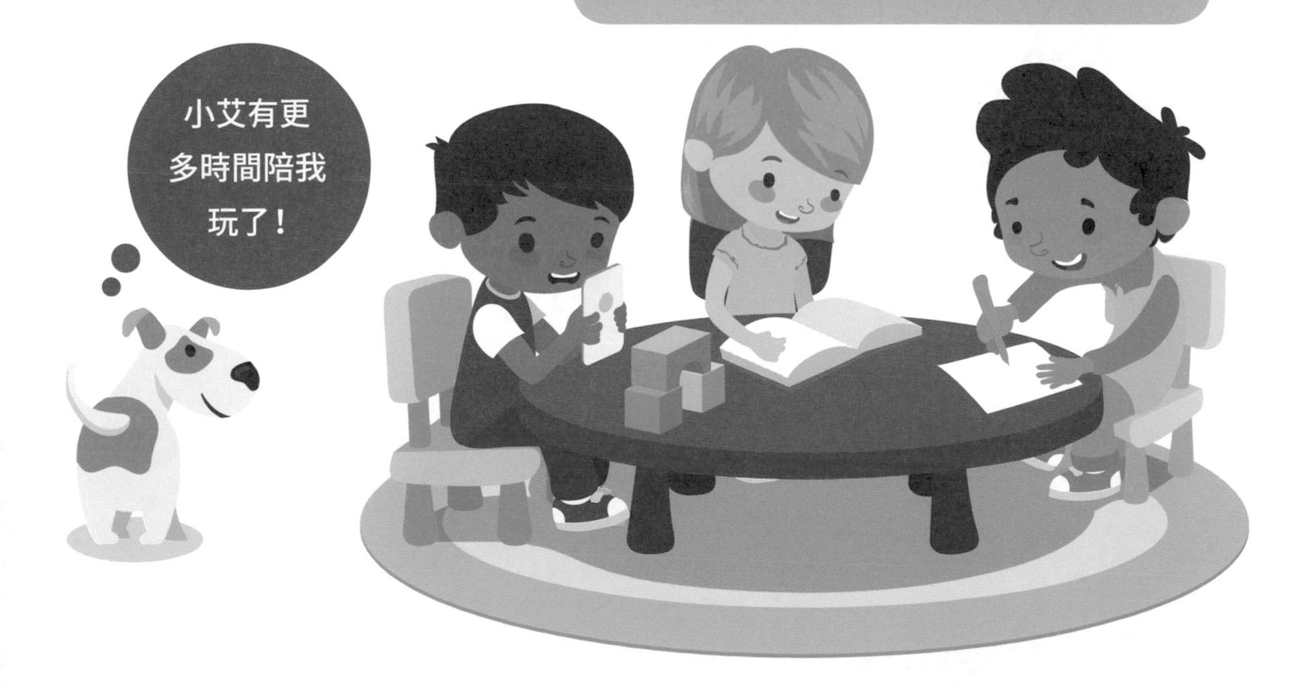

我喜歡自己一個人做的事

有些事情我自己一個人做時並不有趣；但有些其他的事情是我一個人做時反而比較有趣的。

我喜歡和朋友一起做的事

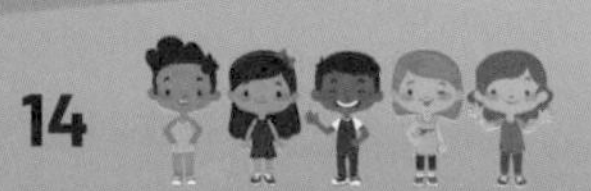

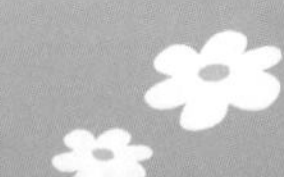

有些活動是我喜歡在戶外進行的；有些活動必須在室內進行。但不管在哪裡，我都可以玩得很開心。這些是我最喜歡做的事：

在戶外的活動

____

____

____

____

在室內的活動

____

____

____

____

無論在什麼時候，只要可以，我都喜歡和斑斑一起在戶外玩耍。但有時候天氣太冷和下雨時，我們就必須待在家裡。無論如何，即使我必須在家，也可以做很多好玩的活動。和朋友一起玩時，我們互助合作就會更開心。如果玩遊戲會有輸的人或贏家時，我們到最後常常會吵架。

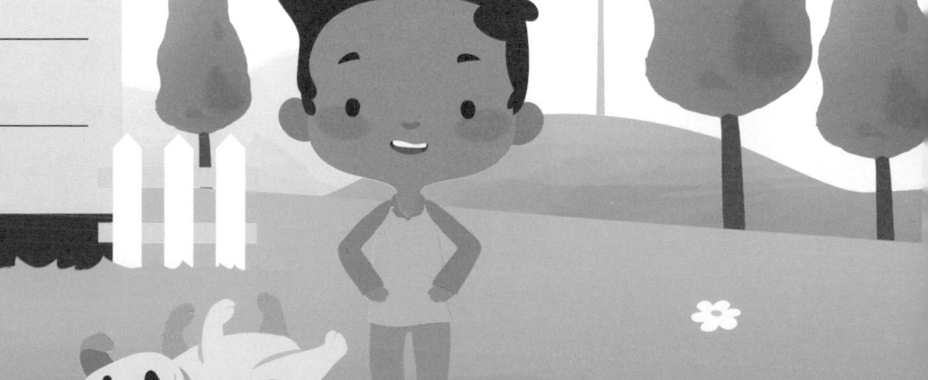

我們每一天都可以對很多事情做出選擇。從早上起床一直到晚上就寢，我們每天都要做出很多決定。

在右圖中，請在你可以選擇的事前面打一個「✓」。

- 每天要穿的衣服
- 我的父母
- 吃大量新鮮的水果
- 我的膚色
- 我的寵物
- 成為男孩或女孩
- 有很長的雙腿
- 我房間牆壁的顏色
- 明天不會下雨

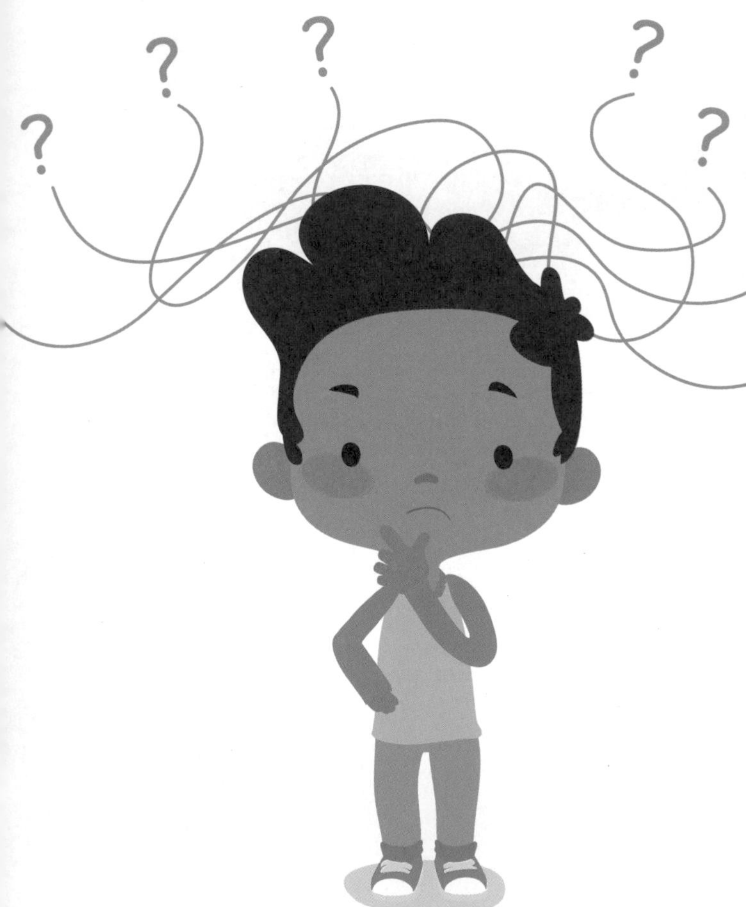

其實，有很多事情是我們不能選擇的！

你的家庭，你的眼睛顏色，生來是男孩或是女孩，像這類的事不是你可以選的。但除此以外你有很多其他的事可以選擇──而這些選擇將使你的生活大大不同！

0000134

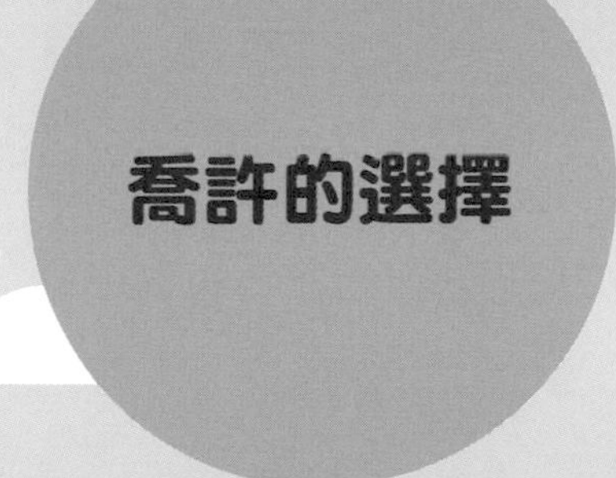

喬許的選擇

這位名叫喬許的男孩選擇了──

- 不吃蔬菜水果，因為他討厭蔬菜水果。
- 不喝水，因為他喜歡喝飲料來代替水。
- 吃漢堡、義大利麵和披薩等食物。
- 吃甜點或蛋糕，甚至有時一次吃三塊！
- 不做踢足球或打籃球等戶外運動，而是在家整天打電玩。
- 有空時就看影片，不在戶外有陽光和新鮮空氣的地方玩。

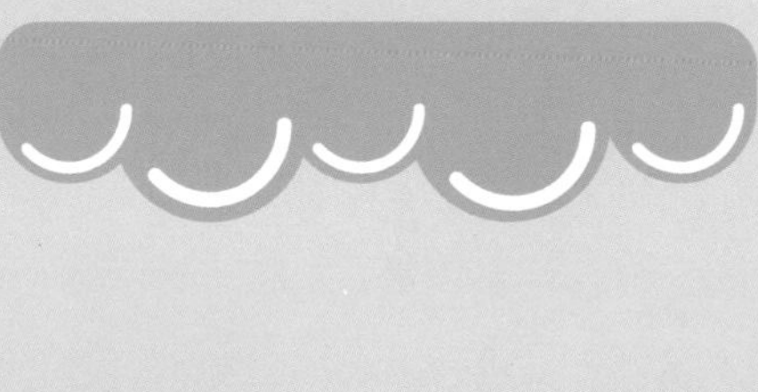

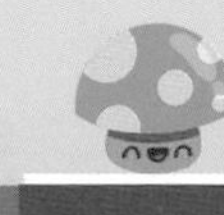

喬許說他沒有選擇讓自己生病……可是，如果他還是照著前頁這個清單來選擇，用不了多久他就一定會生病！我們所做的小小選擇累積起來，就會變成影響我們身體的重大選擇。

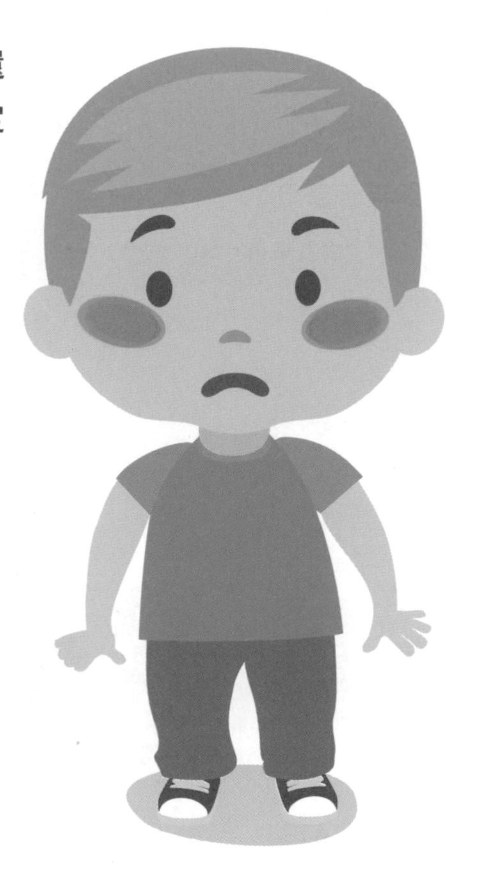

畫重點囉！

健康有賴於我們所做的決定；能夠擁有健康不只是要避免做一些讓自己生病的決定。大人要能夠幫忙照顧孩子，使他們健康；但孩子也要學習照顧自己的健康。

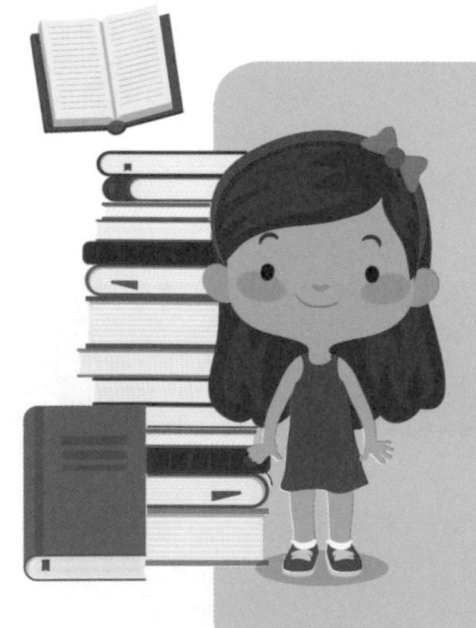

威瑪智識通

在這世上沒有別人像你，不過既然你是你父母基因的組合，你一定會在許多部分和他們很相像。你成長時所做的決定也會大大地影響你日後成為怎樣的人。你不能選擇父母給你的基因，但你可以在年幼時就做出對的選擇，這樣長大後的你就能既健康又快樂。

你知道一個人健康和生病時的不同嗎？請寫在下面。

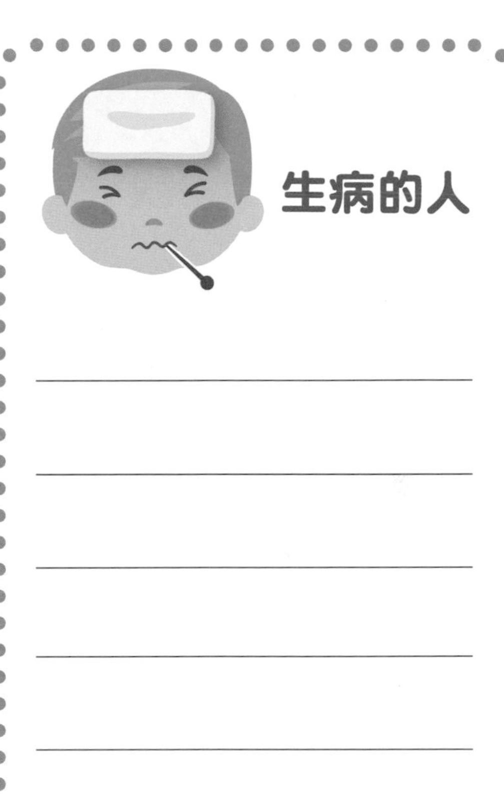

- 為什麼我們會生病？
- 我們是不是可以做些什麼好讓自己不生病？
- 保持健康是一種選擇嗎？
- 如果一個人總是做正確的選擇，
  就一定不會生病嗎？

感覺健康的祕訣

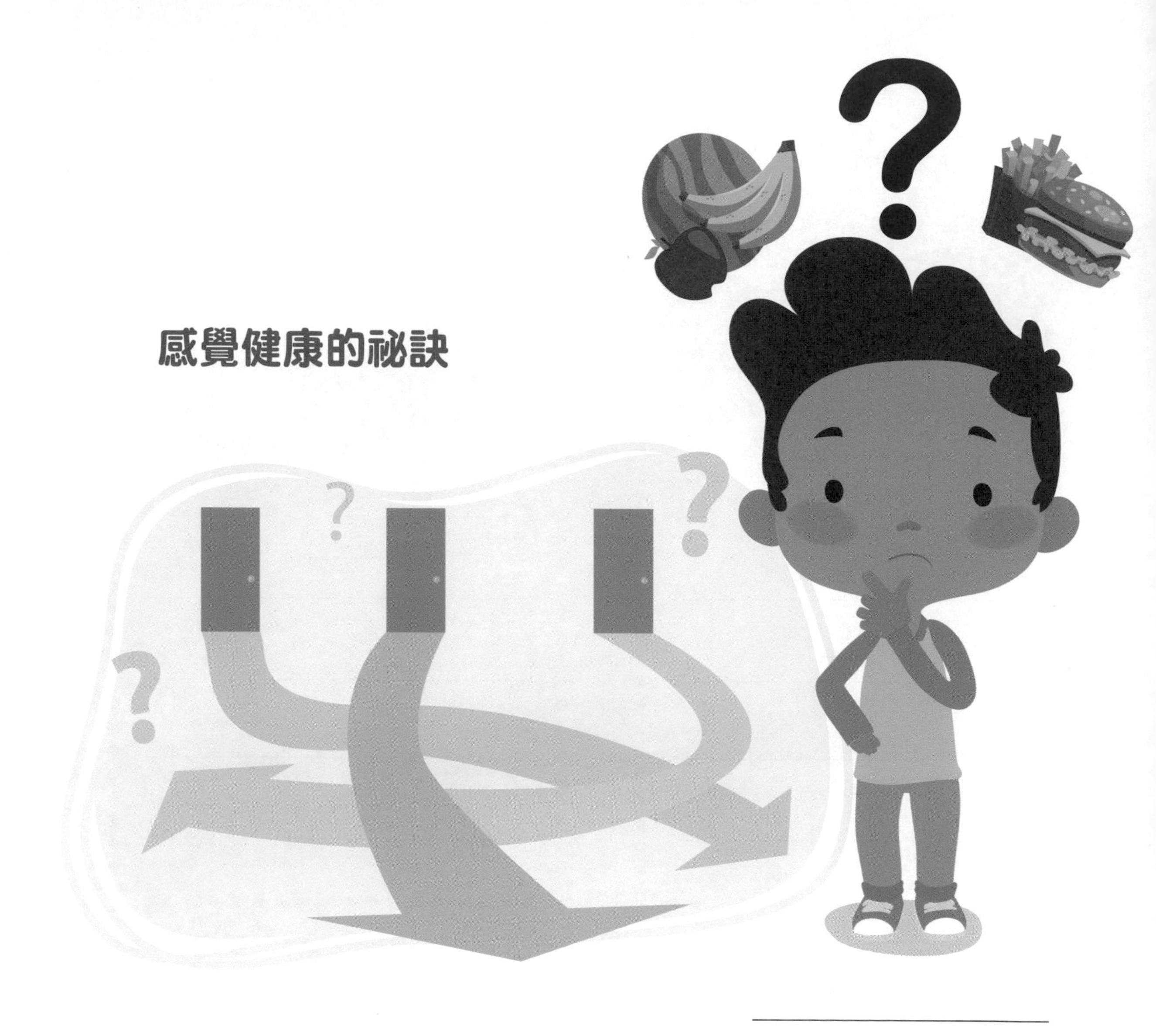

我們每一天所做的小小決定都可以幫助我們不生病。這就是為何我要和你分享我的健康祕訣。如果你每天都選擇做這些事，你就會覺得開心並且精力充沛，但這並不表示你絕對不會生病。我們住在一個充滿污染的世界，有時不好的事也會發生在好人身上。但如果你選擇過健康的生活，生病的機率就會少很多。

深入觀察

骨頭

骨頭給了我們形狀並支撐了我們的身體。
它們可以保護身體裡面的器官，
像是大腦、心臟、還有肺部。
它們也可以幫助我們移動身體。
骨頭是由一種鈣含量很豐富、很硬的活組織組成的。
孩童的骨頭通常很軟，有時候就像軟骨一樣
（像是你的鼻尖或耳垂）。
這就是為何他們跌倒時，骨頭不像大人那樣容易斷裂。
每塊骨頭中間都有孔洞，
裡面含有黃色或紅色、名叫骨髓的物質。
這是供給身體血液產出的工廠。

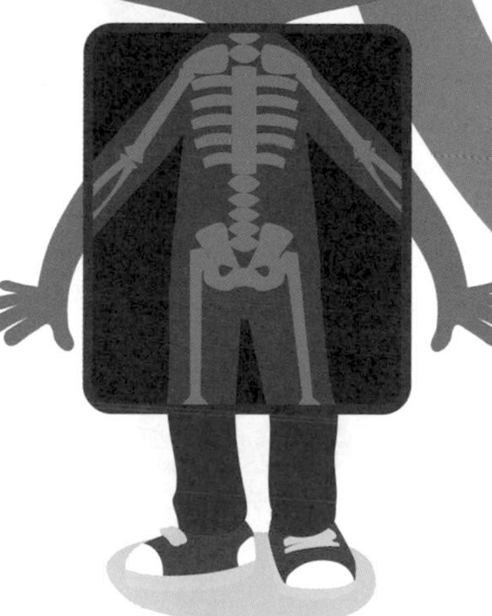

上帝給你的特別信息

「我在暗中受造，在地的深處被聯絡；那時，我的形體並不向你隱藏。」

詩篇139：15

小試牛刀！

下面圖片中有哪些食物含有鈣質？
請在富含鈣質的食物下方空格中打勾。

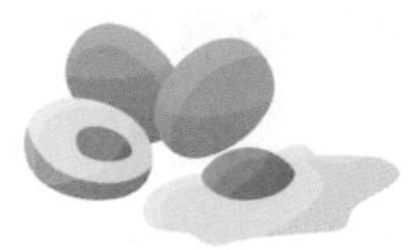

□蛋

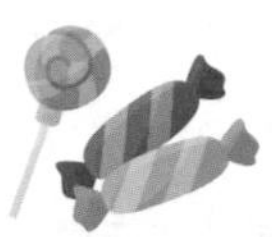

□糖果

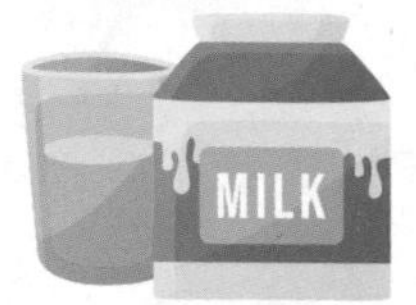

□牛奶

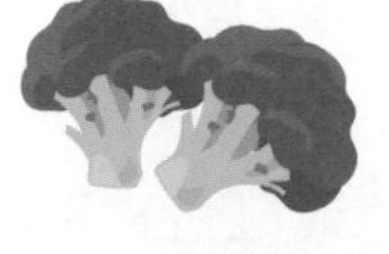

□青花菜

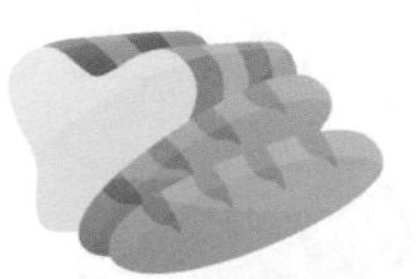

□白麵包

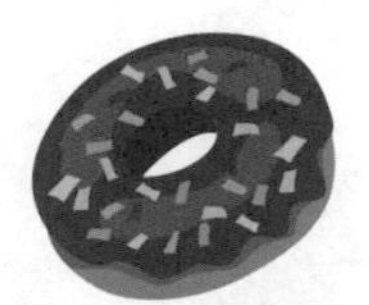

□甜圈圈

□菠菜

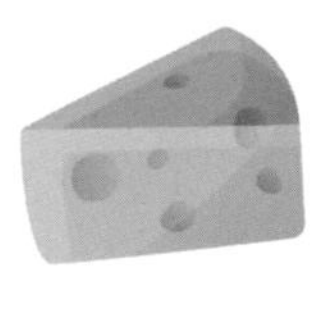

□起司

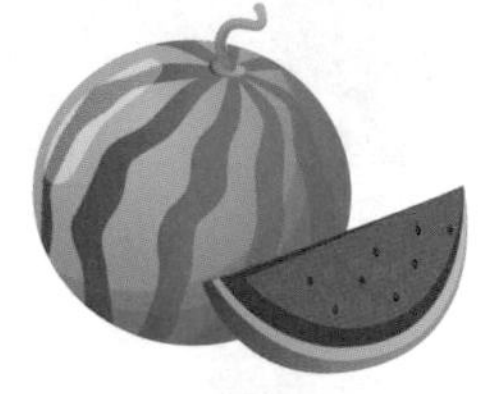

□西瓜

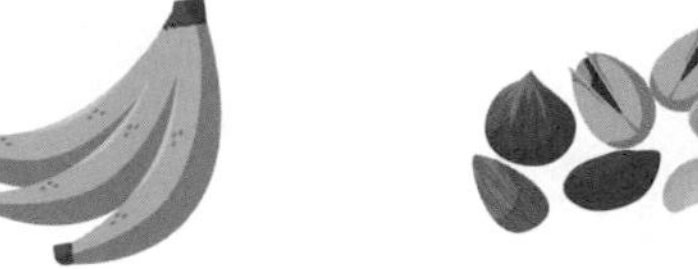

□香蕉

□核果

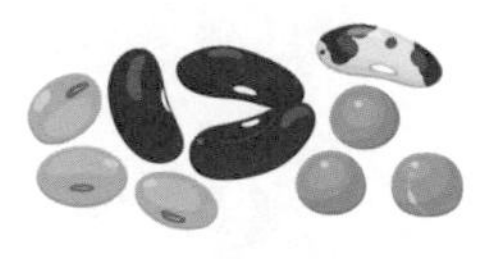

□豆類

我需要攝取鈣質，
好讓我的骨頭可以
長得健壯！

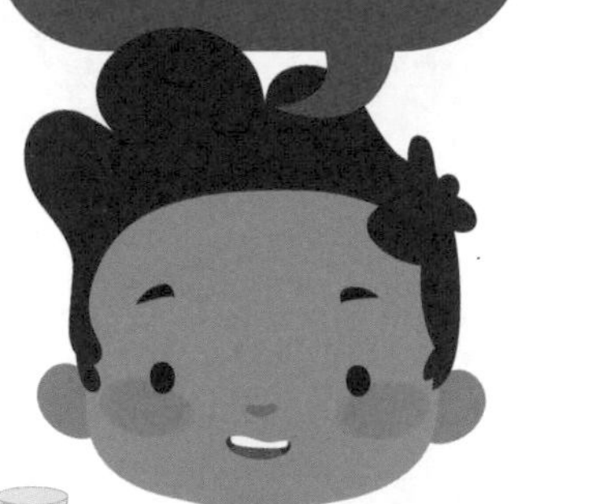

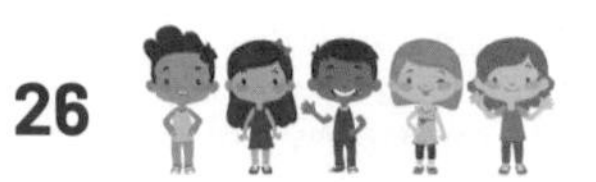

威瑪智識通

鐙骨

最長和最短

人體中最長的骨頭是股骨，位於膝蓋和髖部之間。成年人的股骨平均長度大約是50公分。而人體中最小的骨頭是耳朵裡的鐙骨，大約只有2到3毫米長。這微小的骨頭會從砧骨到耳蝸傳遞振動，使你能夠聽到聲音。

股骨

小嬰兒和大人，誰有更多骨頭？

小嬰兒身上有超過300塊骨頭，而一個成人大約只有206塊骨頭。這是因為當嬰孩漸漸成長時，有許多骨頭會彼此相連合在一起。

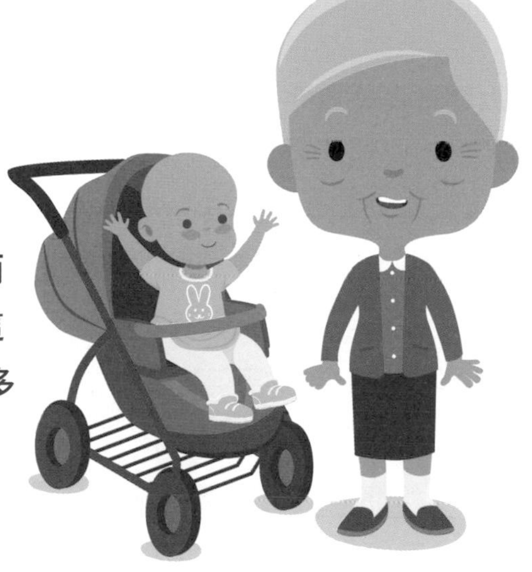

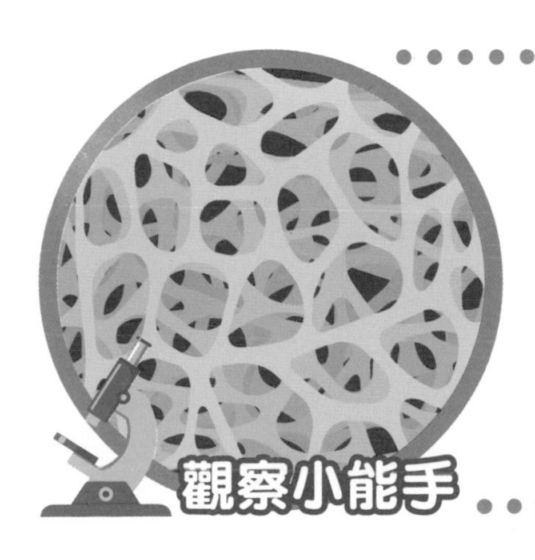

肉眼看不見的奧祕

取得一塊橫截切開的骨頭（例如從雜貨店），使用放大鏡觀察，你會發現骨頭並不是細密的結構。它們充滿了孔洞、通道和管道讓血液循環。這就是骨頭組織在顯微鏡下的樣子。

深入觀察

即使你所有的骨頭都完好無損，
如果沒有肌肉，你仍然無法移動。

肌肉

肌肉的收縮和伸展使我們能夠移動。身體幾乎有一半是由肌肉組成。有些肌肉很大，有些非常小，例如控制眼睛瞳孔的肌肉。我們有六百個肌肉。大部分肌肉都是成對工作的；當一個肌肉收縮時，另一個就放鬆。有些肌肉是自主的（由我們控制），而其他則是非自主的（完全不受我們控制），例如心臟、胃和腸道。我們能夠消化食物，多虧了胃部肌肉和腸道。我們的血管中也有肌肉。肌肉與相連的骨骼一起工作。人可以彈琴是因為收縮和伸展的肌肉使手指的骨骼移動。骨骼很重要，但如果沒有肌肉，我們就什麼都做不了！

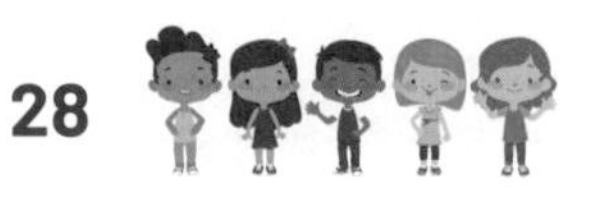

觀察小能手

❶試著用你的腳尖站立，然後請旁邊的人（你的好朋友、媽媽、姐妹都可以）來摸摸看你腿部的肌肉。

❷現在坐下來，讓另一個人來說說看，兩者在觸摸時的感覺有何不同。

❸在緊繃和放鬆時，摸摸看你手臂的肌肉。

試著運用你的臉部肌肉做出各式各樣的表情。在鏡子前擠眉弄眼，也可以拍照或錄影記下你的表情。

威瑪智識通
你知道嗎？
擺出一副生氣的表情，
你需要動用34塊肌肉，
但露出一個微笑，
只需要動用7塊肌肉。
微笑是非常省力的喔！

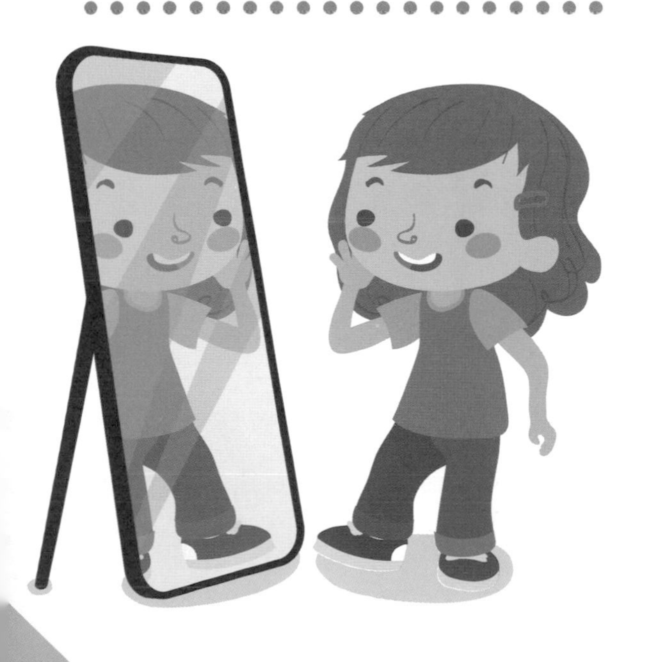

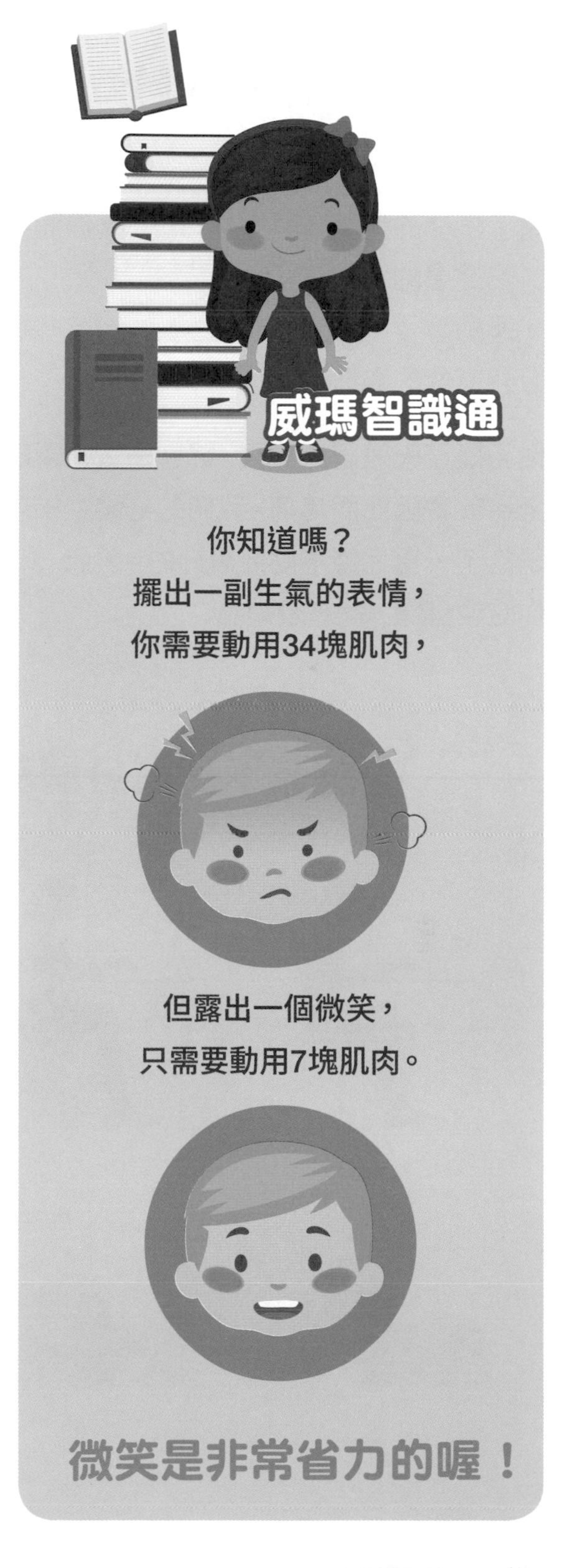

骨頭和肌肉會在我們做動作時發展和生長。

為了使你的骨頭和肌肉保持健康，你需要：

- 吃健康的食物
- 運動
- 注意你的姿勢

你若是整天躺著看電視，或者一直打電玩，全身就會因此而疼痛。我們的身體生來就不是為了一直保持不動而設計的。因此，如果你想要健康，就必須動喔！

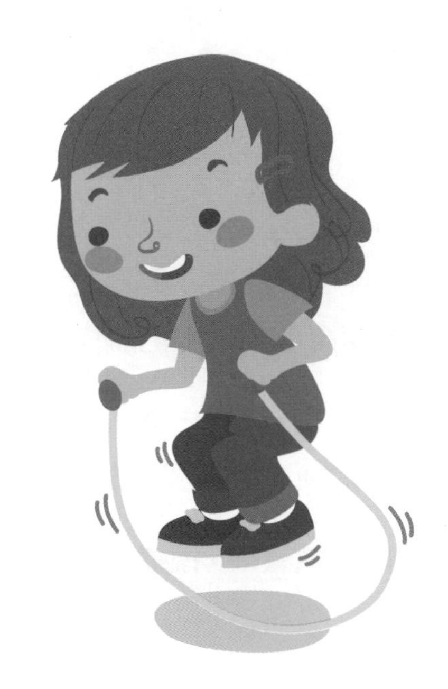

請將下列對身體友善的姿勢圈起來：

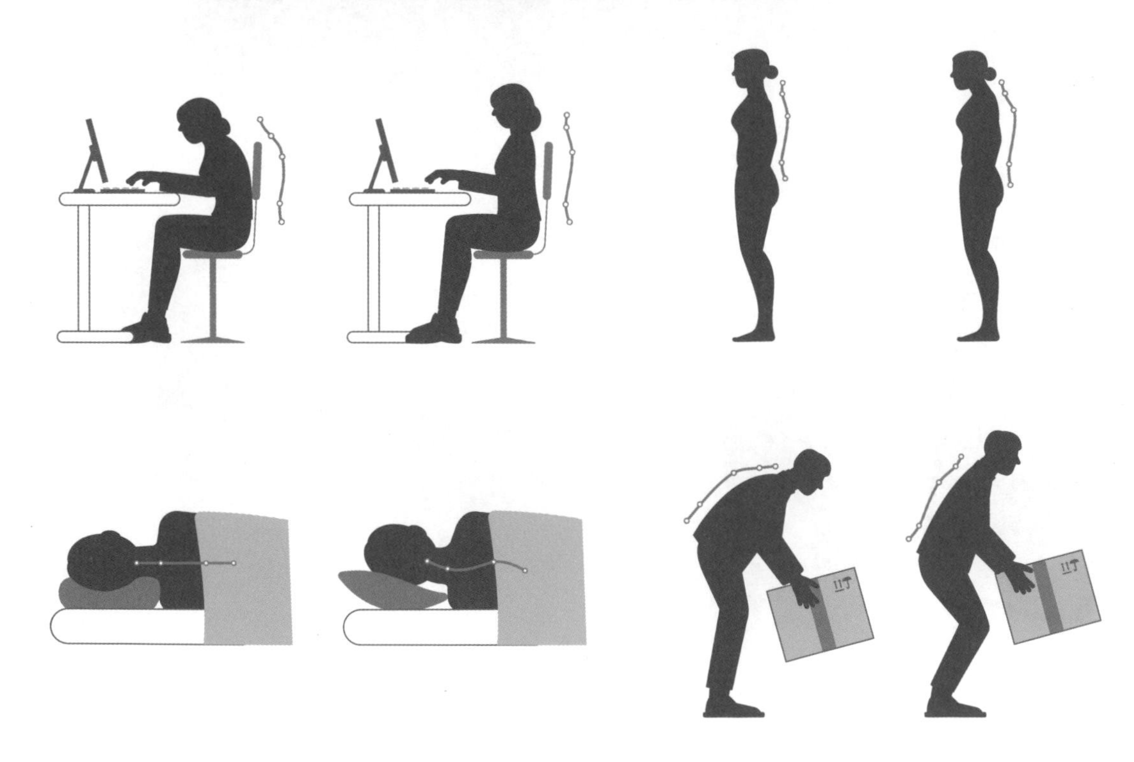

觀察小能手

把一本書放在你頭上，試著走動並且不讓它掉下來。這可以幫助你分辨你是否已站直或站的姿勢是否正確。

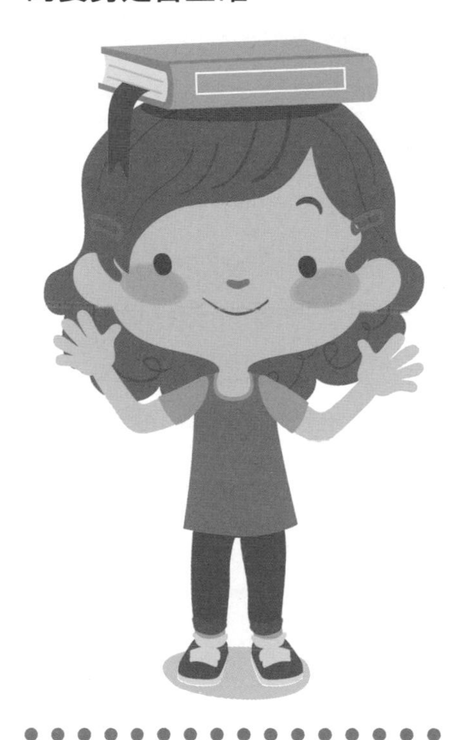

上帝創造了一個適合你成長的環境。祂創造了[E]，讓你可以跑、跳、爬、玩耍。祂也造了[B]和[F]，若是沒有，不論是你還是[A]都無法存活。你需要每一天用一點時間做[G]，因為陽光可以修補你[C]中的鈣，並增強你的免疫系統。不過，你也要小心，不要在[D]下待得太久，以免對你的皮膚有害。

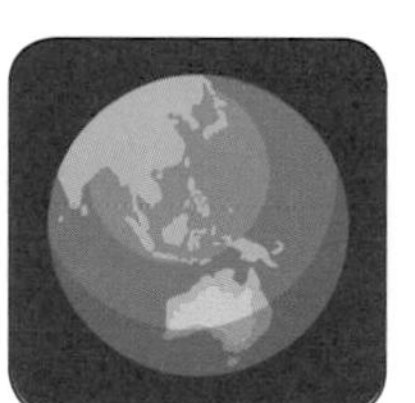

A. 地球

B. 太陽

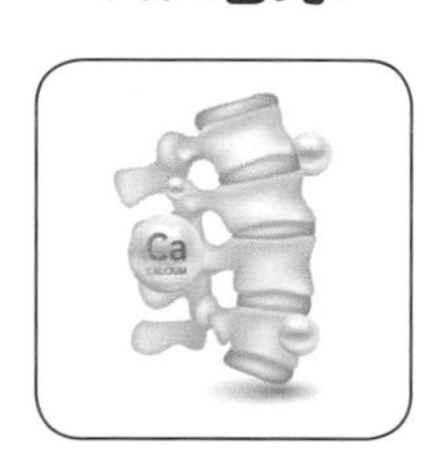

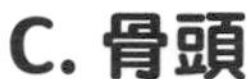

C. 骨頭

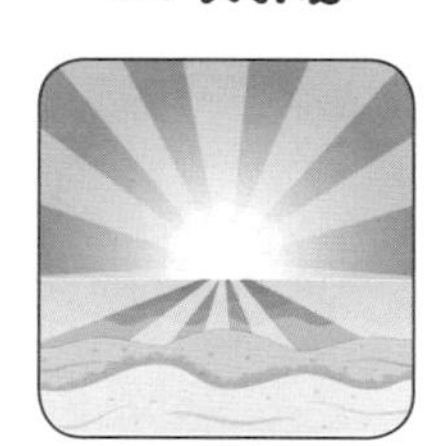

D. 陽光

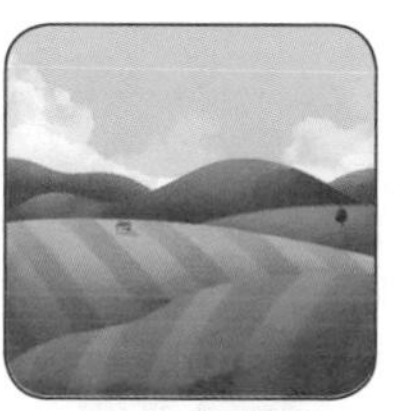

E. 大地

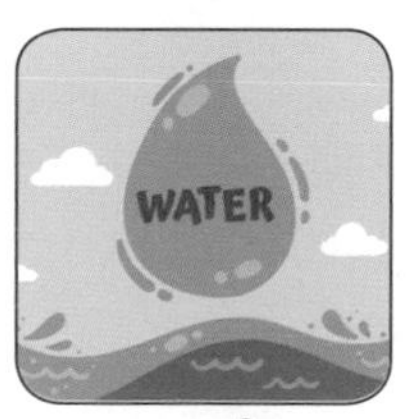

F. 水

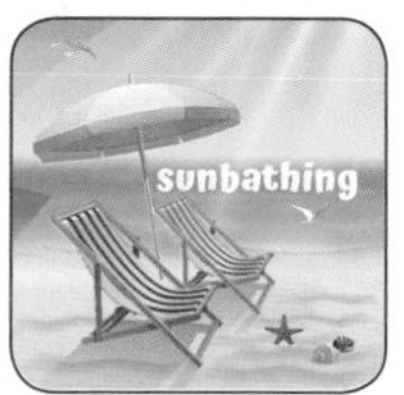

G. 日光浴

看一看，我的皮膚

仔細看一看你手背上的皮膚。若你有放大鏡也可以使用它來觀察。你看見了什麼呢？請把你看見的畫在底下的放大鏡中。

現在，仔細看一看右下圖。這是你的皮膚，是透過一個高倍數放大鏡呈現的剖面圖。

毛孔是你皮膚上的小孔，透過這些孔洞，身體在出汗時排出水分。你能在下圖和你的手上找到這些毛孔嗎？同時，注意一下從毛孔中冒出的小毛髮。此外，你的皮膚中也有神經末梢。神經將感覺傳遞到你的大腦。這就是為什麼你能感受到熱、冷或疼痛，並在受傷前把手移開的原因。我們的皮膚總是告訴我們周圍的環境，但最重要的工作是保護我們的身體免受細菌侵害。

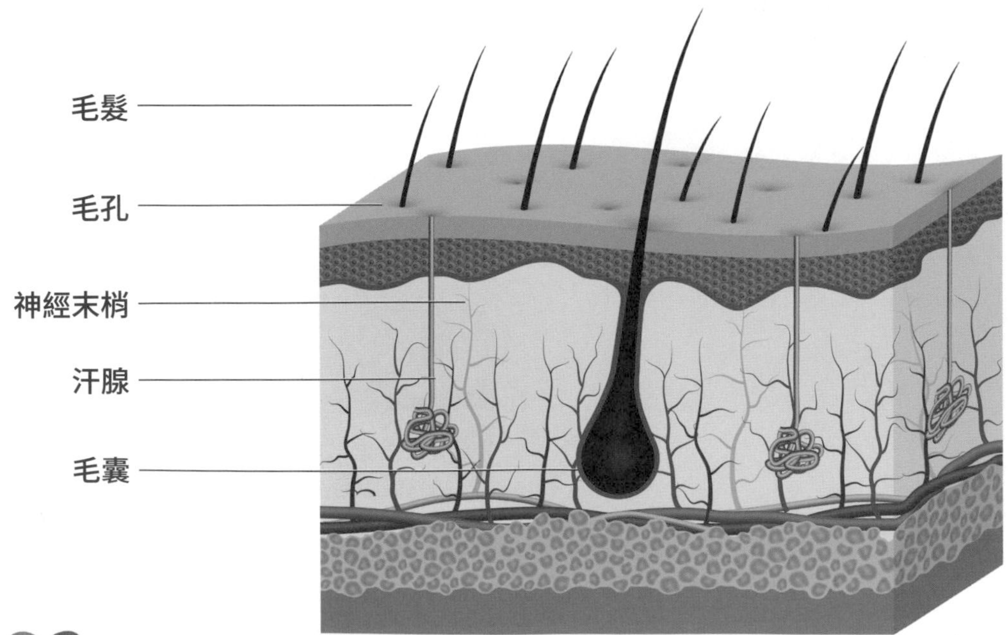

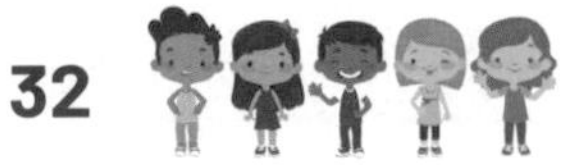

你知道皮膚是我們身體中最大的器官嗎？一個中等身材的成年人的皮膚大約有1.5至2平方公尺的面積，重約4.5公斤。我們的皮膚不斷更新，表層的死皮會脫落。這在我們洗澡時發生，或者只是在走動時——我們不斷地將微小的皮膚碎片散落在空氣中。家裡的塵埃也含有許多死皮細胞。

適量的陽光對你很好，但是……要當心喲！

過度曝曬太陽是危險的。不要長時間讓皮膚暴露在強烈陽光下。在一天中的某些時段，過多的陽光會對你造成傷害，並可能導致皮膚癌。哪個時段是在戶外享受陽光的最佳時間？請在時鐘上著色。

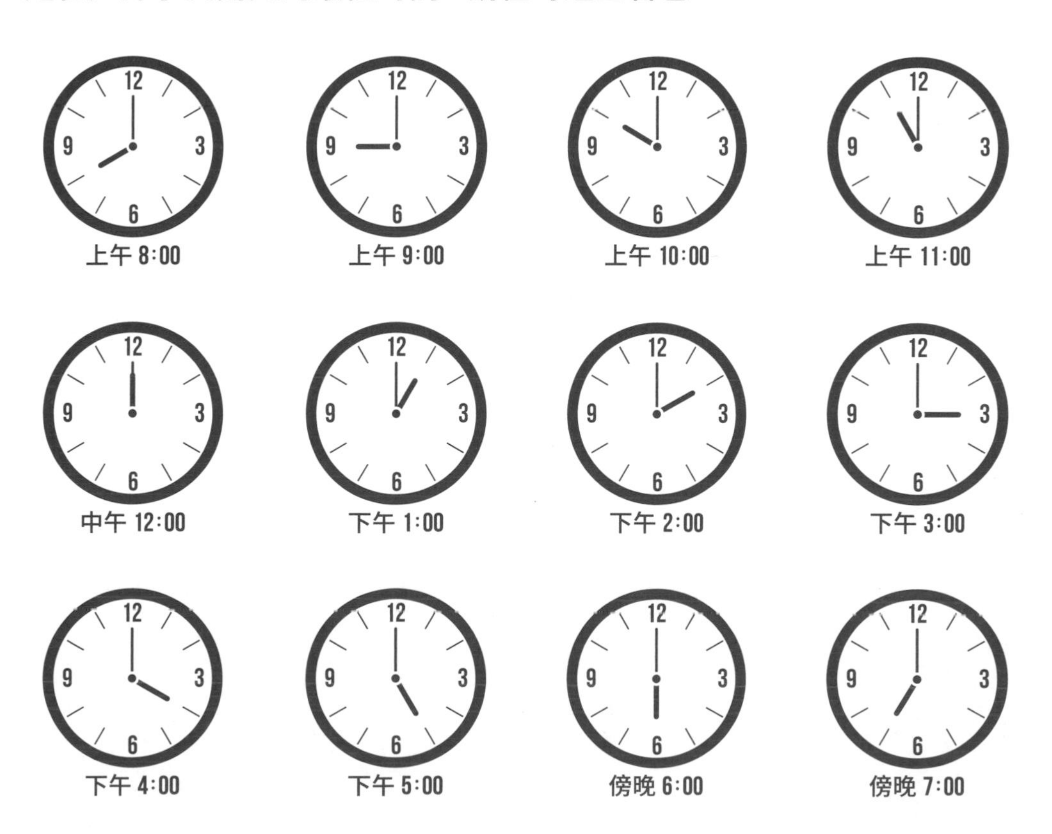

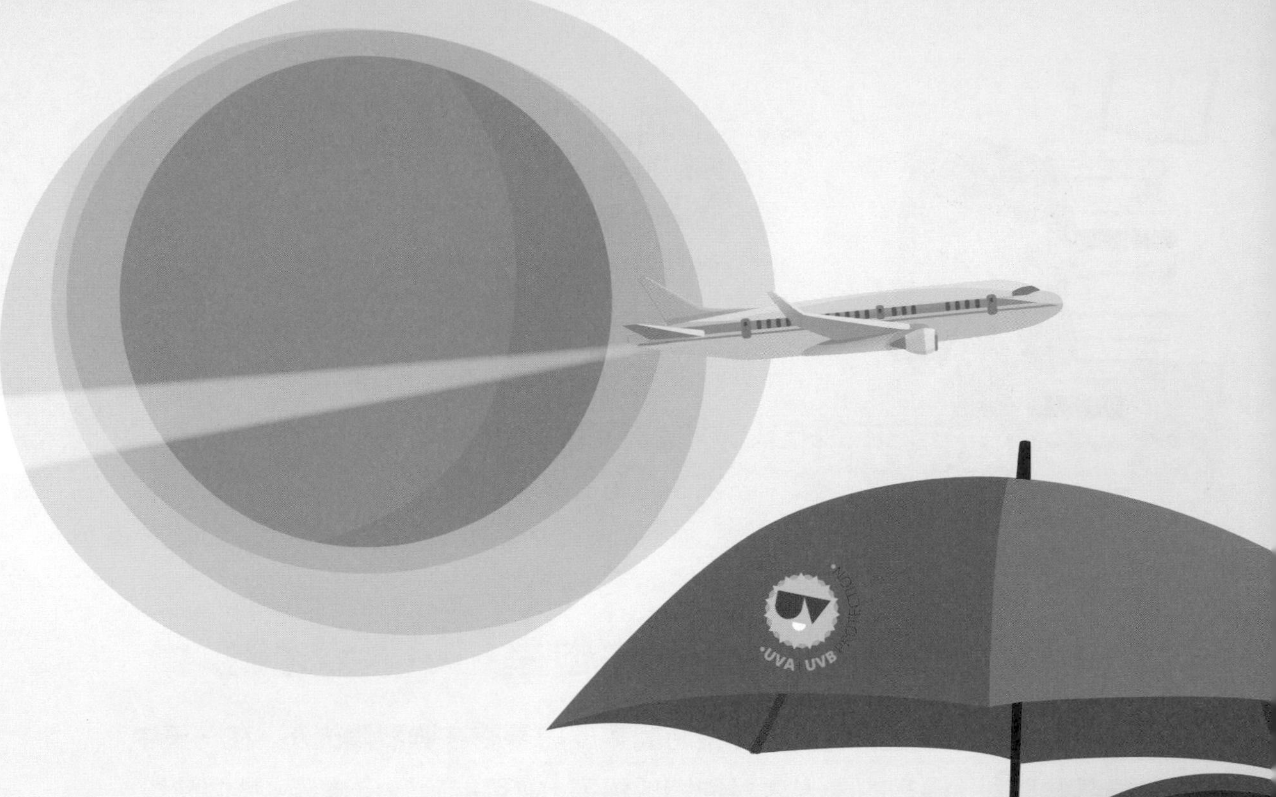

為什麼在陽光下太久會有危險呢？

地球被一層稱為大氣層的氣體所包圍。其中一種氣體是臭氧，它是太陽紫外線的過濾器。沒有臭氧，這些紫外線將會灼傷我們。不幸的是，由於污染，大氣層中的臭氧層已經受到嚴重破壞。

飛機、火箭甚至噴霧罐都會釋放出對臭氧層有害的氣體。這意味著地球現在接收到更多的紫外線。因此，在陽光強烈的時候，尤其是日正當中太陽最大時，你必須小心，不要過度暴露在陽光下。在陽光下外出時可以塗防曬霜，這將保護你減少曬傷，同時也能避免紫外線引發的癌症風險。

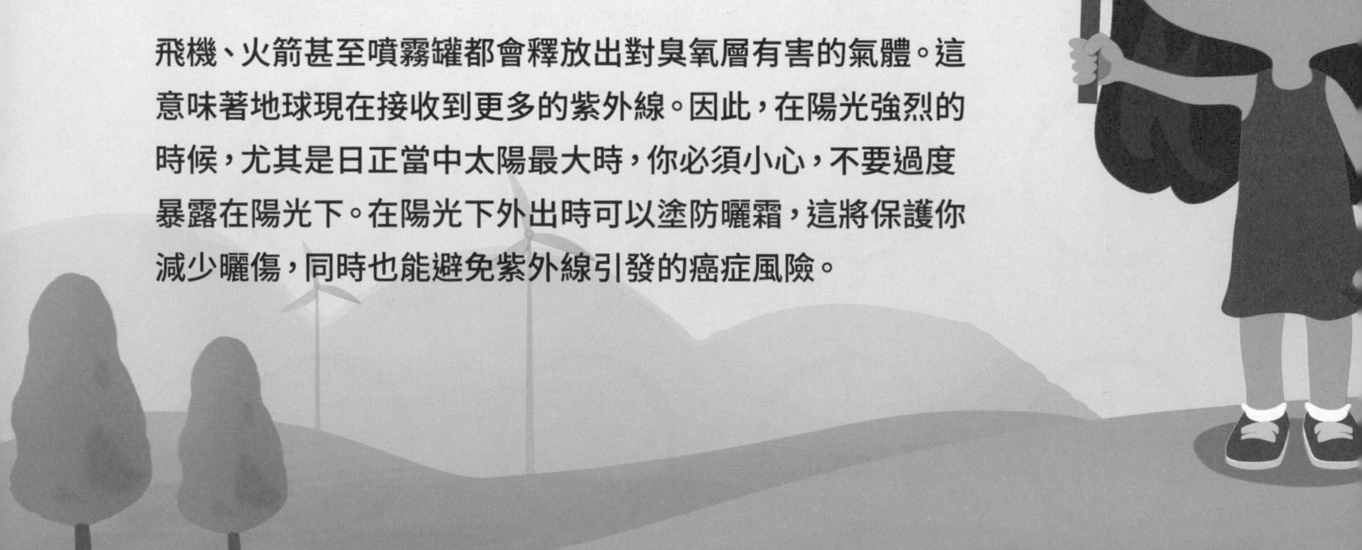

當我運動時，它可以讓我深呼吸，讓我吸收更多氧氣輸送到全身。它也可以讓我的血液更流通，使我流更多汗。

我流汗時，我的身體就可以透過毛細孔排出更多垃圾（毒素），這樣就能使我體內更潔淨。它也會讓我覺得口渴，喝更多的水，這更能幫助我的身體內部保持潔淨。

所以，運動除了對我的骨頭和肌肉有益，它還可以讓我全身的所有系統更加健康。

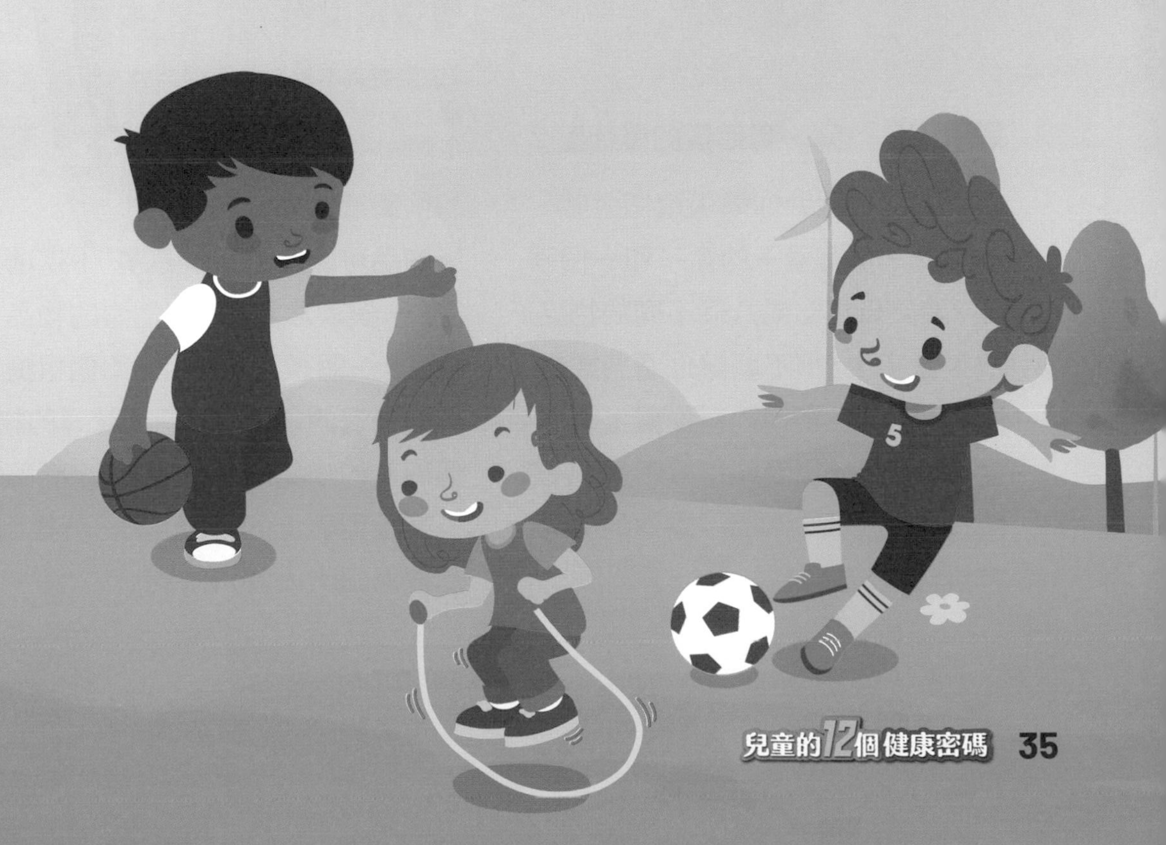

室內遊戲

適合跟爸媽、朋友、兄弟姐妹一起在家裡玩的遊戲

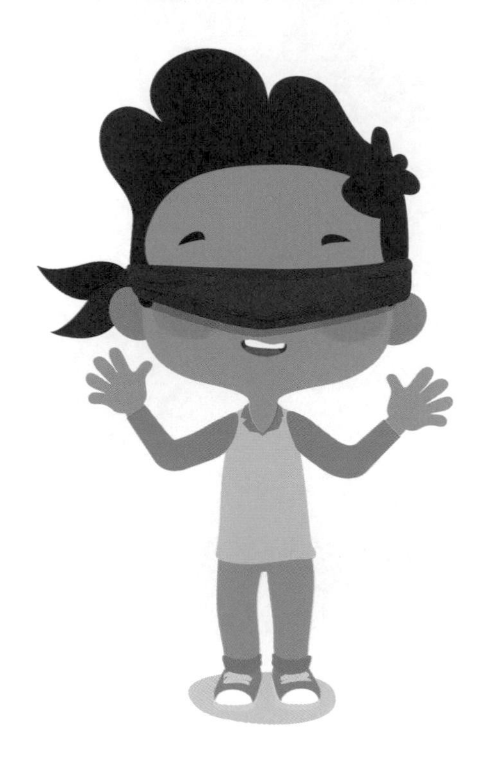

驚喜箱──猜一猜你摸的是什麼？

請你的父母協助你準備這個遊戲。你需要一個有蓋子的盒子和一個眼罩。請父母將七或八個不同的物品放入盒子中，但不要讓你看到或告訴你是什麼。請他們幫你戴上眼罩。然後，你用一隻手伸進盒子裡，只靠觸摸來辨認每個物品。讓你的父母告訴你是否猜對。

點字猜一猜

使用砂紙裁剪字母，用這些字母組成單詞。讓一些朋友戴上眼罩，用手指「閱讀」這些單詞。

鉛筆點點名

測試你身體不同部位皮膚的敏感程度。讓朋友戴上眼罩。取兩支鉛筆，用鉛筆尖輕輕觸碰朋友（不可刺痛對方）。在朋友的指尖、手臂、腳底和背部輕輕觸碰。有時你會用兩支鉛筆一起觸碰，其他時候只用一支鉛筆。有時將鉛筆尖靠近，有時將它們分開幾英寸。請朋友告訴你他或她何時感覺到一支鉛筆或兩支鉛筆，以及哪些地方感覺更強烈。你可以從中學到什麼呢？

尋寶摸摸看

（這個遊戲不管在室內或戶外都可以進行，看你如何制定遊戲規則）

和兩到三個朋友一起列出物品可能有的不同感覺，例如兩個硬物品、一個軟物品、一個潮濕的物品、兩個冷物品、一個微溫的物品、兩個粗糙的物品、一個光滑的物品、一個毛茸茸的物品和一個刺人的物品。當給出信號後，每個人都出去尋找列表上的物品。第一個找到所有物品並返回的人獲得勝利。

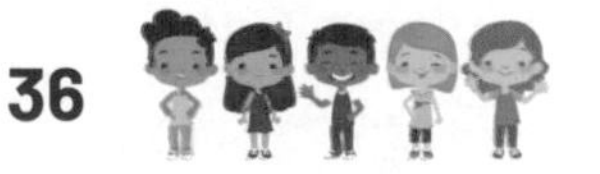

戶外遊戲

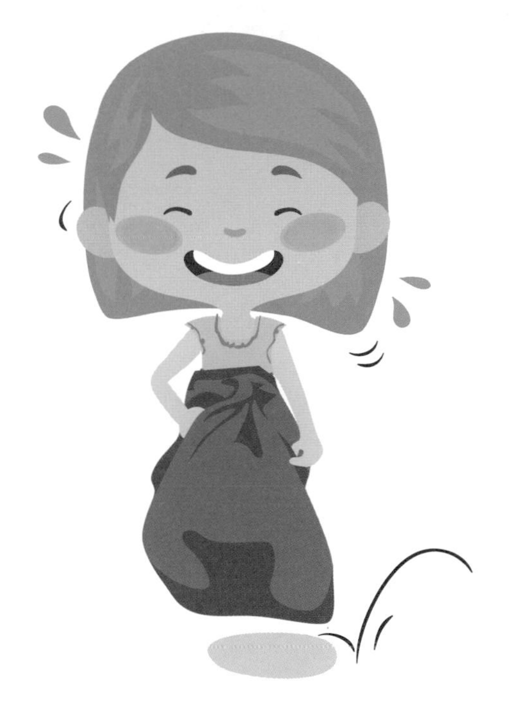

跳麻袋

為每個想參加的人準備一個大麻袋（最好使用麻布袋、飼料袋或厚重塑料袋）。先講好起點和終點的位置。每個人都應該將雙腳全部放進袋子中，一直到袋底。當裁判說「出發！」時，每個人要儘快地跳躍，直達終點。你必須在保持袋子穿在腿上的情況下跨越終點線。

拔掉狐狸尾巴

你的其中一位朋友應該將一塊手帕的角落塞進他的褲子頂部或腰帶後面，這個手帕就是狐狸的尾巴。狐狸應該離團體稍遠一些。在特定的信號下，每個人都朝著狐狸跑去，試圖拔掉他的尾巴。成功拔掉尾巴的人將成為下一個狐狸。

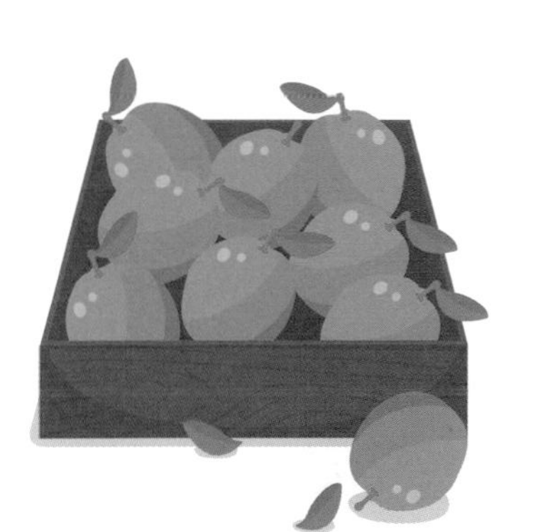

誰拿的柳丁最多？

在庭院的一端放置一箱柳丁（也可以用馬鈴薯或網球），目標是在規定的時間內只使用手肘，從一個箱子儘可能搬多一點的柳丁到另一個箱子。每位玩家應該有自己的箱子來裝柳丁。請某人計時5分鐘，看看誰能在自己的箱子裡放入最多的柳丁。

切記！

你的身體就像是上帝為你的幸福而創造的聖殿。要藉著在戶外運動，小心保持良好的姿勢，並獲得足夠的陽光和新鮮空氣，讓你的身體保持健康。一定要好好照顧上帝為你所創造的身體喔！

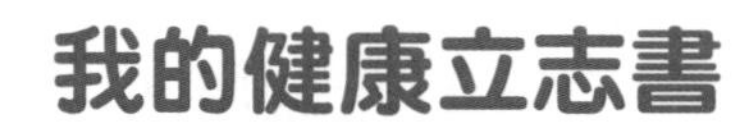

我的健康立志書

雖然有時候我寧願一整個下午都坐著或＿＿＿＿＿＿，

但我知道去跑一跑或做一些活動，

比方說像＿＿＿＿＿＿＿＿或者＿＿＿＿＿＿＿＿，

是非常重要的。我保證會找機會運動，

包括幫忙父母做事，比方說像＿＿＿＿＿＿＿＿。

因為工作也是一種運動方式。

我也會多走路還有＿＿＿＿＿＿＿＿，

因為如果我想保持健康，

就要聽從上帝創造我的身體的目的──多運動。

我的簽名：＿＿＿＿＿＿＿＿＿＿

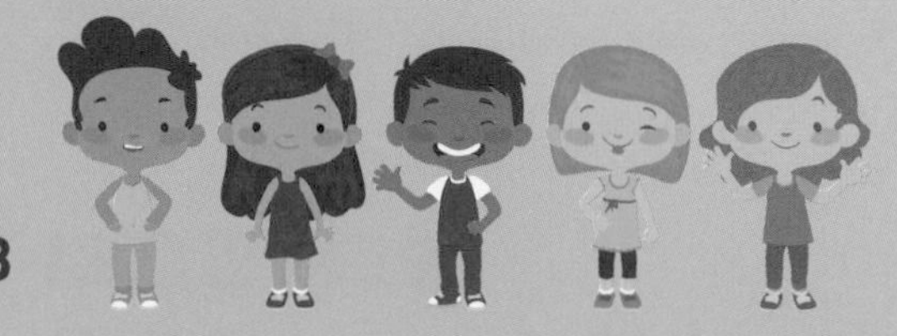

LIQUIDS水分
淅瀝瀝，嘩啦啦

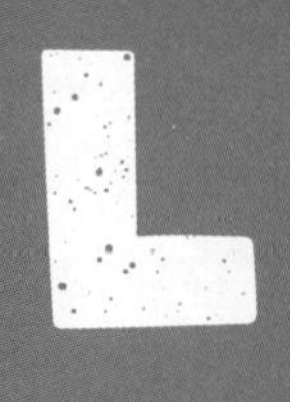

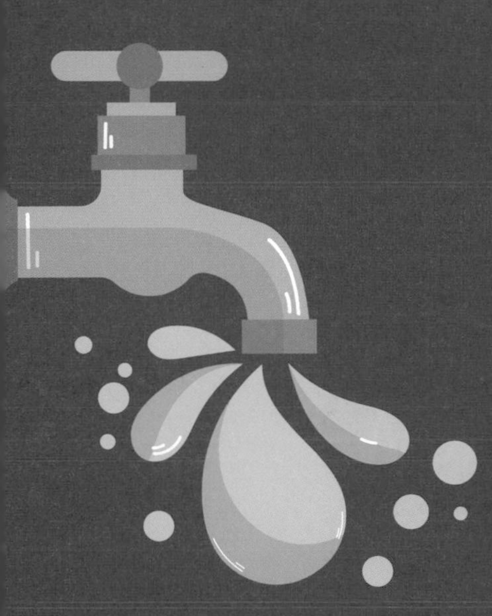

水分對我們的身體很重要，
但在所有的水分中，
水本身最重要，它是自然界的寶藏。

沒有了水，這個星球就沒有活物。
若想要健康，我們就需要每天喝水。

在我身體之外的水也可以幫助我保持健康。

請檢查你如何用水

在問卷中，請在符合你的描述的方框內打勾：

	一天數次	一天一次	不見得每天
我吃飯前會洗手			
吃蔬果前，我會先洗乾淨			
我沖澡／泡澡			
我刷牙			
我喝水			
我洗頭			

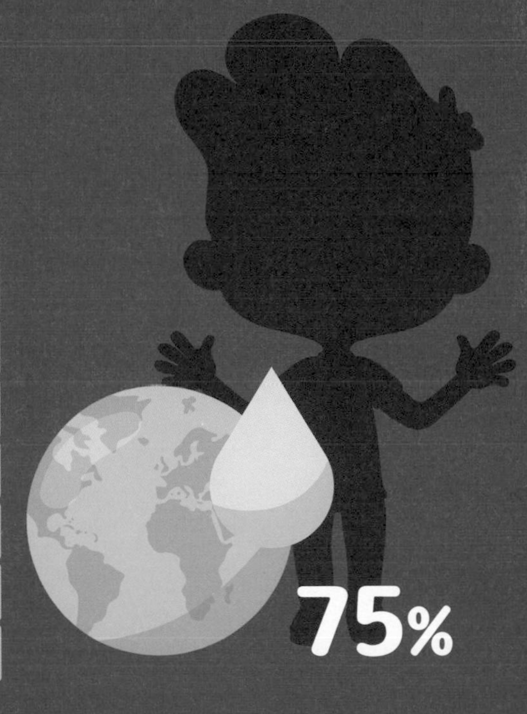

我們的身體就像上帝創造的房屋或聖殿，祂要我們好好照顧它們。住在一間很髒亂的房子裡感覺是很不舒服的。要保持健康，我們就必須讓自己的身體裡外都保持乾淨。這樣我們才能令自己頭腦清醒，並且和其他人、還有上帝好好相處。水對於清潔我們的身體的內在和外在都是非常有益的。

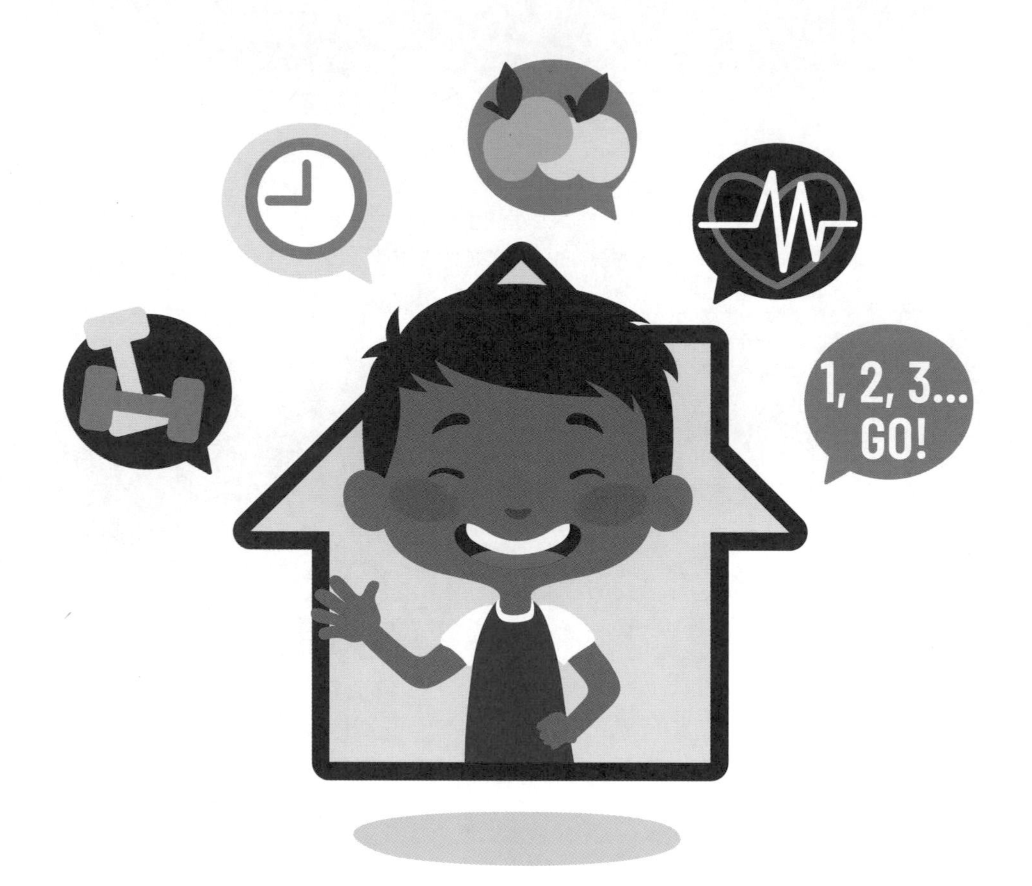

上帝給你的特別信息

「我是阿拉法，我是俄梅戛；我是初，我是終。
我要將生命泉的水白白賜給那口渴的人喝。」

啟示錄21：6

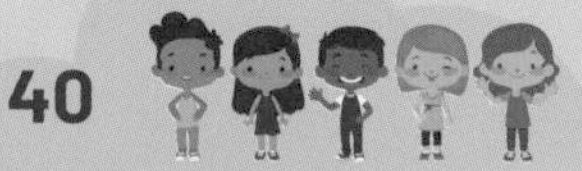

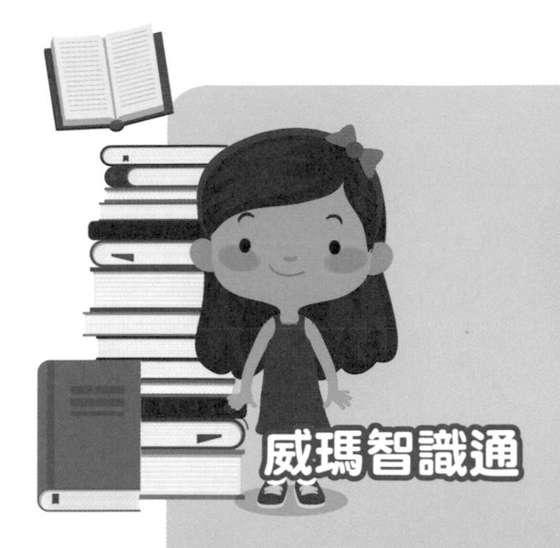

如魚得水

有一些動物不喜歡把身體弄濕，比如貓，但牠們每天仍然會喝水幾次。還有一些動物喜歡水，比如拉布拉多獵犬，但牠們可以在沒有游泳或洗澡的情況下生活，當然，不能不喝水。還有一些動物可以生活在水中或離水生存，比如青蛙，牠們是兩棲動物。但是有一些動物絕對不能離開水生活超過幾分鐘，比如魚。但看下圖！這種魚被稱為大王養鱉魚，或者紅樹林魚。與其他魚不同的是，牠可以在沒有水的情況下生存長達66天！這種魚生活在水坑或淺溝中，經常隱藏在螃蟹殼、椰子殼，甚至是在貝里斯、巴西和美國的熱帶沼澤地發現的可樂罐中。當牠的家乾涸時，牠可以在樹的根部底下生活，吃昆蟲並透過皮膚呼吸空氣代替肺，直到能找到水為止。人類不能在沒有水的情況下生活超過5到7天。無論身體內外，我們都需要水！

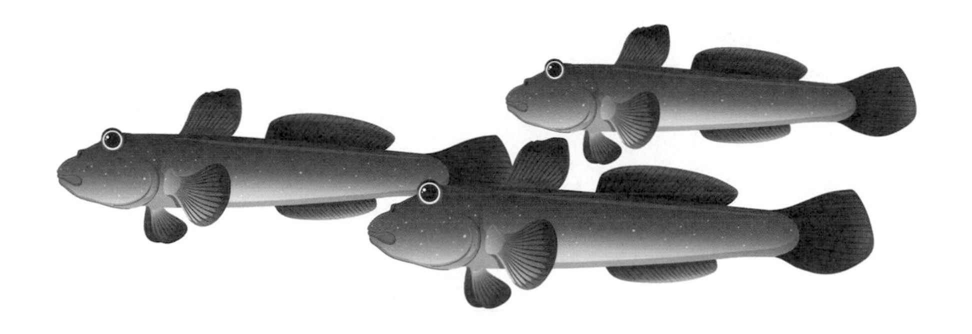

你平常如何用水呢？

在戶外用水
很好玩耶！
我為什麼要
洗澡呢？
小心我的
眼睛喔！

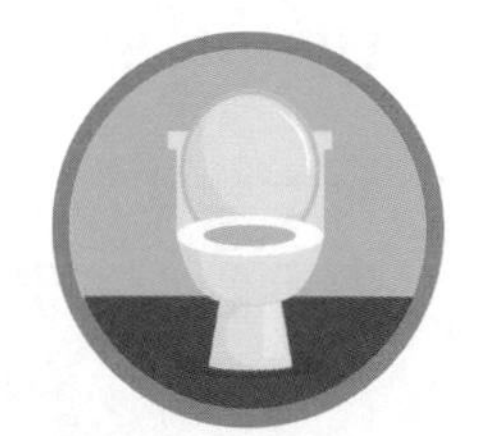

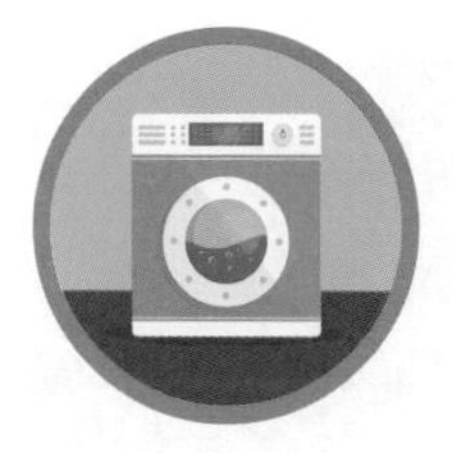

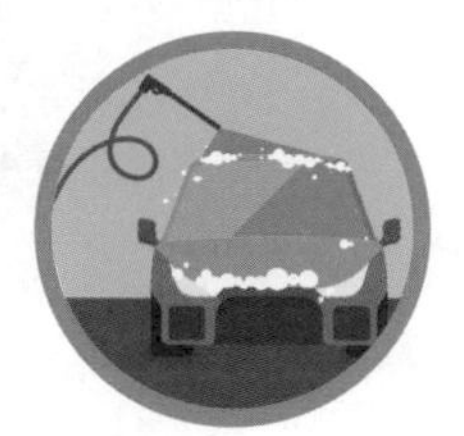

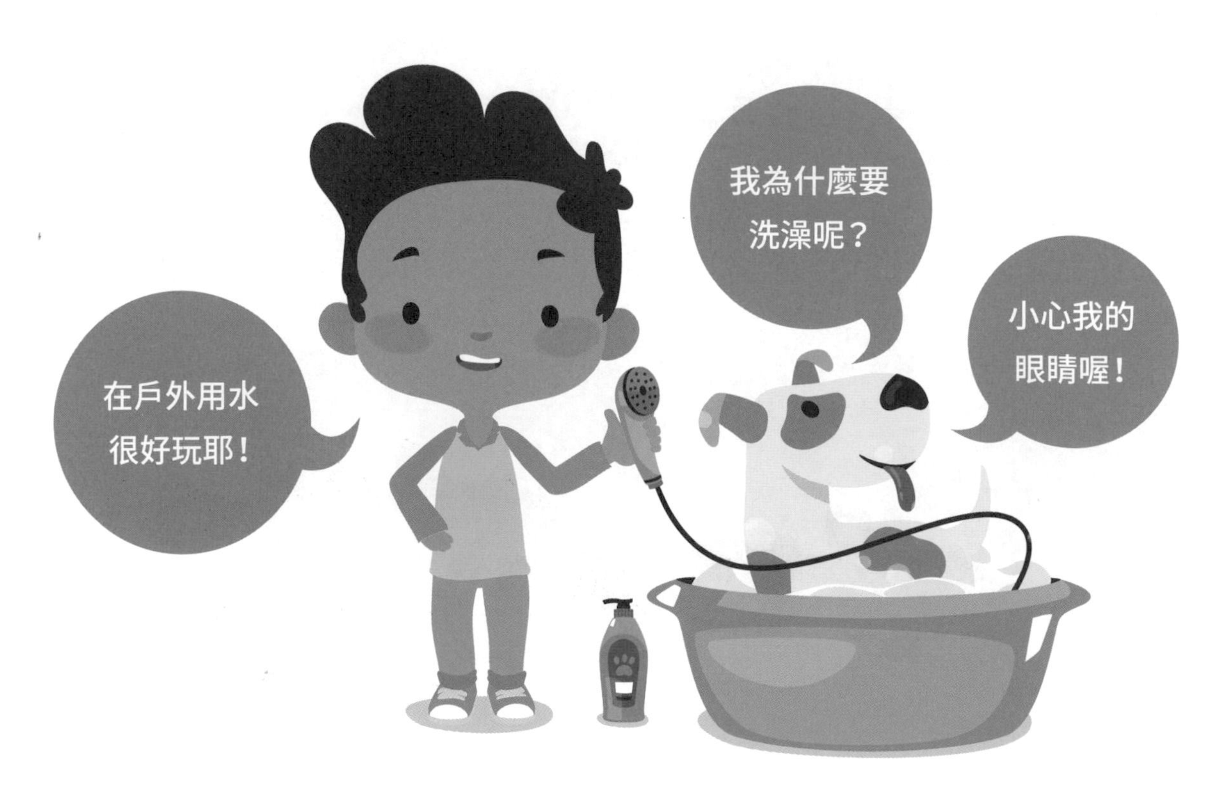

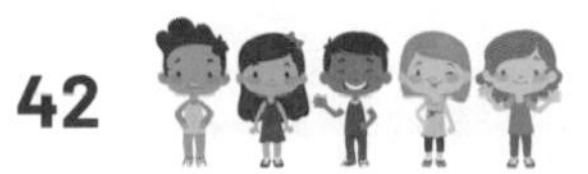

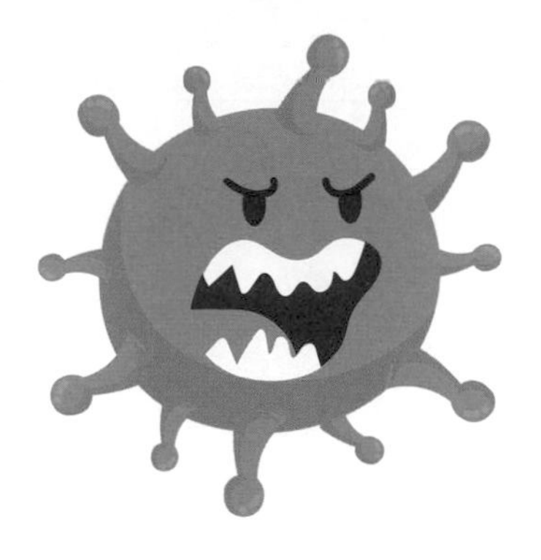

你知道細菌是微小的生物體嗎？你知道需要用顯微鏡才能看到它們嗎？細菌無處不在——空氣中、你的皮膚、你的食物，以及你接觸過的物體上。

在這一頁上有許許多細菌，
它們非常微小。
你能找到幾個呢？

____

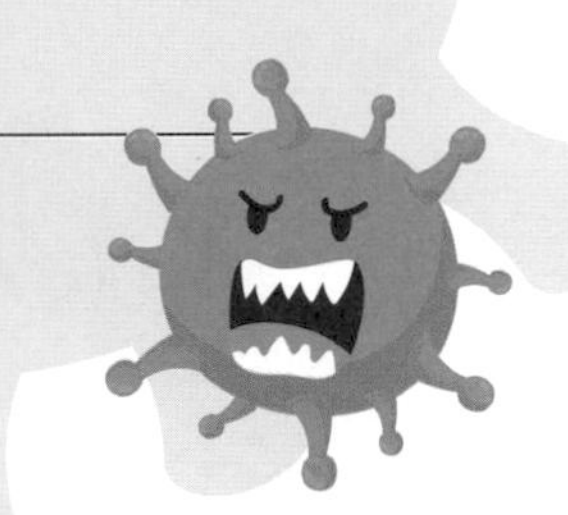

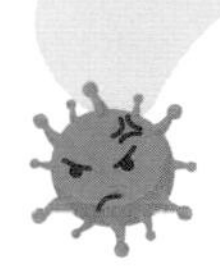

我該怎麼做
才可以讓細菌遠離我呢？

____

____

____

____

____

畫重點囉！

在你的身體內外都保持水分有助於預防疾病。但還有一件非常重要的事必須做到。疫苗接種可能不太好玩，但你知道嗎？當你接種疫苗時，你的身體會接收非常小劑量的病菌，這個劑量不會讓你生病，但它可以在未來保護你免受某些疾病的侵害。良好的衛生習慣也可以避免許多疾病。不過還有其他一些嚴重的疾病只能藉著施打疫苗來預防。如果我們想保持健康，衛生和疫苗都是必需的。

小茉的二三問

先想一想下列問題的答案，然後再請教爸媽：

· 為什麼我們應該注射疫苗？
· 你上次注射疫苗是什麼時候？
· 所有的疫苗都是用注射的嗎？
· 大人也必須注射疫苗嗎？
· 動物也要注射疫苗嗎？

我需要水好讓我的腎可以正常運作！

深入觀察

你的身體裡有75%是水。不同的身體功能會使水分流失，因此我們必須補充水分。以下是我們的身體需要水的部分：

我有兩個________。我的________是我身體的過濾器。它們讓我的身體保持潔淨。它們可以帶走我體內的________，然後把它們存放在________，這樣當我去廁所排尿時，我就可以把________清空。水對我的________正常運作非常重要，還能讓我的________保持潔淨。

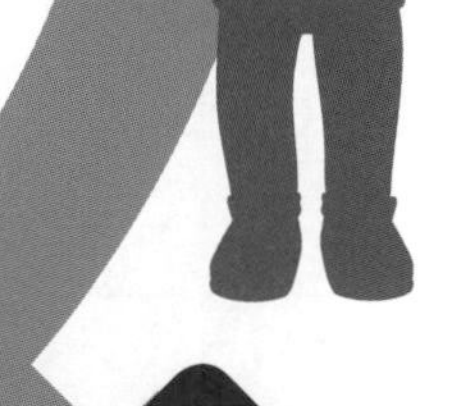

參考答案（依空格順序）：
腎臟／腎臟／雜質／膀胱／毒素／排泄系統／身體

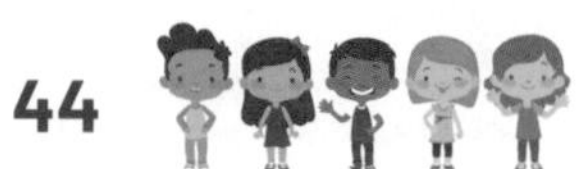

小試牛刀！

還在等什麼呢？趕快去拿一大杯水，把它全喝光吧！

請在右邊方格中塗上顏色，來表示你這一週每天喝了幾杯水。

然後在最後一天檢查看看你是否一天喝了6到8杯水。

	1	2	3	4	5	6	7	8
星期日								
星期一								
星期二								
星期三								
星期四								
星期五								
星期六								

如果我喝的是果汁和汽水，它們跟喝水是一樣的嗎？

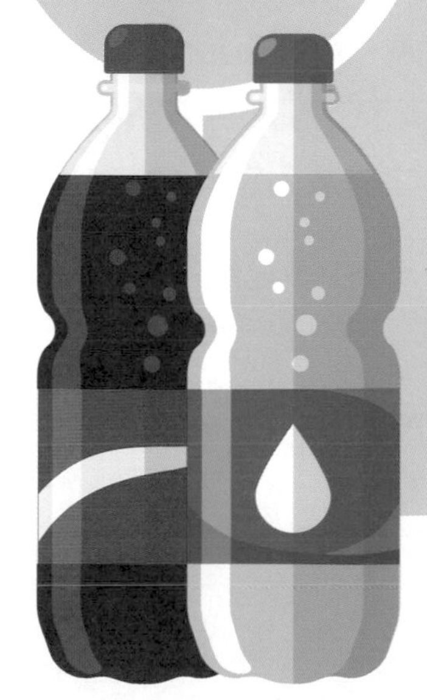

絕對不一樣！！

飲料中大量的糖和鹽分不僅無法解渴，還會刺激你更渴、想喝更多。這會使你上癮並導致肥胖，並可能患上糖尿病、骨質疏鬆和其他疾病。

即使是不含糖的純果汁對孩童來說也不太好，因為它可能減少對身體有益的食物的食慾。加了糖分的果汁，尤其是汽水等飲料會磨損牙齒的琺瑯質，增加蛀牙的風險。許多飲料中使用的人工甜味劑還可能含有致癌物質。

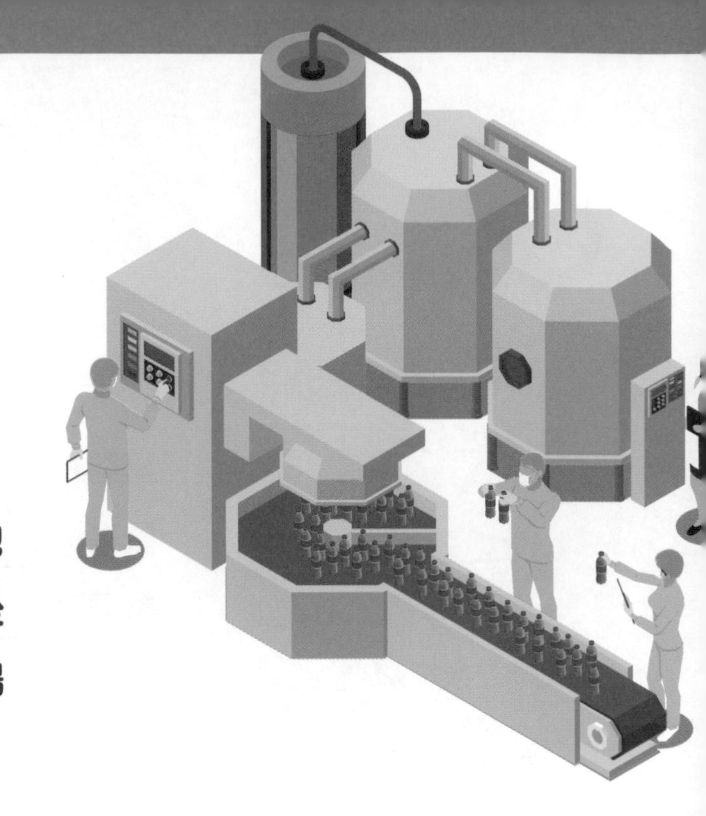

飲料工廠一日遊

小敏在一片粉紅色的海洋中游泳。她的頭髮在巨大的草莓和香氣四溢的柳丁片之間漂浮。泡泡使水果漂來漂去，撥弄著她全身。小敏游到水面上，耀眼的陽光直照在她臉上……

她突然驚醒，因她記起了今天是什麼日子。「太好了！今天是校外教學日！」她跳下床，興高采烈地說道。

後來，小敏和她那一班的學生走進飲料工廠時，她看到門上的標誌，上面就是水果在泡泡中漂浮的畫面。啊，沒錯！對小敏來說，這就是純粹的幸福！就像她的夢境一樣……

但是工廠裡面其實並不是什麼有趣的地方。那裡沒有什麼人在工作。她曾幻想過會看到一些女士們在削果皮和切水果。但實際上，她看到的是成千上萬的瓶子在長長的輸送帶上，向著裝滿了五顏六色液體的機器前進。最後，另一台機器再將瓶蓋蓋上，然後將它們放入塑料包裝中。

陪同他們的導遊不斷在解說飲料的製造過程，但小敏已經不耐煩了，這一切跟她原先想像的完全不一樣。

「小朋友，你們有沒有問題想問呢？」帶著他們參觀的導遊問。小敏很快地舉起了手。

「用來做飲料的水果在哪裡？怎麼都沒看見呢？」

「那個呀……呃，我們的飲料不是用水果做的，」導遊說。

「可是大門入口處的標示有水果呀，而且我很喜歡水果，」小敏失望地說。

「是這樣的，我們的飲料放入了含有水果味道的化學成分，然後我們也有加一些糖進去，所以它們喝起來就跟真的水果一樣好喝喔，」那人帶著微笑解釋。

小敏忍不住皺眉頭。「化學成分」對她來說聽起來就像藥，她不喜歡喝藥！

「現在，讓我們一起到訪客休息室吧！在那裡你們可以試喝所有你們喜歡的飲料喔！」導遊說。

小敏看著她面前所有的瓶瓶罐罐。這是她第一次想到要看一下飲料罐上標示的成分清單。清單上的東西聽起來一點都不可口，更不要說健康了！添加劑、色素、人工甜味劑、酸化劑、穩定劑、人工香料、防腐劑……，清單上還有更多，但是上面完全沒有提到水果！

雖然參觀飲料工廠和小敏原先想得不一樣，但是在那一天，小敏做了一個決定。你能猜到她做了什麼決定嗎？請把它寫在下面。

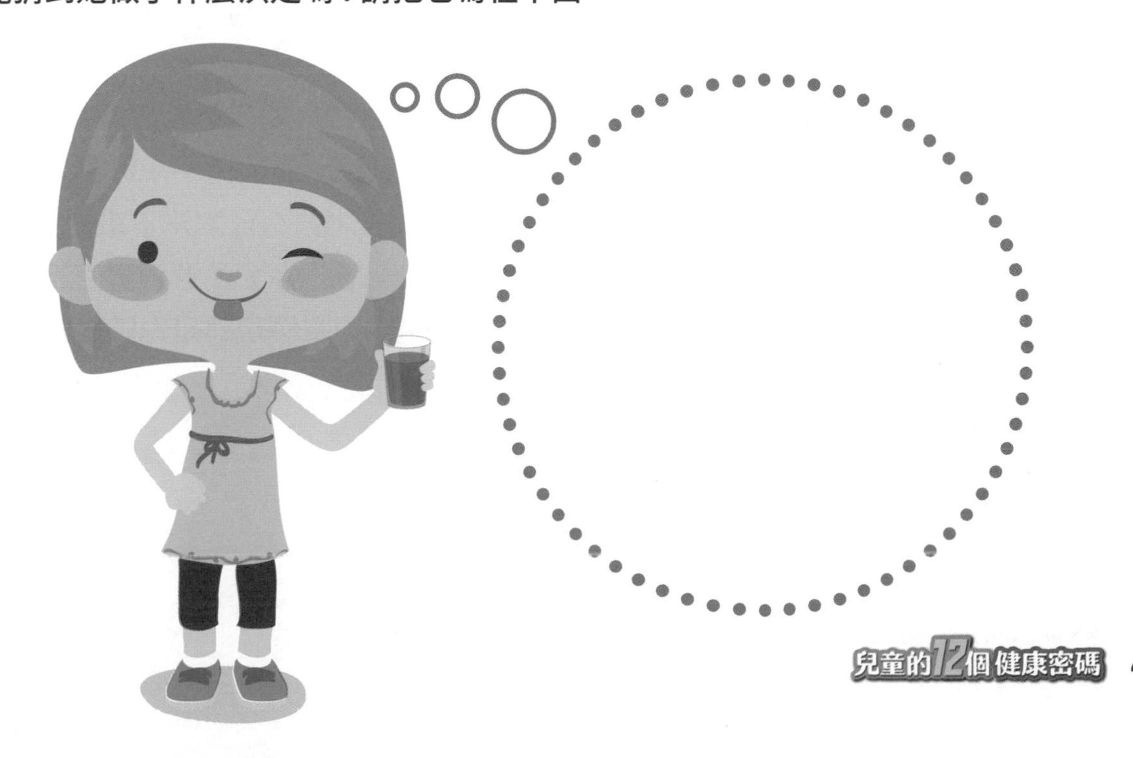

研究一下！

請上網並找出盒裝飲料含有的化學成分，以下網址可供你查詢：

http://sci-toys.com/ingredients/soft_drinks.html

http://wiki.answers.com/Q/What_is_soda_made_of

Research

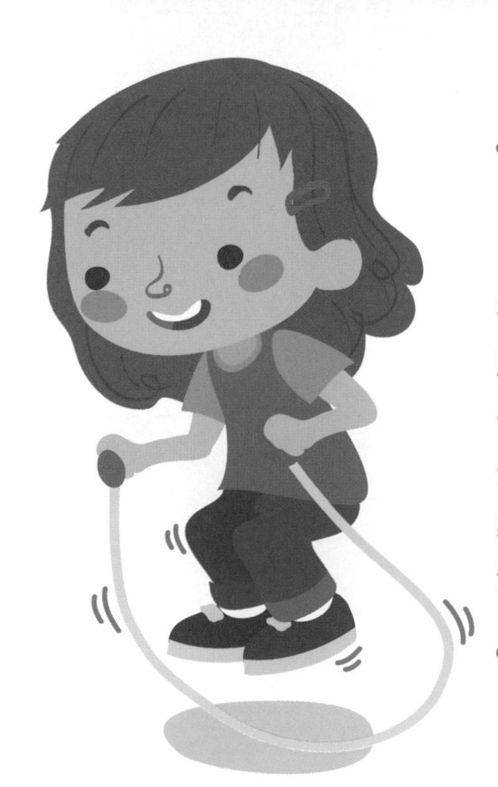

觀察小能手

在你家外面跑一圈或兩圈。如果不能出去，就跳上跳下幾分鐘。完成後，看著鏡子中的鼻子，並觀察你身上哪些地方有汗水滴下來。此外，向窗戶或鏡子上吹氣。你會注意到表面起霧。如果用手指滑過，你將發現那是你呼出的濕氣。

深入觀察

排泄系統

我們會不斷地流失水分。我們每天透過呼吸就會失去近2杯水的水分，透過汗水會流失近4杯，並在尿液中流失約6杯水分。我們需要每天飲用6至8杯水（除了食物中所含的液體）來補充所有失去的水分。在炎熱的天氣中，我們需要更多水分。汗腺會使身體濕潤和冷卻，調節體溫。腎臟會過濾血液，將其中的雜質排除。部分水分與被腎臟過濾出的毒素會一起收集在膀胱中，然後以尿液的形式排出體外。

我們每天都需要足夠的水，使我們的排泄系統保持良好的狀態。但這些水應該是清澈、乾淨，沒有異味的。但是地球上的水並非都是如此。許多地方的水都受到污染。飲用髒水的危險之一就是可能患上許多危險的疾病。

你可以使用專門為此實驗購買的水質淨化片，或是在水中加入少量漂白劑，或將水煮沸，或使用濾水器來保證飲用水的安全。

你知道如何自己製作濾水器嗎？請參照下列步驟：

❶將一個大塑膠瓶的底部切掉，然後倒過來。

❷放入一些吸墨紙*，將瓶口封住。

❸將細沙填入瓶中至半滿。

❹在細沙上面剩餘半瓶的空間放入小石頭，然後最頂端放入較大的石頭，直到裝滿整個瓶子。

❺將你做的過濾器頂端朝下，放入一個乾淨的大透明杯，你就可以觀察它的效用。

❻將骯髒的水灌入過濾器並等待，等水從另一端慢慢釋放出來。濾過後的水會是乾淨的。你可以加兩滴漂白水進去並再等待30分鐘，就可以飲用它。

*吸墨紙可以在專賣美術用品的文具店買到。

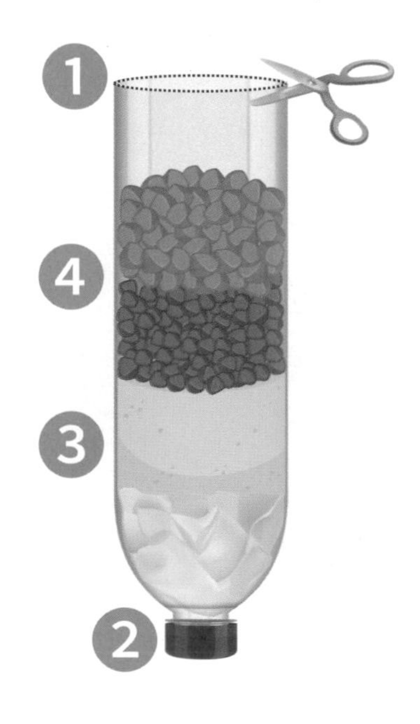

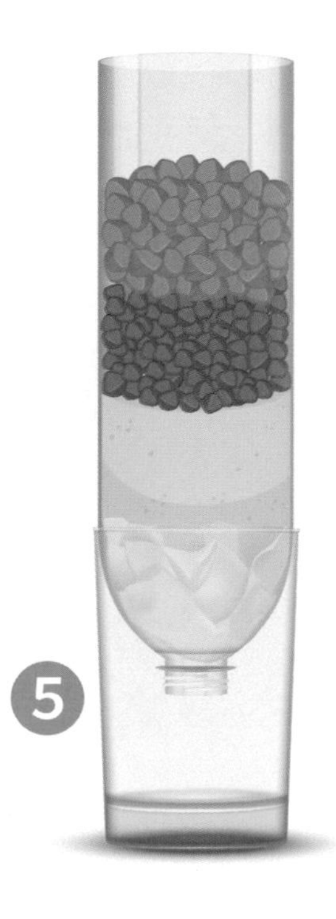

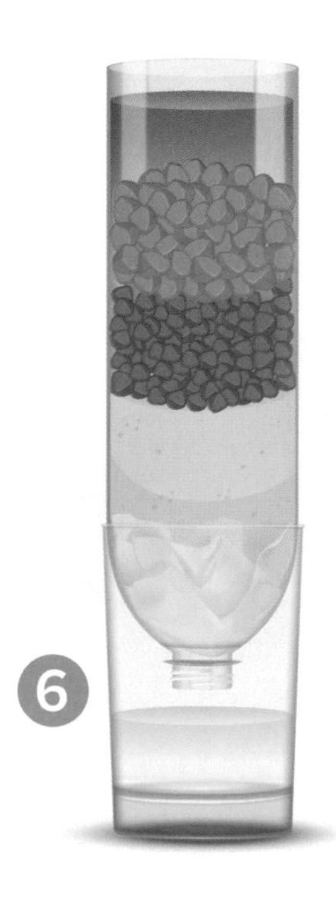

觀察小能手

試著觀察一下，當每天有一個水龍頭沒有關緊且不停滴水時，會有多少水被浪費。在滴水的水龍頭下方放置一個桶子（每秒滴落兩到三滴水），並測量一小時內收集到的水量。將這個數量乘以一天中的24小時。你將對所發現的結果感到驚訝！

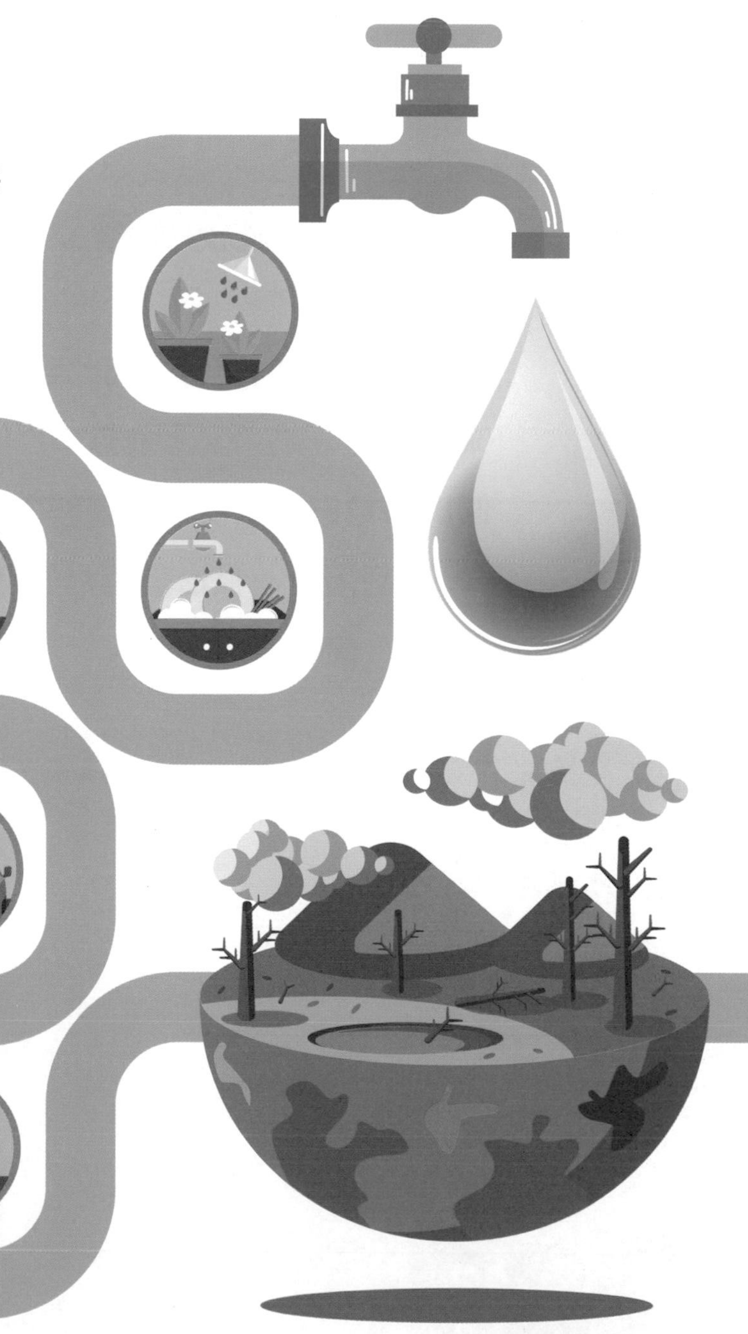

我的健康立志書

我明白水的寶貴，因此我承諾會使用水

來＿＿＿＿＿＿＿＿並且＿＿＿＿＿＿＿＿來

照顧好自己的身體。我會努力不浪費水或使它

受到污染。我也會盡力保持身體清潔，

使我能夠＿＿＿＿＿＿＿＿。

我的簽名：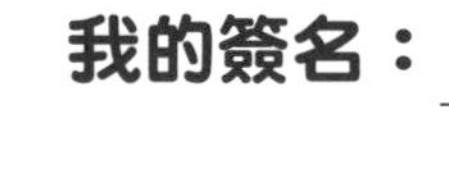

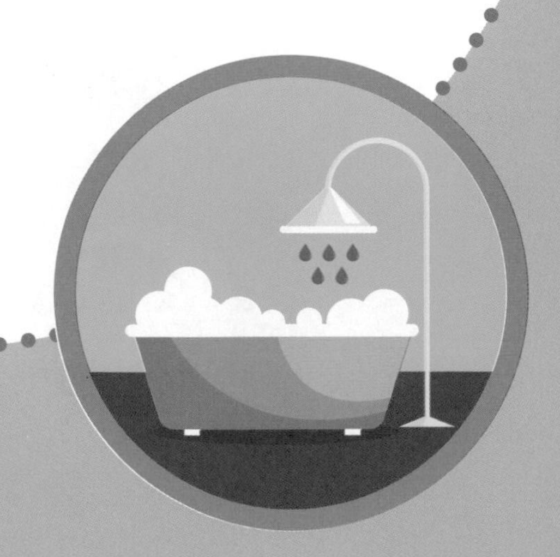

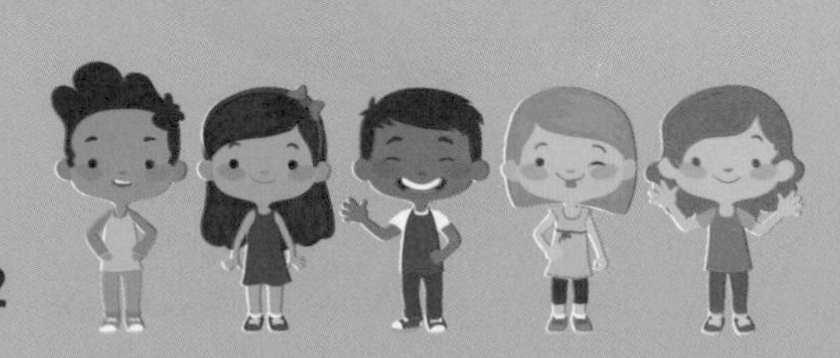

Environment環境
我們居住的地球

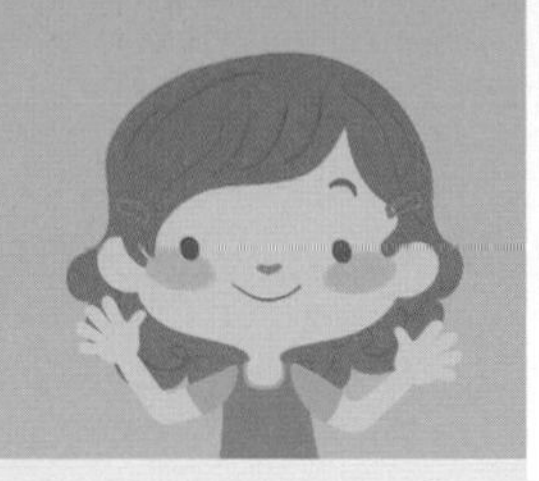

E

今年夏天，小艾和他的兩個好朋友——小敏和丹丹，決定要一起做一件事。但他們還沒有決定該做什麼。

「我們一起在後院挖個游泳池好不好？」小艾提議。「我們可以挖好一個土坑後，在上面蓋一層塑膠布，然後裝滿水——我們就可以在裡面游泳了！」

「聽起來不錯耶，要是我們有推土機的話！因為如果是我們自己來挖，大概只能挖一個可以讓青蛙游泳的小洞！」小敏笑著說。

「這倒是真的，我們最好去藍溪游泳就好。」丹丹說。

「你怎麼會想去那裡游泳啊？」小艾抗議。「那條小溪叫『藍溪』，但它實際上根本就是咖啡色的，而且到處都是垃圾！」

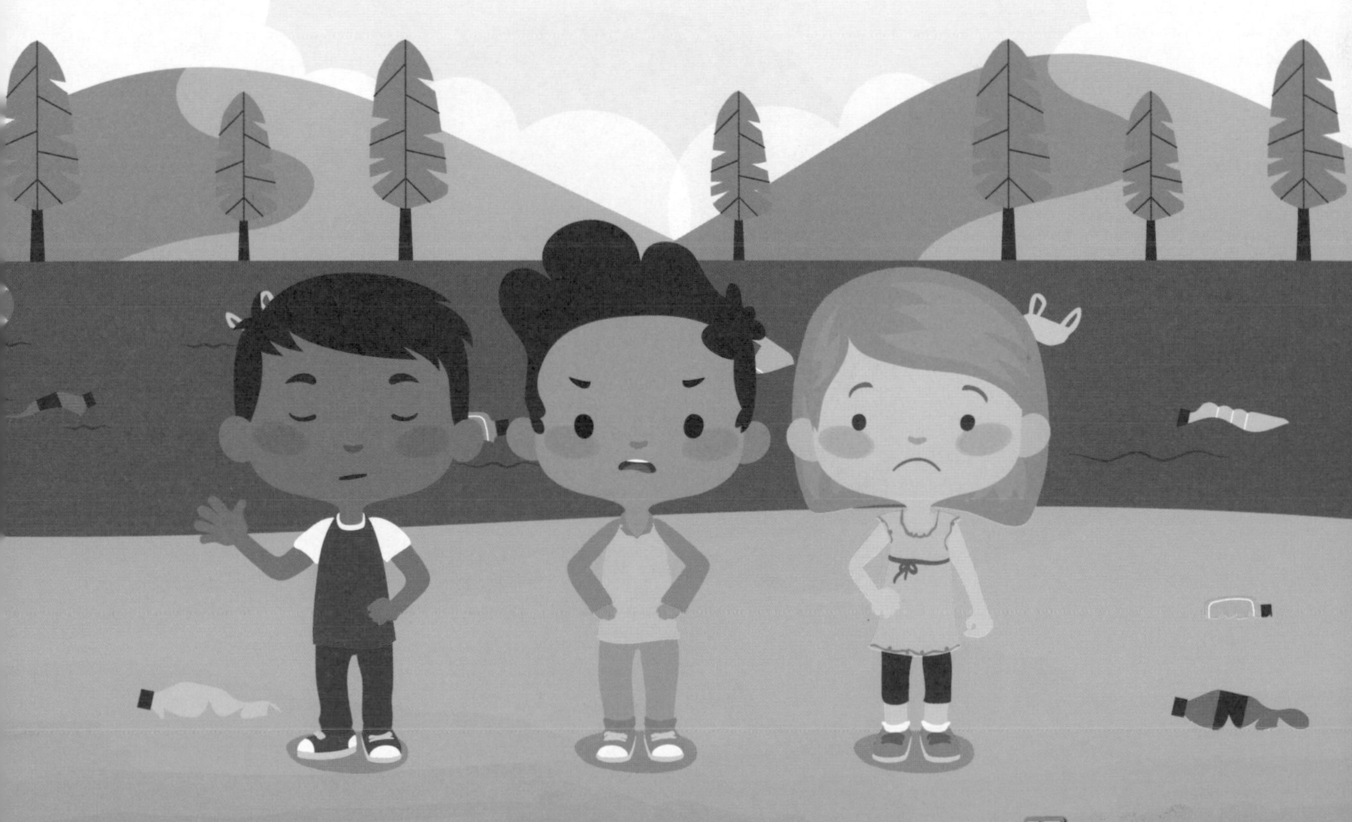

「我爸說在他小的時候，藍溪的水是很清澈的，倒映天空時看起來真的很藍，可是現在因為太多人往裡面丟垃圾，所以它才變成咖啡色！」小艾接著說。

「那我們蓋個樹屋怎麼樣？」小敏提議。「我們可以拜託爸媽來幫忙。它可以變成我們做科學計畫的完美據點。」她看著那顆大樹延伸的枝幹在後院形成的一大片樹蔭說道。

「這主意很棒吔！」丹丹說。

「我認為……」小艾剛要開口，就看見他媽媽從廚房門口走了出來。

「小艾，晚餐時間到了喔！你們明天可以再繼續計畫。」

於是三人道別，講好了明天再見面。他們有很多需要思考並計畫的事。

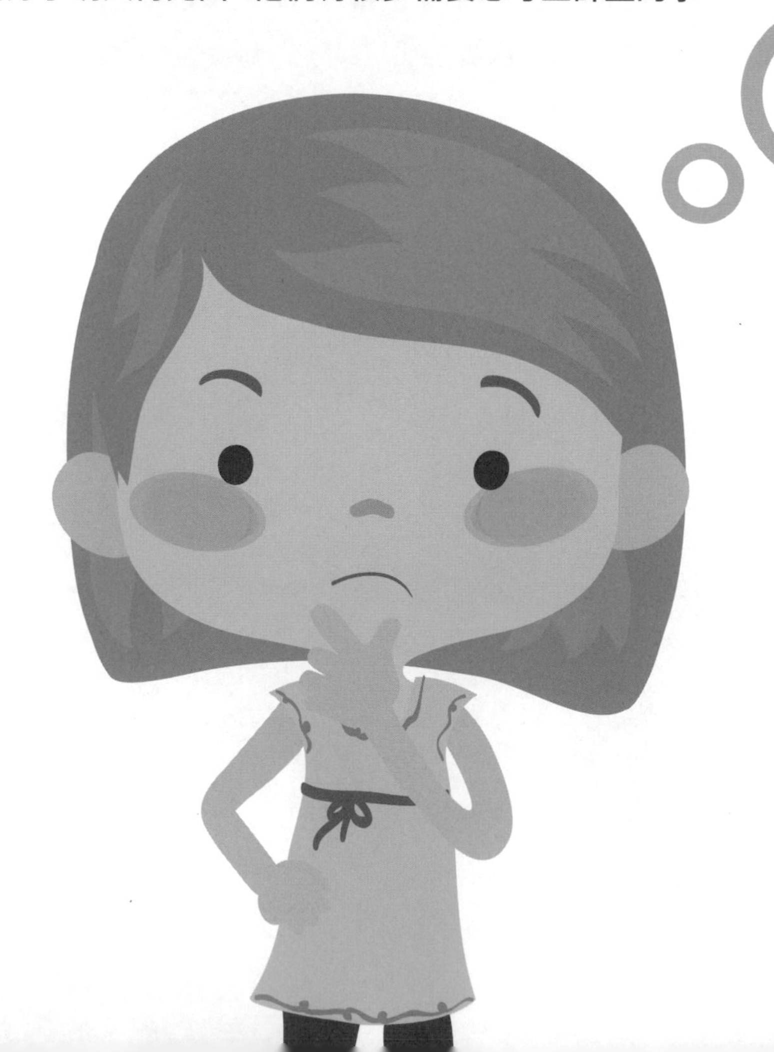

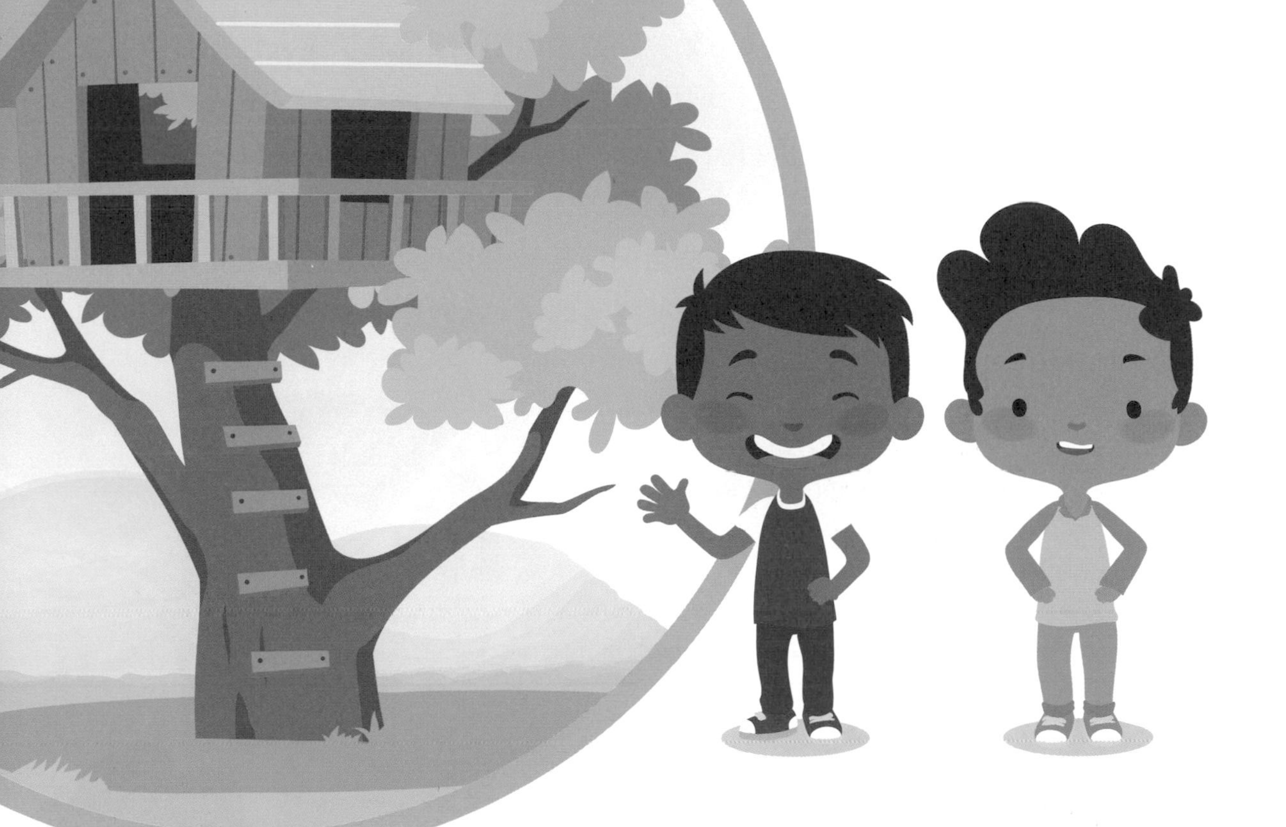

上帝給你的特別信息

「地和其中所充滿的，
世界和住在其間的，都屬耶和華。
他把地建立在海上，
安定在大水之上。」

詩篇24：1、2

這世界需要我們一同來愛護

上帝創造了這個世界——樹木花草、動物和整個環境，都是為了讓人住在其中能感到快樂。上帝吩咐人類要「治理並管理」地球。祂分派給人類的工作，是成為這個地球的管家。而人類除了擁有這項特權，使他的地位高於所有受造物之外，上帝也賦予他「照顧地球的責任」。那些浪費自然資源的人、過度消費的人、破壞環境的人、虐待動物的人，都早已忘了我們對這個自己住在其中的「家」，是有管理責任的。照顧環境是我們的工作；當我們好好珍惜並維護環境，我們也將是第一批從中受益的對象。

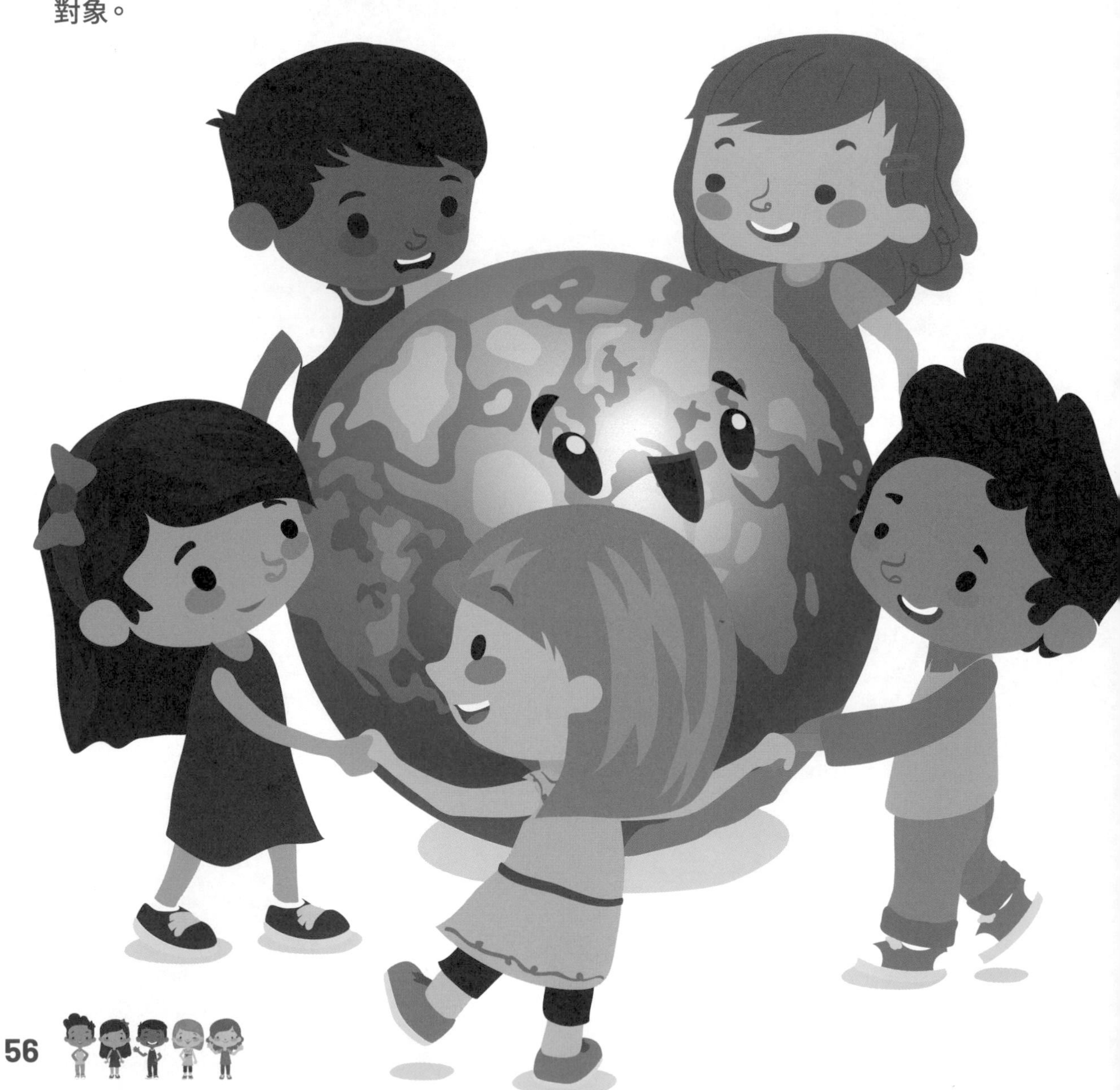

我和環境的關係

照顧好我們所居住
的世界，就是照顧好
自己的健康。

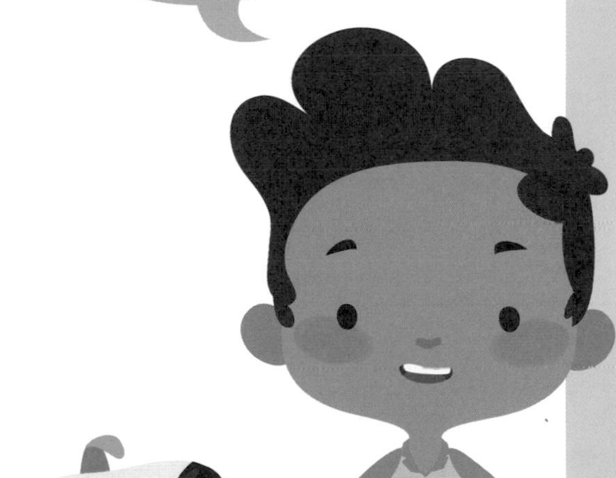

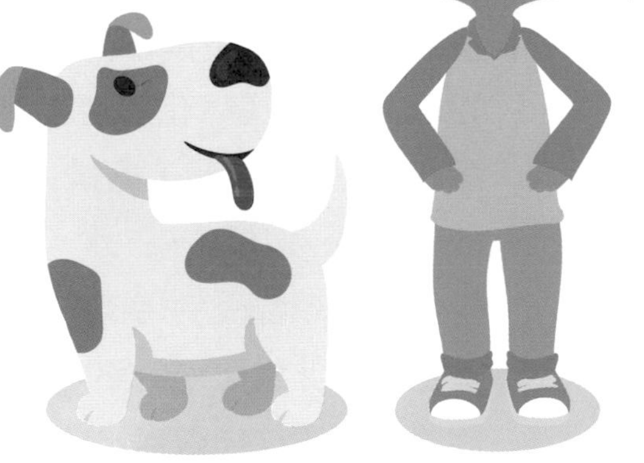

請以 X 標示出
會傷害環境的活動：

- ☐ 在樹幹上刻字
- ☐ 清理金絲雀的窩
- ☐ 摘下公園裡的花
- ☐ 給我的寵物打疫苗
- ☐ 只丟一張糖果紙在地上
- ☐ 不關緊水龍頭，讓它一直滴水
- ☐ 欣賞一隻蝴蝶在花叢飛翔
- ☐ 把落葉集中起來
- ☐ 把枯葉集中焚燒
- ☐ 把收音機的音量轉到非常大聲
- ☐ 在公園裡升營火
- ☐ 在河裡游泳
- ☐ 把空罐頭扔進河裡
- ☐ 利用空罐子當作花盆

我們該如何照顧環境呢？

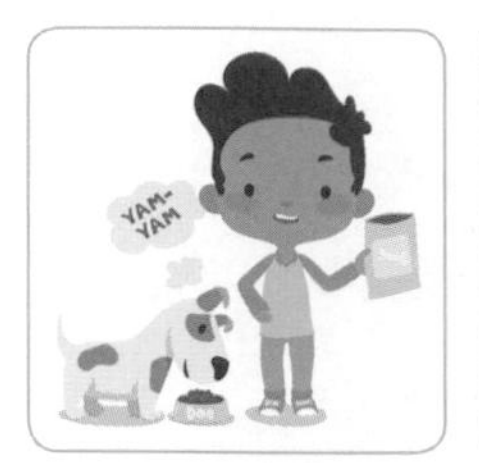

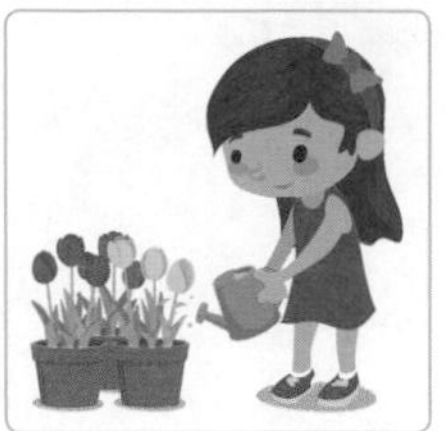

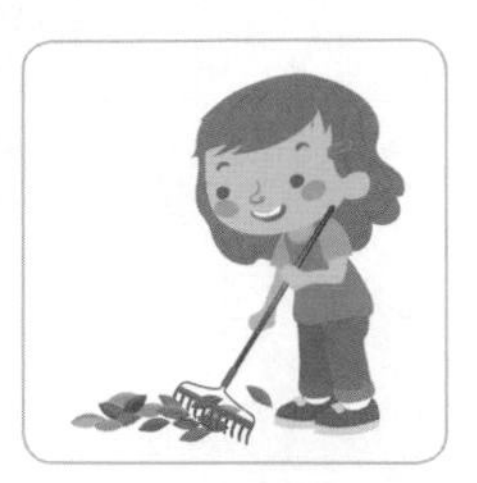

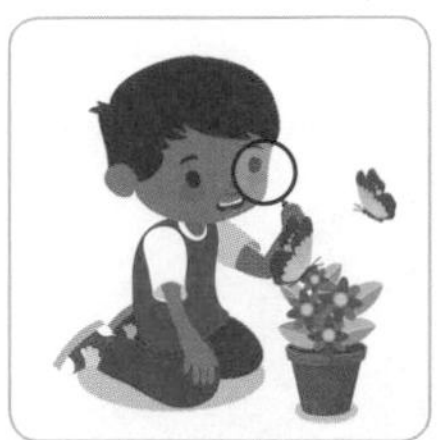

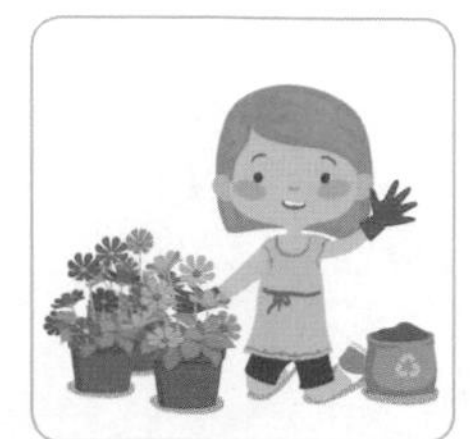

______ ______ ______ ______ ______

______ ______ ______ ______ ______

你知道嗎？污染是現在影響全世界最嚴重的環境問題之一！

人為因素是污染最嚴重的問題之一。一些主要的污染來源包括冰箱和冷氣空調、屠宰場（用來宰殺動物的工廠）和鞣製廠（將動物皮製成皮革）、礦業和石油鑽探、塑料包裝、化肥、紙尿布，以及汽車和工廠排放的廢氣。這樣一來，水、空氣和土壤都受到污染。這是讓人非常難過的事，因為人類正在摧毀自己的家園——地球。如果人們更加謹慎，這些問題是可以減少的。

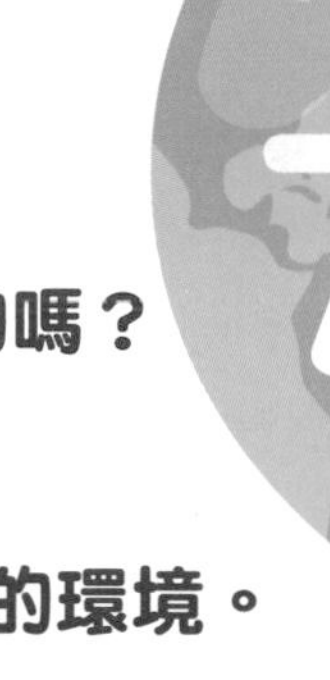

75%

你知道地球的75%是由水組成的嗎？

你應該要好好珍惜水資源喔！

為了能夠健康成長，你需要一個健康的環境。

你願意在一條像下圖這樣的河流中游泳嗎？

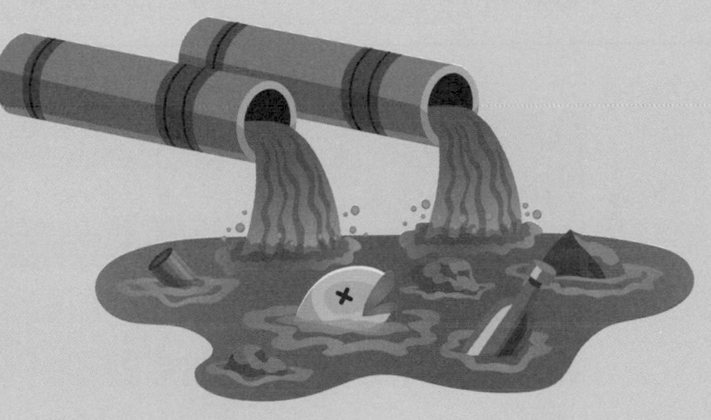

- 哪些東西會污染水源？
- 動物若是喝了這樣的水會發生什麼事？
- 你能做些什麼事，幫助你的社區維持乾淨的水資源呢？

請按句子填入適當的詞語：

朋友　浪費　關緊　溪流　垃圾

當我做以下事情時，就是在珍惜水資源……

❶用完水之後記得________水龍頭。

❷絕對不把________丟進________裡。

❸跟我的________分享如何珍惜水資源。

❹絕對不________水，讓它白白流掉。

切記！一定要飲用乾淨、無污染的水。

喝怎樣的水才是安全的呢？

☐ 是　☐ 非　飲水機的水

☐ 是　☐ 非　水桶裡的雨水

☐ 是　☐ 非　河裡打來的水

☐ 是　☐ 非　家裡水龍頭流出來的水

照顧好空氣品質，就是照顧好我的身體健康

下列圖示中有哪些是會污染空氣的活動？請在前面的□中打勾。

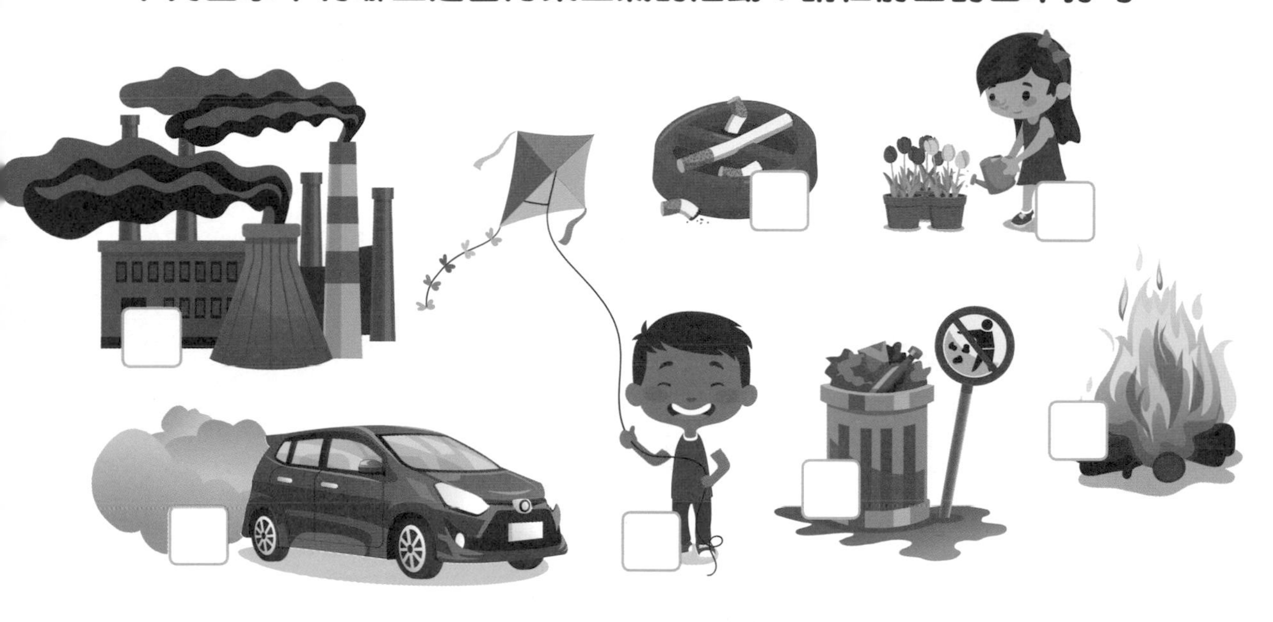

小試牛刀！

試著做一個環境保護員。鼓勵你的家人、朋友或鄰居成為環境保護員。看一看在你生活的地區有什麼事情是你可以協助，讓土地、水源和空氣保持乾淨的。你可以每星期利用一天，拿一個垃圾袋到外面走一走，撿起垃圾並把它們丟到合適的地方。別忘了在撿垃圾之前先戴上手套或用塑膠袋把手套住，千萬不要直接用手去撿垃圾。

畫重點囉！

為了健康，你需要呼吸新鮮空氣。

讓空氣保持乾淨是每個人的責任。你有權利要求任何人停止破壞空氣品質。

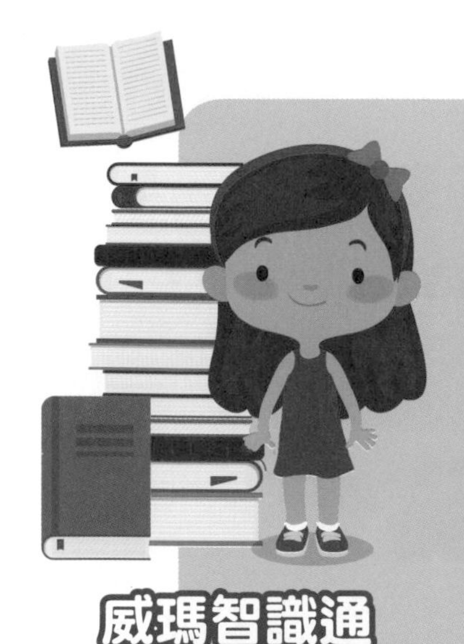

威瑪智識通

超級樹

在墨西哥的瓦哈卡，有一棵樹擁有世界上最大的圍長。它是來自圖萊的蒙特祖馬柏(Montezuma Cypress)，它的樹幹有36公尺的圍長。此外，世界上最高的樹生長在加州北部，它是一棵高度達115公尺的紅杉樹！這比自由女神像還要高！人們將這棵樹命名為「海珀里昂」，意思是「從高處俯瞰的人」。你想爬上這棵樹嗎？

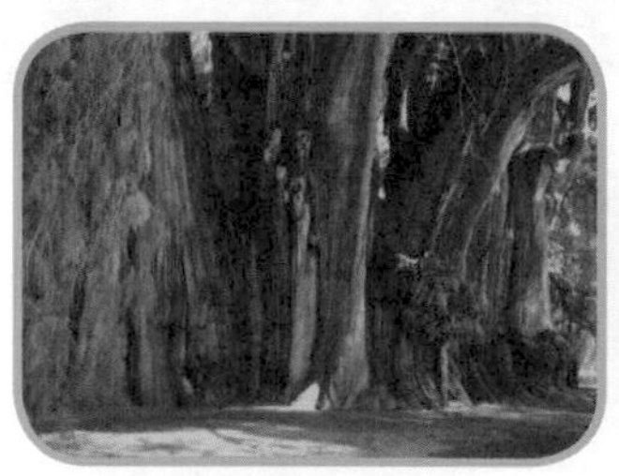

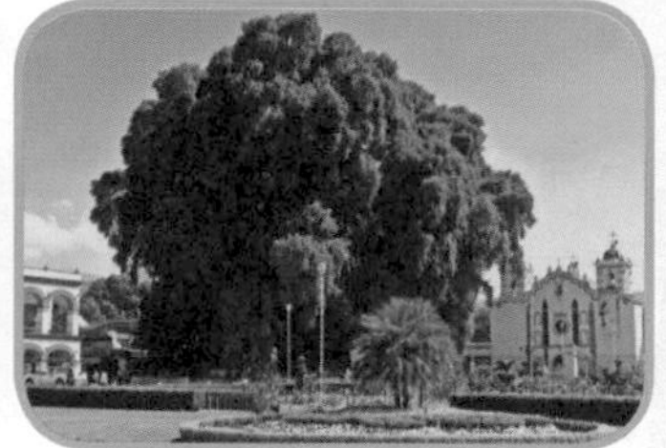

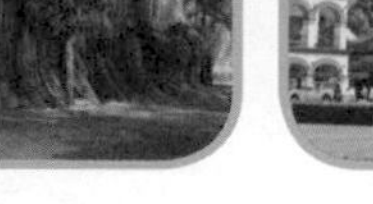

圖萊的蒙特祖馬柏（圖：維基百科）

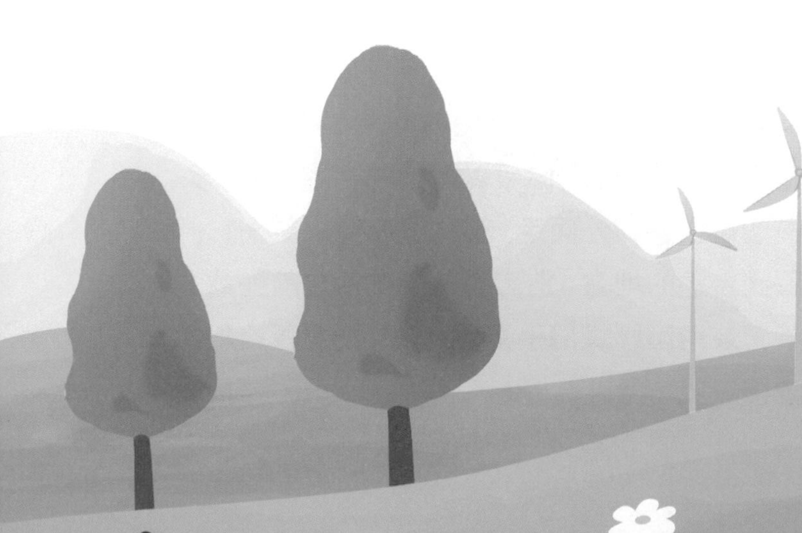

拯救我們的樹木！

與植物一同，樹木是我們地球的肺臟。它們負責生產我們呼吸的空氣中的氧氣。憑藉它們的根系，它們保護土地，防止雨水和風力將土壤帶走。我們從樹木中獲得人類和動物的食物。我們使用它們的木材製作無數物品。樹木也是製作紙張的主要材料來源。樹木產生松脂、橡膠和膠質。一些樹木的葉子具有藥用目的。炎熱的夏日，樹木為我們提供涼爽的樹蔭。樹木是許多動物的安全避難所，也是孩子們玩樂的地方。儘管如此，每年我們砍伐的樹木仍然超過種植的數量，森林正在不斷縮小。如果我們希望我們的子孫後代還能享受樹木所提供的好處，我們需要從現在就開始保護樹木。

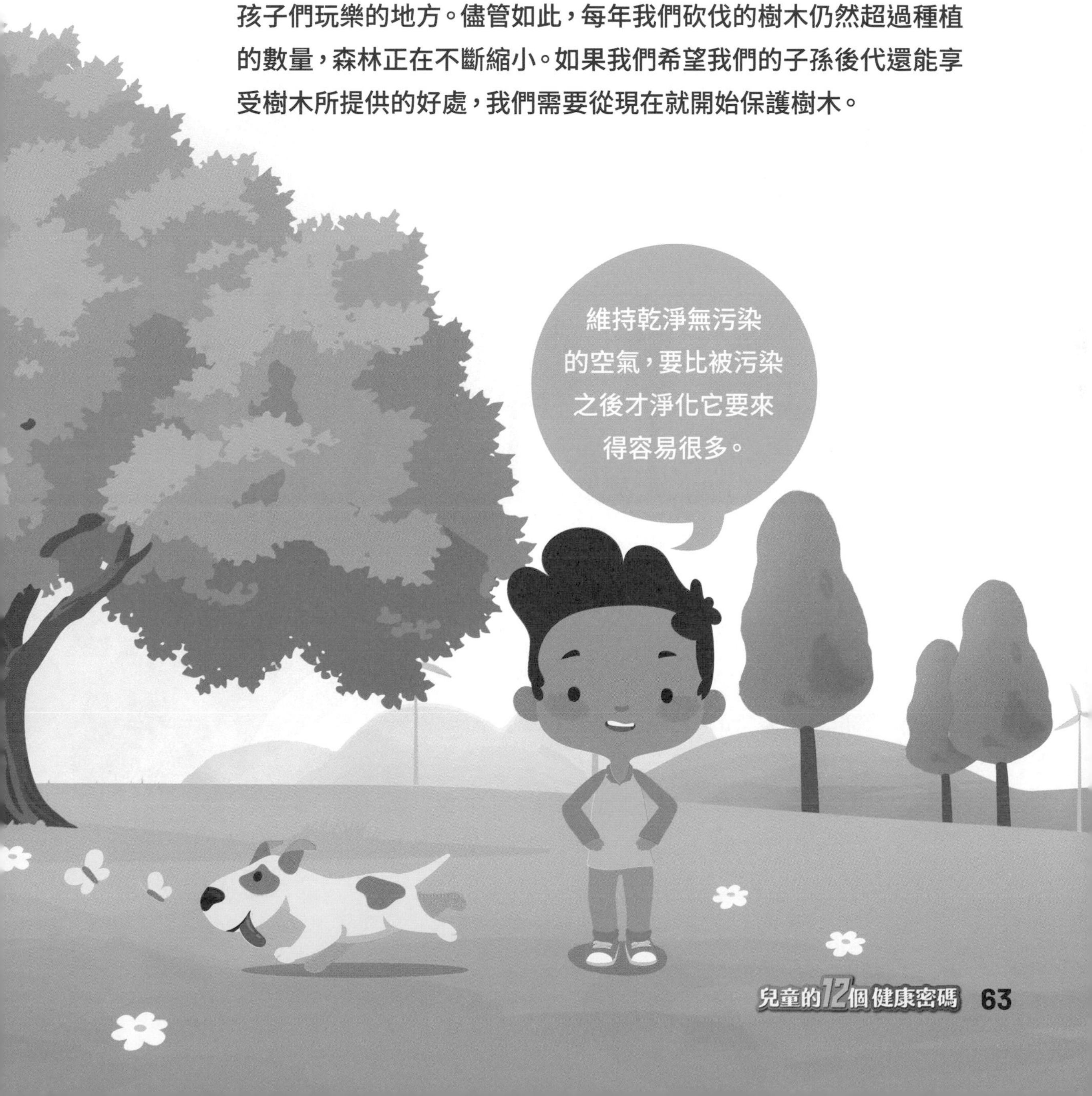

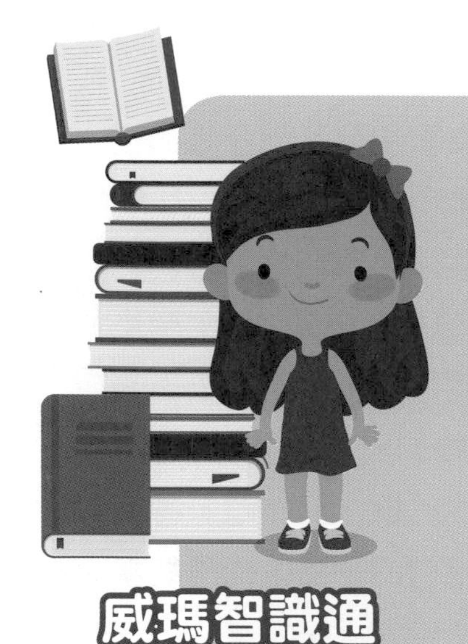

「耶和華上帝使各樣的樹從地裡長出來，可以悅人的眼目，其上的果子好作食物。園子當中又有生命樹和分別善惡的樹。」

創世記2：9

伊甸園裡最重要的樹就是分別善惡樹。你知道為什麼嗎？想知道在這顆樹上發生了什麼事嗎？

想看完整的故事，請讀《聖經》創世記2：8、9，15-17以及3：1-24。

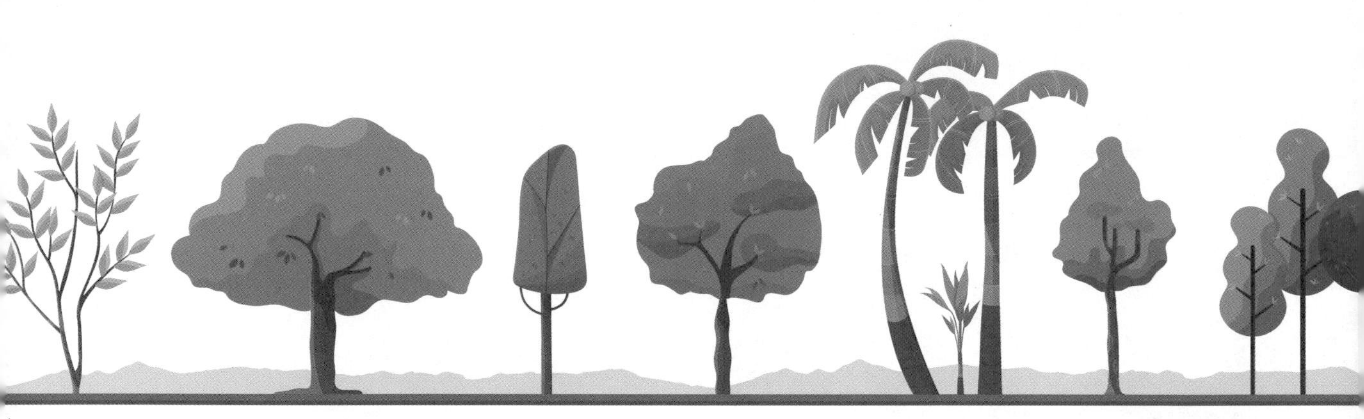

- 你能說出多少種類的樹？
- 在你居住的地方有什麼樣的樹？
- 它們的用途是什麼？
- 在你的國家，樹木是越來越多，還是越來越少了呢？
- 在你居住的地方，有什麼樣的疾病正在使樹木大量死亡嗎？

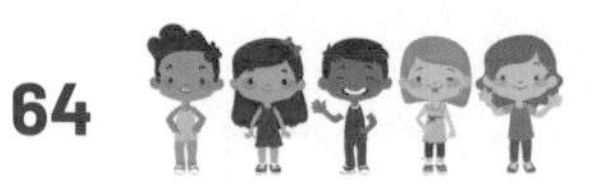

保護我們的環境

為了擁有健康的環境，我們必須好好保護水資源和土地。

我可以提供一些我們在家中照顧土地的好點子喔！

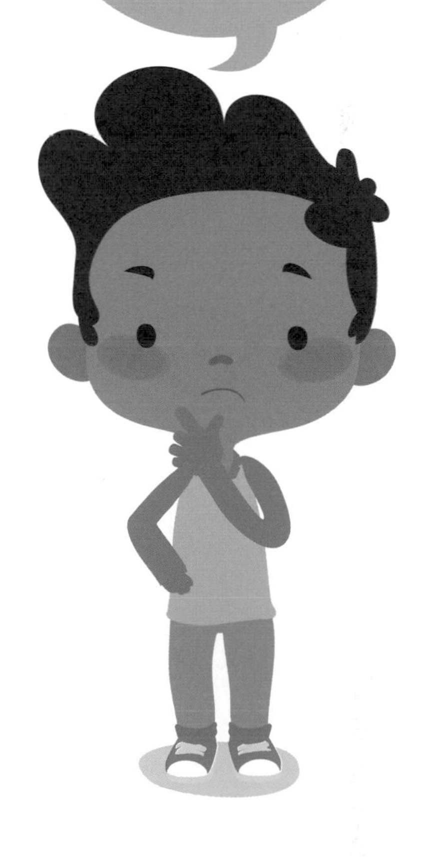

- 購物時帶上自己的帆布袋或紙箱，這樣你就不必拿很多塑膠袋，它們被丟棄後會對土地造成污染。當你每次跟媽媽出門買東西時，記得提醒她這一點，你就是一位環保小尖兵！
- 避免購買裝在塑膠容器裡的商品。可以選擇玻璃或紙箱，因它們可以回收再利用。
- 若你無法避免使用塑膠容器，那麼用完時請不要丟掉。可以利用它們作為花盆、小物收納罐、蛋糕收納盒、或者在旅行時作食物容器。
- 把垃圾分類利用。若你家後院還有一些空間，可以整理一個約1平方公尺的土地，像是準備要做一個花園，然後把一些有機的垃圾丟在那裡。用耙子將一些泥土覆蓋住有機垃圾，那些圾圾不久後就會變成土，可以作為對植物很好的肥料。
- 千萬不要把用過的電池丟在一般垃圾裡，它們對於土壤具有高度污染性。把它們收集在一個袋子裡，然後拿去回收廢電池的地方。
- 切記！在街上或公共場所不可以把垃圾隨意丟棄，在鄉間地方也不可這麼做。

你可以分辨出哪些東西是有機垃圾，而哪些又是無機垃圾嗎？

沒有什麼是微不足道以至於沒有名字！即使是垃圾也有名字！有機垃圾是指曾經是某些生物一部分的物質，例如樹葉、樹枝、果皮、食物或紙張。無機垃圾來自工業廢棄物，如塑料、合成布料、鋁和橡膠。

你會正確地分類垃圾嗎？

連連看，劃線將下列物品和正確的垃圾桶連起來，若不確定可以問問爸媽。

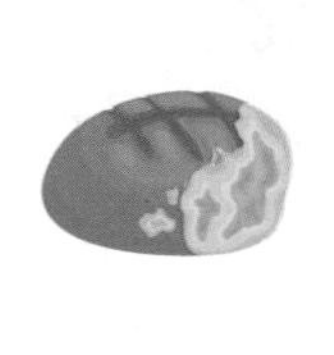
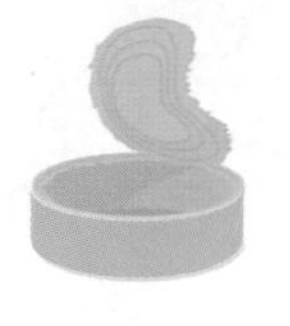
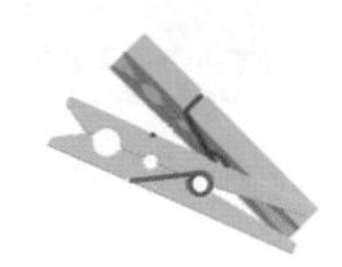
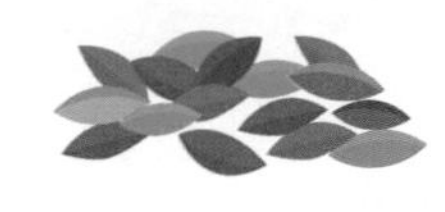
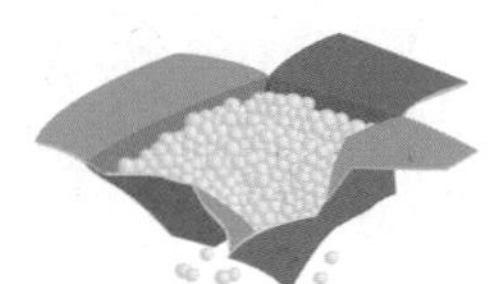

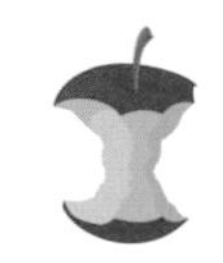
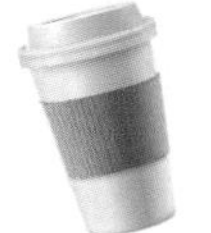
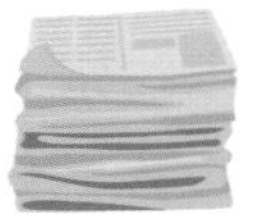
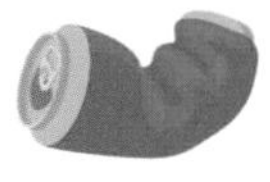

有機垃圾

無機垃圾

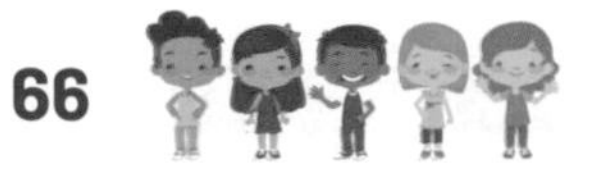

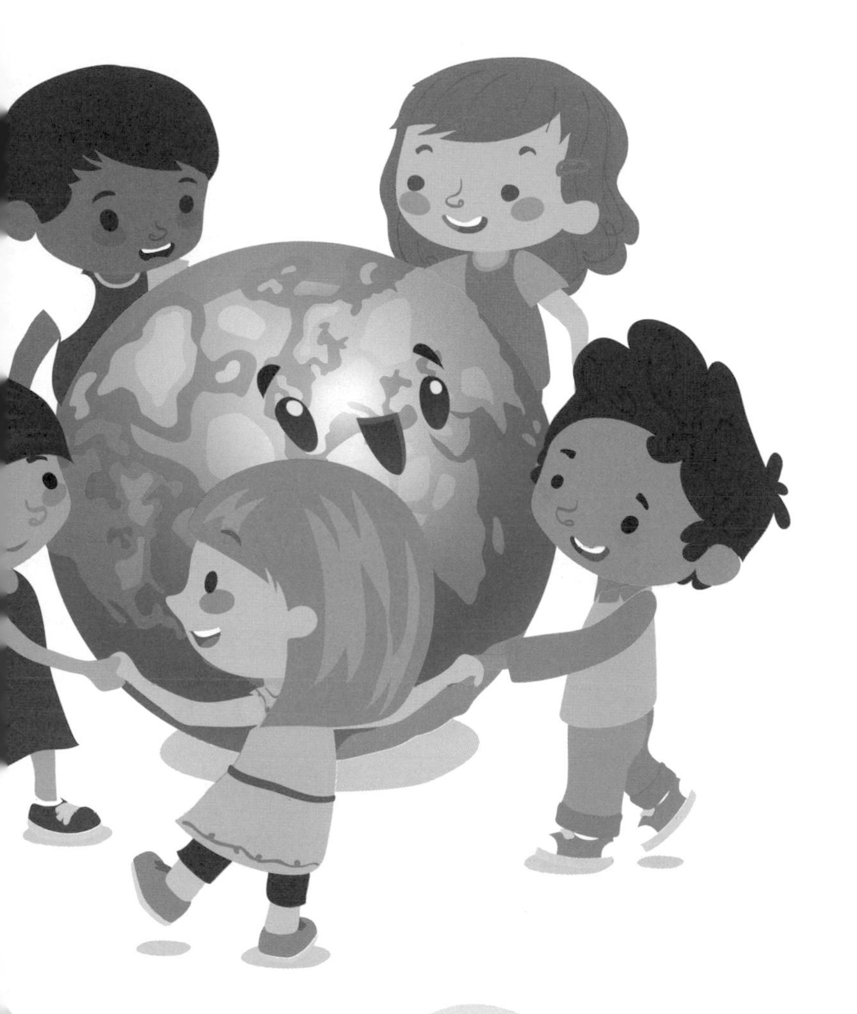

上帝創造了這個完美又漂亮的世界。

即使因為罪使我們對這個星球造成了許多傷害，我們仍然有責任好好照顧它。不過，當耶穌再來接我們的時候，祂會恢復這個地球，把它變得像最初創造時一樣美！

上帝給你的特別信息

「看哪！我造新天新地；
從前的事不再被記念，也不再追想。」

以賽亞書65：17

我的健康立志書

我知道我並不是一直都有好好照顧這個地球。有時候我會＿＿＿＿＿＿＿＿，而且有時候我沒有＿＿＿＿＿＿＿＿。這些都是我需要改進的地方。我會努力不浪費＿＿＿＿＿＿＿＿，也會盡力友善地對待我社區內的花草樹木。當我在地上發現垃圾時，我會撿起來丟到合適的垃圾桶，即使垃圾並不是我丟棄的。

我的簽名：

＿＿＿＿＿＿＿＿＿＿

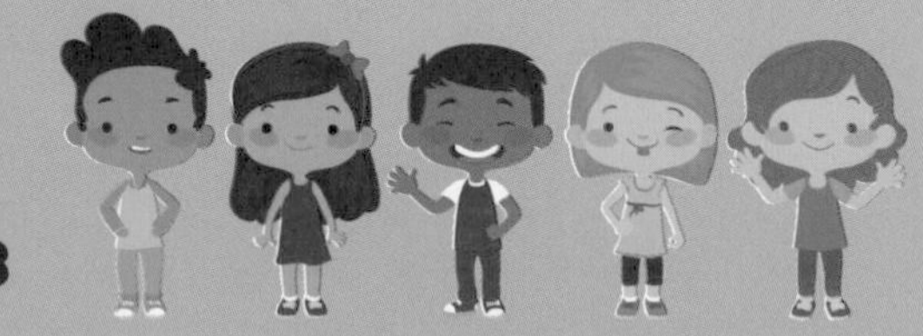

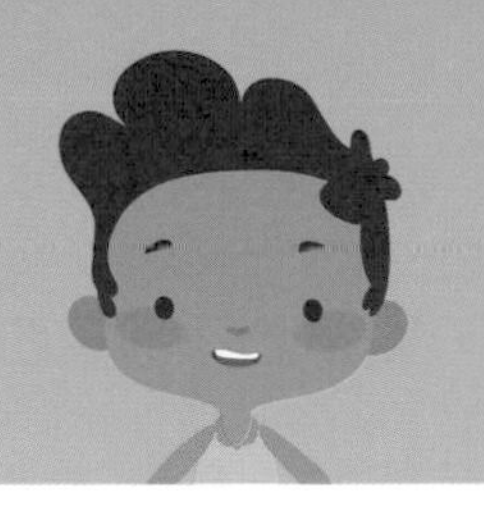

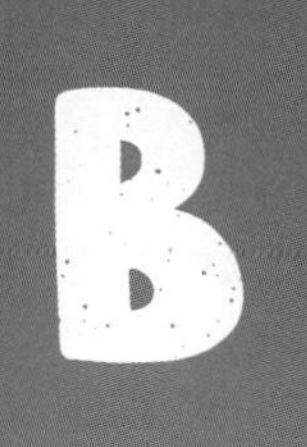

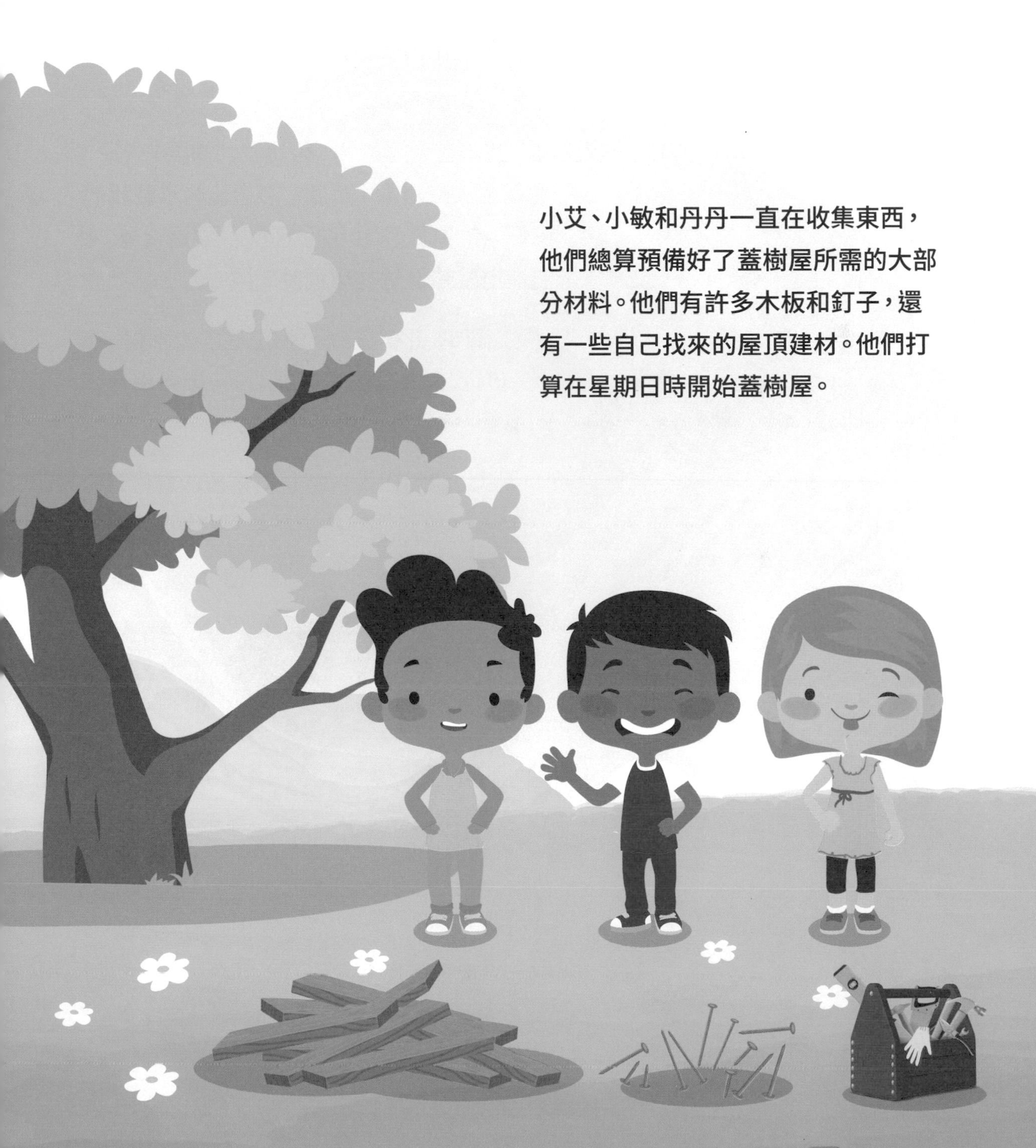

小艾、小敏和丹丹一直在收集東西，他們總算預備好了蓋樹屋所需的大部分材料。他們有許多木板和釘子，還有一些自己找來的屋頂建材。他們打算在星期日時開始蓋樹屋。

「等等，還少了一樣東西！」小敏說道。

「少了什麼呀？我們不能一直等下去，這樣永遠沒辦法動工，」丹丹抱怨說。

「我們沒有適合的基地可以蓋樹屋。」

「但我們有一顆很大的樹，它的枝幹也很粗壯，我們在上面蓋樹屋剛剛好，」丹丹堅持道。

「是沒錯啦，我們有合適的樹，可是我們需要先搭一個平台基地放在樹上。而且它必須能夠承載我們三個人的重量，」小敏回答說。「要是沒有，我們進樹屋時要站在哪裡呢？」

「這倒是真的，」小艾說。「樹屋底部的木材一定要比我們收集的其他木材更堅固。如果沒有好的地基，我們的計畫不會成功。」

因此他們三人決定將蓋樹屋的計畫延後，直到他們為樹屋找到合適的基地平台為止。

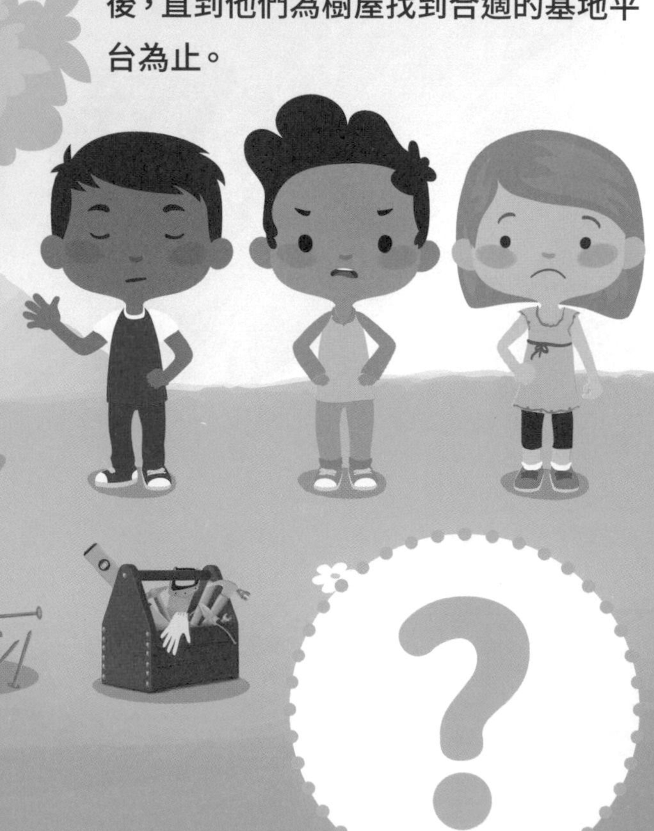

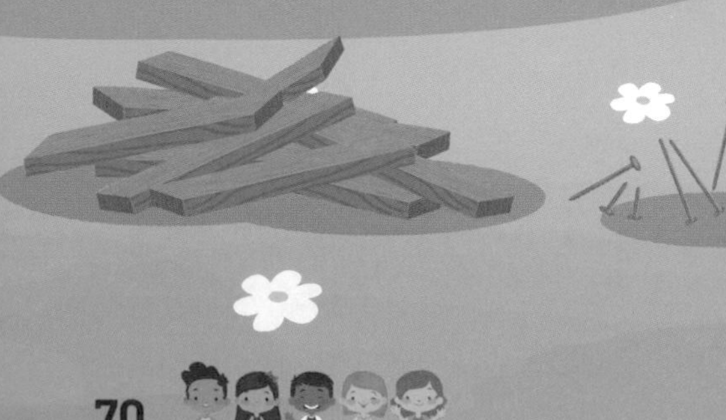

來自小艾媽媽的建議

當天晚上，小艾告訴他的父母，他和朋友決定把蓋樹屋的計畫延後，直到他們找到合適的平台才開始蓋。

「你們做了很好的決定，」小艾媽媽說。「這可以讓我們思考人生。對於你所做的一切決定：你的飲食、玩伴、玩的遊戲、甚至是尊崇的對象，這些事都需要有一個基礎來幫助你做出選擇。你的信念會給你堅定的基礎。而你所相信的一切都來自《聖經》，也就是上帝所說的話，這是所有的基礎中最好的，因為上帝永不改變。你可以確認，當你聽從上帝的話做決定時，所做的決定一定會是正確的。」

那天晚上，當小艾準備上床睡覺時，他不斷地思考關於他的樹屋，堅固的基礎，以及他對《聖經》的信心。

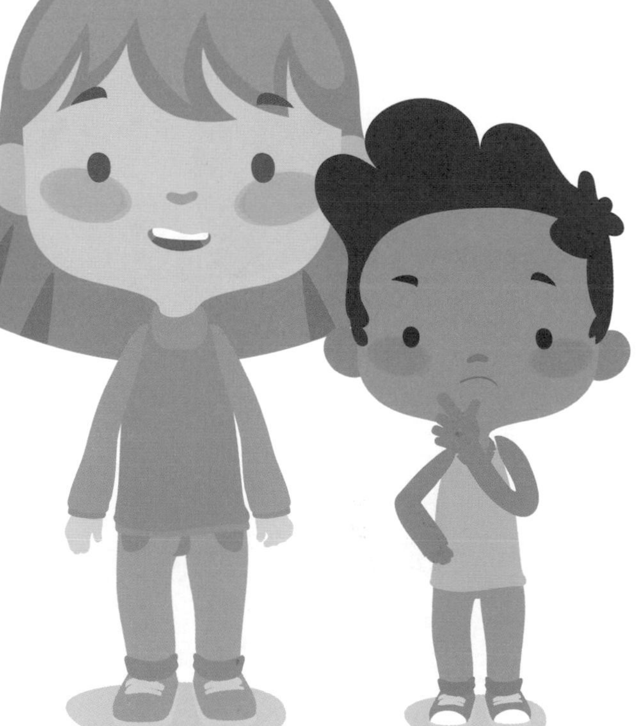

訪問爸媽（或老師）

- 你們是從什麼時候開始教導我要相信上帝的呢？
- 相信上帝跟擁有健康之間有什麼關係？
- 我該怎麼向上帝說話呢？

我和上帝的關係

上帝知道什麼對
我而言才是最好的。在
《聖經》中，祂告訴我
快樂的祕訣。

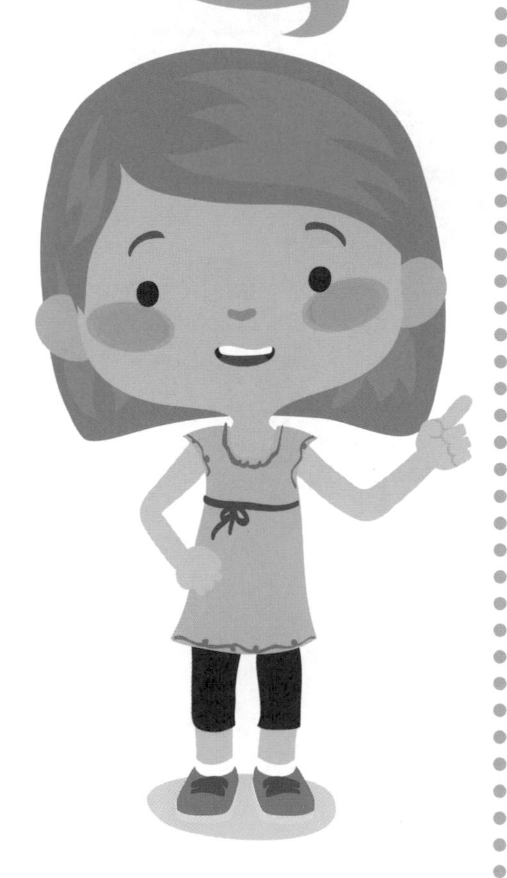

與上帝培養關係的一些方法：

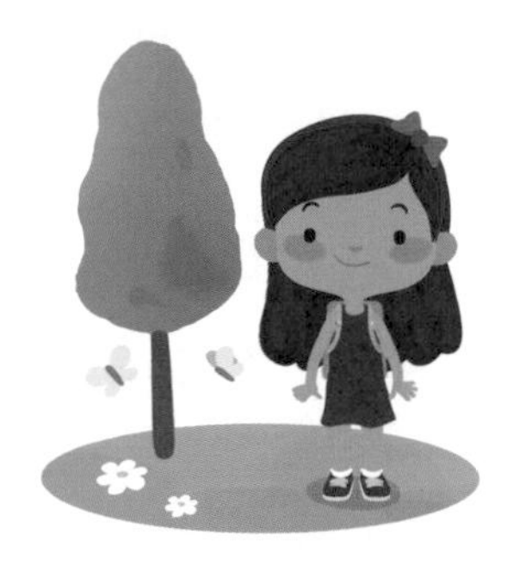

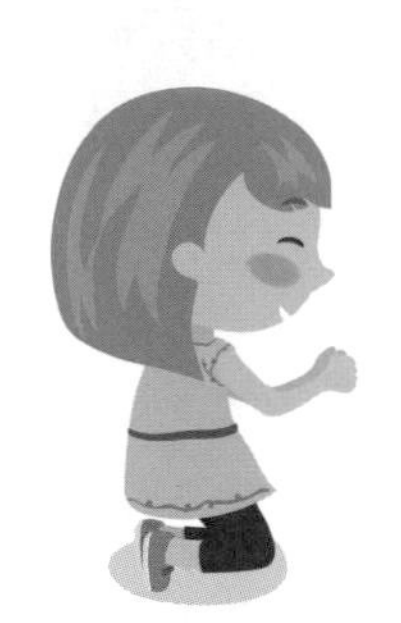

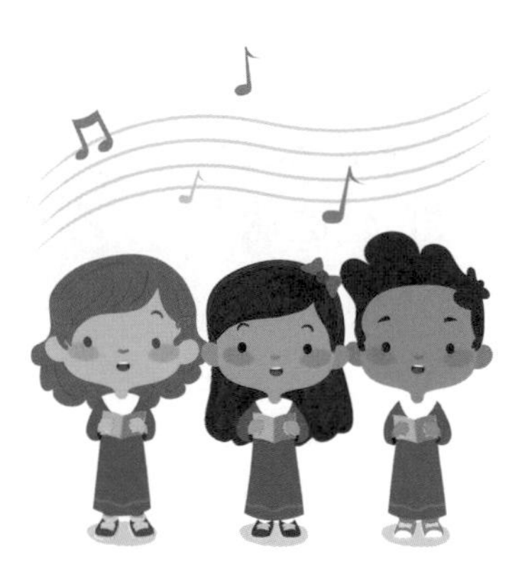

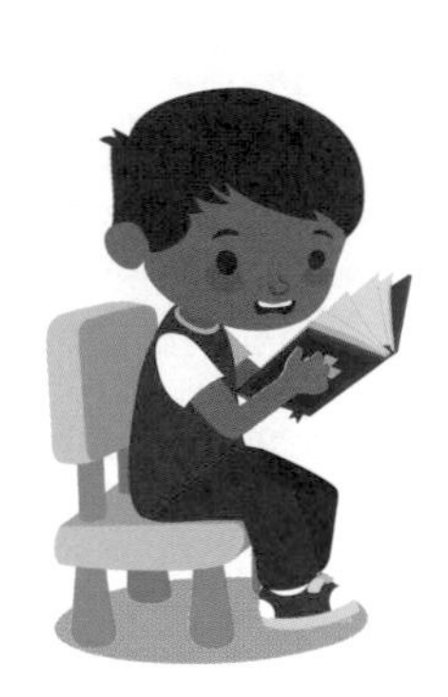

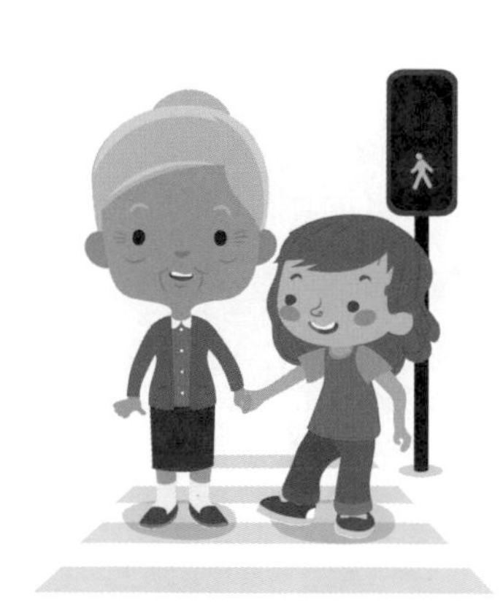

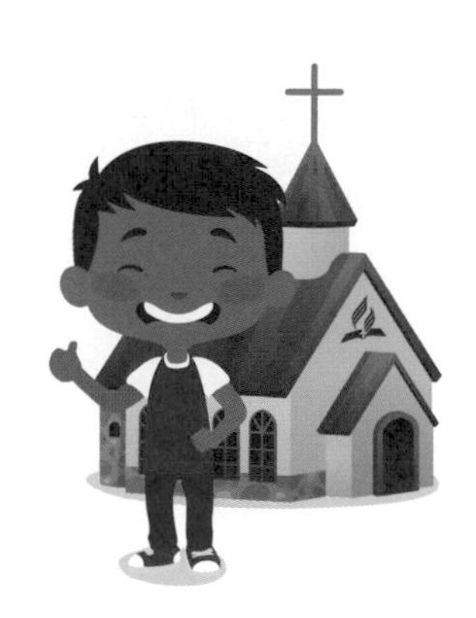

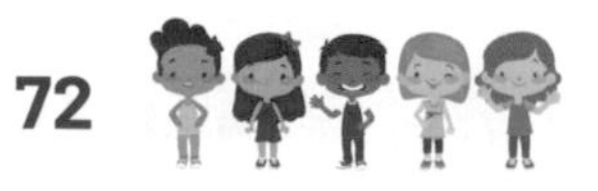

動動腦！

上帝創造了我的______和我的頭腦。祂知道我身體裡的每一個細胞是如何運作的。

上帝希望我能夠健康並且______。所以祂透過______來教導我正確的______還有生活，以及如何跟______和祂保持良好的關係。

如果我能在生活中好好地遵守這些原則，我就能健康並快樂地長大！

參考答案：身體／快樂／聖經／信仰／人們

上帝給你的特別信息

「愛耶和華──你的上帝，聽從他的話，專靠他；因為他是你的生命，你的日子長久也在乎他。」

申命記30：20

「不要自以為有智慧；要敬畏耶和華，遠離惡事。這便醫治你的肚臍，滋潤你的百骨。」

箴言3：7-8

信仰會帶給你一種堅定、確信的基礎：

上帝創造了世界、大自然還有人類。

當人類犯了罪，逃避上帝，不順從祂，耶穌為拯救我們而死。

我們的世界有許多壞事存在是因為罪的緣故。但上帝會維持生命並眷顧我們。

耶穌為我而犧牲，但不久後祂會回來接我回天家。

耶穌正在為所有愛祂的人預備一個全新且美麗的家園；在那裡所有愛祂的人都不會再生病或悲傷。

上帝賜給我們健康原則來保護我們遠離疾病和罪。

上帝愛我們每一個人，無關乎我們的膚色、年齡、居住的地方或語言背景。

我很確定當我禱告時，上帝會傾聽；而當我讀《聖經》──祂的話語時，我也可以聽見祂的聲音。

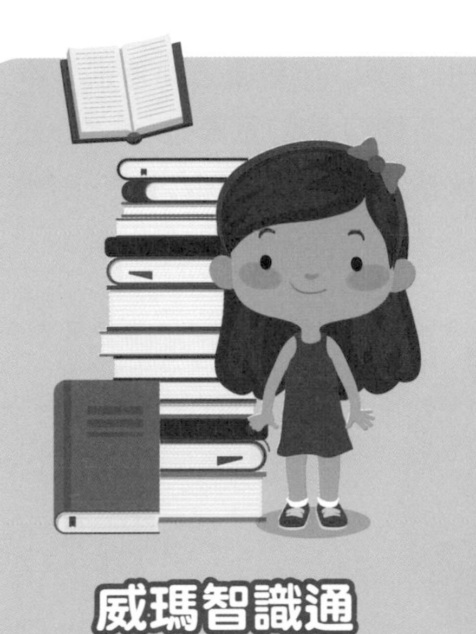

威瑪智識通

你知道《聖經》是全世界最暢銷的書嗎？它到目前為止已有超過二千多種語言的譯本。它花了近一千五百年的時間、由多達四十位、受聖靈感動的作者寫成。

其中有些作者是牧羊人、農夫、作帳篷的工匠、醫師、漁夫、祭司、哲學家還有君王。儘管這些作者身分大不同，而且從第一卷書到最後一卷書當中歷經了很長的時間，《聖經》從頭到尾卻有一個非常一致的信息。

你知道嗎？

約翰尼斯·古騰堡發明了活字印刷；而他印製的第一本書就是《聖經》。

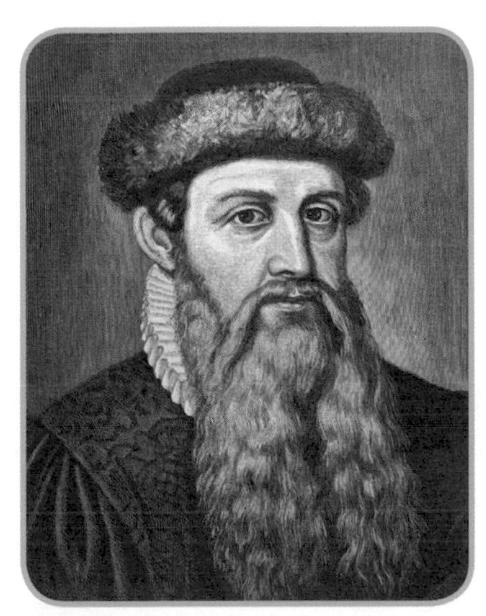

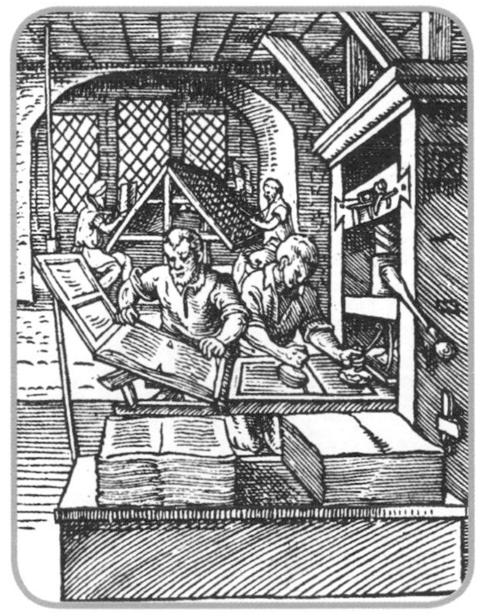

《聖經》就像一本縮小的圖書館，在封面之間有很多本書。它被分為《舊約》和《新約》，約的意思是「合約」或是「同意書」。《舊約》和《新約》各包含幾本書呢？兩本書加起來總共幾本呢？請拿起你的《聖經》數一數。

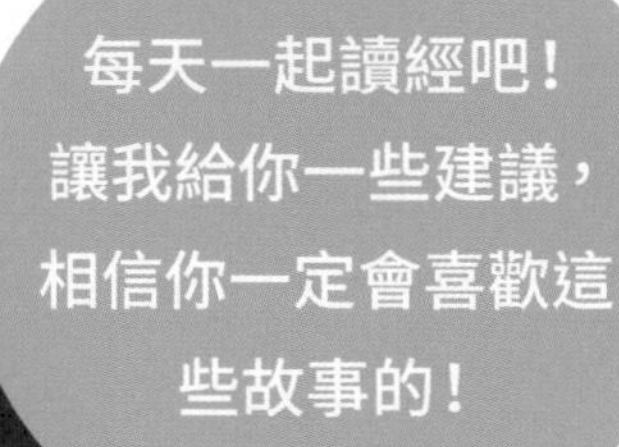

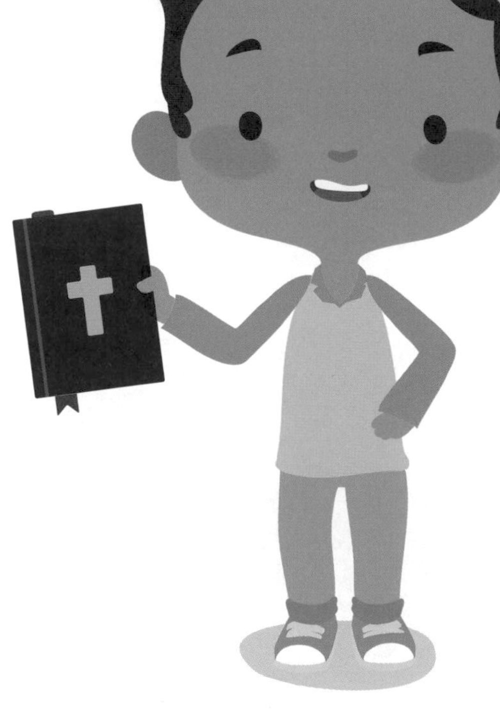

聖經故事	聖經章節
漂在河上的箱子	出埃及記 2:1-10
火窯歷險記	但以理書 3
浮上來的斧頭	列王紀下 6:1-7
六根手指的巨人	撒母耳記下 21:18-22
富有的小矮人	路加福音 19:1-10
世上最牢固的監獄	使徒行傳 12:1-18
未來之城	啟示錄 21
間諜的探險	民數記 13:16-33
墳墓裡的喜樂	約翰福音 11:1-44

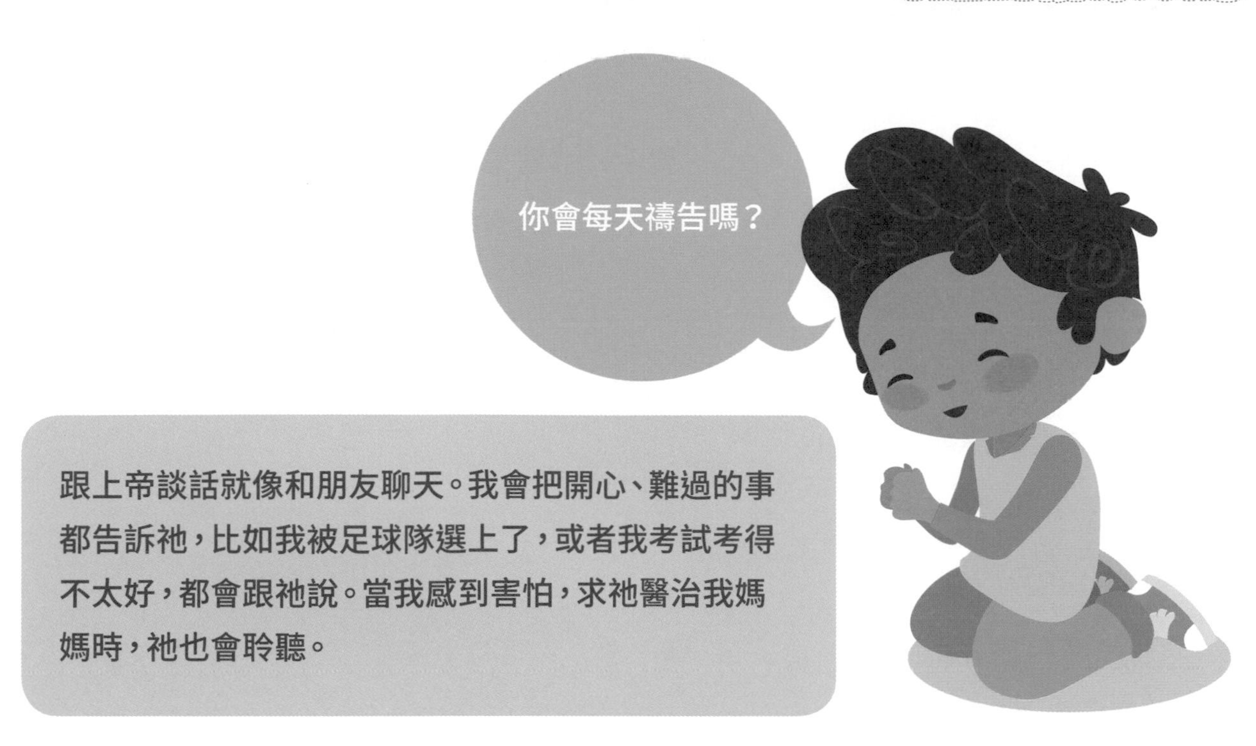

跟上帝談話就像和朋友聊天。我會把開心、難過的事都告訴祂，比如我被足球隊選上了，或者我考試考得不太好，都會跟祂說。當我感到害怕，求祂醫治我媽媽時，祂也會聆聽。

下面是一個耶穌親自教導我們該如何禱告的示範。當然，你不必總是一字一句都照唸。它只是給我們一個範例，告訴我們可以和耶穌說些什麼，你可以按聖經章節完成下列空格嗎？

「我們在＿＿＿＿的父：願人都尊你的＿＿＿為聖。

願你的＿＿＿＿降臨；願你的旨意行在＿＿＿＿，如同行在天上。

我們日用的＿＿＿＿，今日賜給我們。

免我們的＿＿＿，如同我們免了人的＿＿＿。

不叫我們遇見＿＿＿＿；救我們脫離＿＿＿＿。

因為國度、權柄、榮耀，全是＿＿＿＿，直到＿＿＿＿。阿們！」

（馬太福音 6:9-13）

相信上帝並祂的話語可以幫助你平安、健康、快樂地成長。

當你成為上帝的朋友時，你會做出哪些事或行動呢？請老師們將小朋友分成幾組（若人數不夠可全班一起做），利用右列注音符號的 21 個聲符，討論出他們可以做或希望做到的事（可參考前兩個範例）。

ㄅ 幫（ㄅㄤ）忙兒童班老師發美勞用具給同學

ㄆ 陪（ㄆㄟˊ）我的弟妹們玩遊戲

ㄇ

ㄈ

ㄉ

ㄊ

ㄋ

ㄌ

ㄍ

ㄎ

ㄏ

ㄐ

ㄑ

ㄒ

ㄓ

ㄔ

ㄕ

ㄖ

ㄗ

ㄘ

ㄙ

教會是上帝的家──不是因為上帝住在教會裡，而是因教會是一個很特別的建築物，是一個可以讓我們和其他同樣愛上帝的人聚在一起讚美祂的地方。

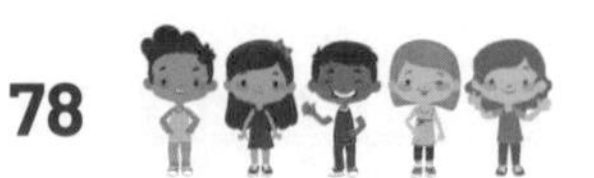

在教會裡，我們會……

- 讀安息日學學課，並且更認識上帝。
- 一起唱詩歌。
- 聆聽由詩班演唱或樂器演奏的特別音樂。
- 獻上捐款，因為想對上帝為我們所做的事表達感恩。

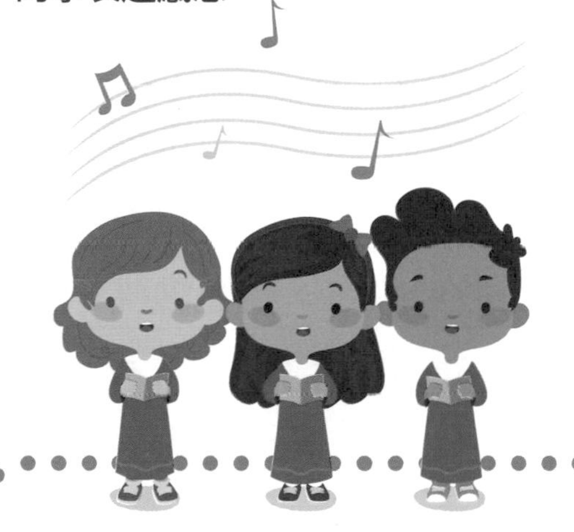

- 與朋友見面，一起讚美上帝。
- 為彼此禱告。
- 一起用餐。
- 進行特別活動；例如慶生會、浸禮、婚禮，還有獻嬰禮。
- 參加冒險家或前鋒會活動。
- 歡迎特別來賓。
- 進行禱告週。
- 分成小組，拜訪需要特別幫助的人。

你的教會裡還有哪些活動呢？

____

____

____

____

上教會、讀經、禱告、幫助其他人，
這些事都可以幫助你加深對上帝的信仰。
透過這樣的方式，你可以為生活創造一個穩固的基礎。

我的健康立志書

我明白我的人生需要穩固的基礎。我喜歡按自己的方法做事，但我知道上帝總是有更好的方法。我想請求上帝原諒我做過的壞事，並且幫助我再也不要做那些事。我要提醒自己天天禱告，這樣我才會去做耶穌想要我做的事，而不是按照自己的喜好。我相信＿＿＿＿＿＿＿＿，而且非常感謝耶穌為我的罪犧牲。

我的簽名：

＿＿＿＿＿＿＿＿＿＿

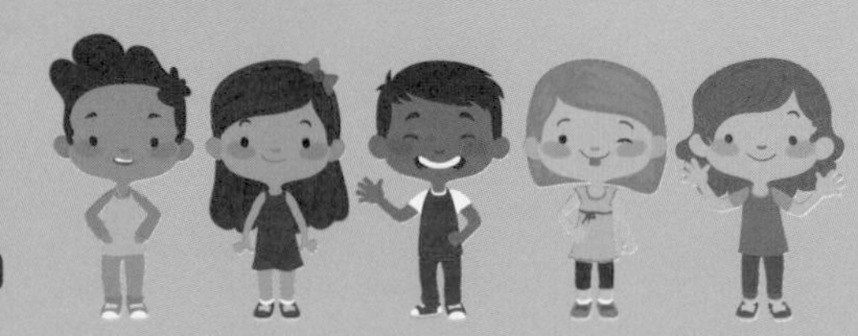

Rest休息
你充電了嗎？

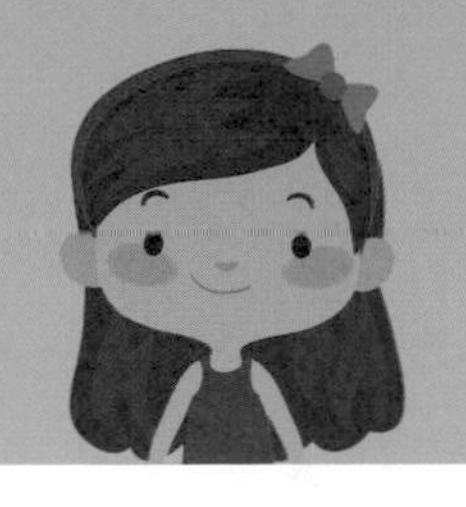

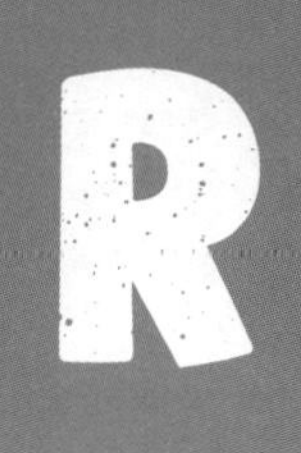

整個大自然都需要休息。植物、動物和人類休息的方式各有不同。正在成長的孩子確實需要較長時間的睡眠。上帝創造了能動能跳的我們，但祂也顧念到我們需要能使我們恢復體力的休息。當你睡著時，你就不斷地成長。如果你一整個晚上都睡得很好，隔天一整天的心情都會很好。你的腦袋也會更清晰，可以做出好的決定。這就是為何上帝希望你每天晚上都有良好的睡眠。

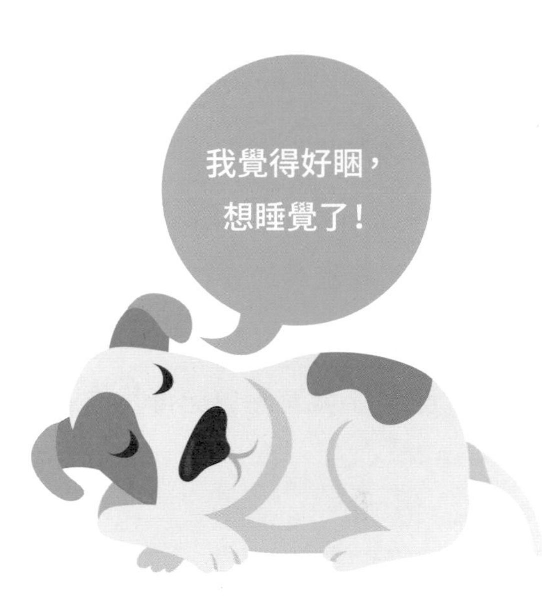

請看一看下列圖片，比較不同的休息方法。

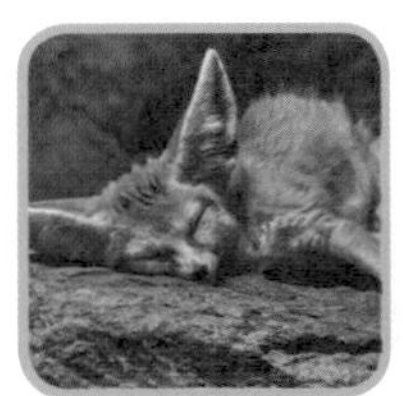
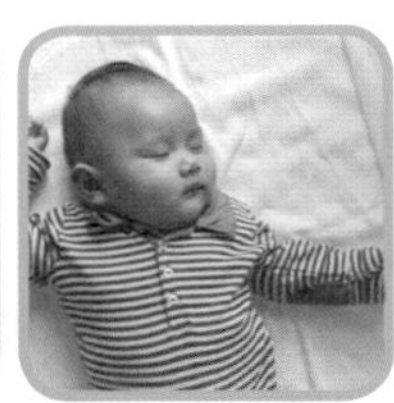
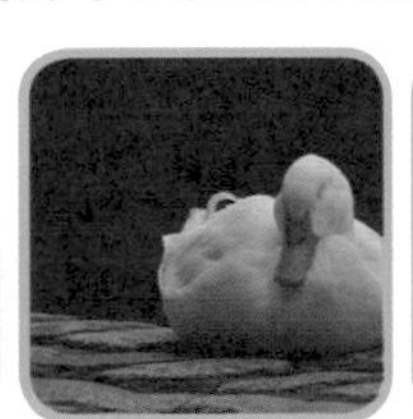
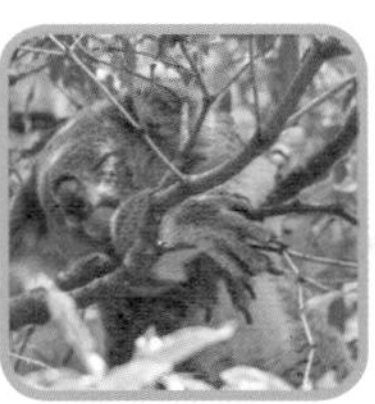
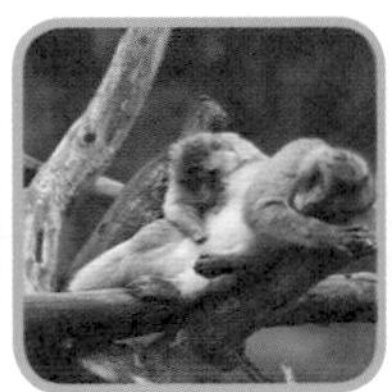
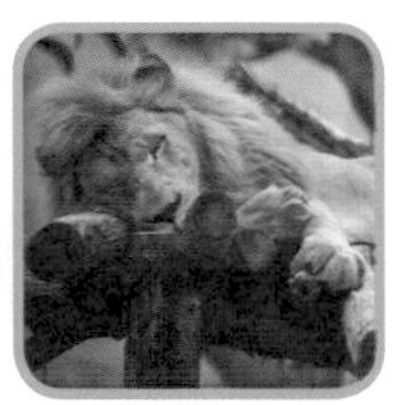

上帝給你的特別信息

「我必安然躺下睡覺，
因為獨有你──耶和華使我安然居住。」

詩篇4：8

我的睡眠習慣

請依照自己的習慣圈選答案或在空格填入適當詞語。

我通常在晚上＿＿＿(點)＿＿＿(分)上床睡覺，然後大約在早上＿＿＿(點)＿＿＿(分)時起床。我(自己／和＿＿＿＿＿)睡一個房間。

我最喜歡穿的睡衣是＿＿＿＿＿＿＿＿＿＿＿；平常陪我一起睡覺的玩偶是＿＿＿＿＿＿＿＿＿＿＿，我通常睡覺需要(開夜燈／不開燈)。我有時會記得我作過的夢，有一次我夢到：＿＿＿＿＿＿＿＿

＿＿＿＿＿＿＿＿＿＿＿＿＿＿＿＿＿＿＿＿＿＿＿＿＿＿＿＿＿＿

＿＿＿＿＿＿＿＿＿＿＿＿＿＿＿＿＿＿＿＿＿＿＿＿＿＿＿＿＿＿

你知道下列圖片中的動物嗎？請將正確的動物名稱與圖案相連。

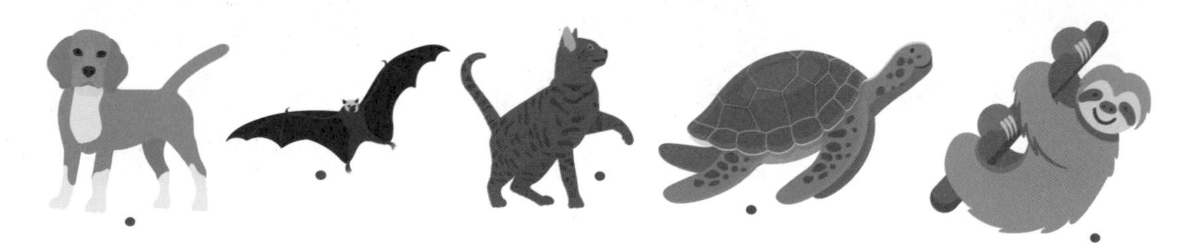

・樹懶　・羚羊　・馬　・魚　・貓

・蝙蝠　・狗　・烏龜　・海豚

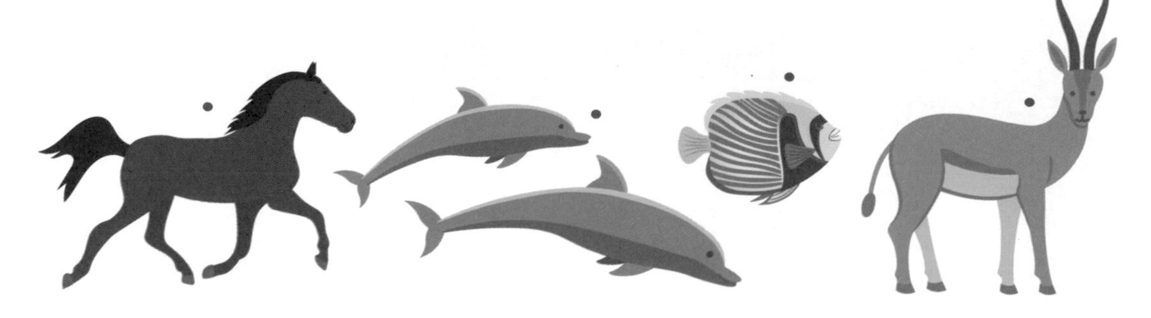

你知道剛剛那些動物的睡眠習慣嗎？

❶__________一天要睡 14 個小時，但牠們是分段式睡眠，一天小睡很多次。

❷__________要怎麼睡覺才不會沉入水中呢？牠們會像木頭一樣浮在水面上，或者挨著同伴睡。

從牠們的名字就知道，❸__________常常睡覺，若是在放鬆狀態下，牠們大概一天可以睡１６到２０個小時。若在警戒狀態下，牠們也可以只睡６個小時。

家裡的❹__________睡覺時會像一團毛線一樣捲起來，然而，❺__________是站著睡覺的，偶而會倒下來睡；如果牠們經常倒下來睡，主人就知道牠們可能是生病了。

另一方面，❻__________睡覺時是頭朝下的，用腳趾把自己倒吊起來。

❼__________睡覺時眼睛是睜開的，因為牠們沒有眼瞼可以閉上眼睛。當牠們想睡覺時，會去找一個水流波動不大的地方。

❽__________可以連續睡好幾個月；但❾__________一天只睡３小時。

答案：❶狗 ❷海豚 ❸樹懶 ❹貓 ❺馬 ❻蝙蝠 ❼魚 ❽烏龜 ❾羚羊

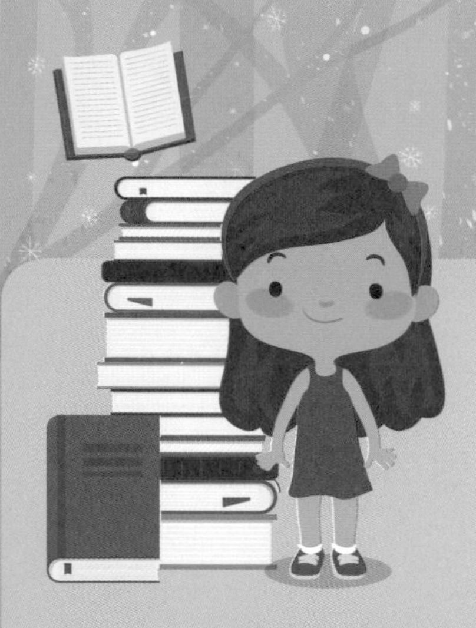

威瑪智識通

冬眠

冬眠是一些動物應對寒冷冬季的方式。牠們會在這時進入深度睡眠。

許多動物會尋找安全的地方，如地下、樹幹中的空洞或岩石的洞穴。在冬眠期間，動物看起來像是死亡狀態。牠們的呼吸速度大大減慢，心跳也變得非常緩慢，體溫非常低。這些動物夏天時會在肝臟中儲存糖分而以此大量吸收養分。這就是為什麼這些動物在夏季會吃很多並且變胖。一些冬眠的動物包括青蛙、蠑螈、蟾蜍、蜥蜴、蝙蝠、蝸牛、烏龜、海膽、松鼠和熊。

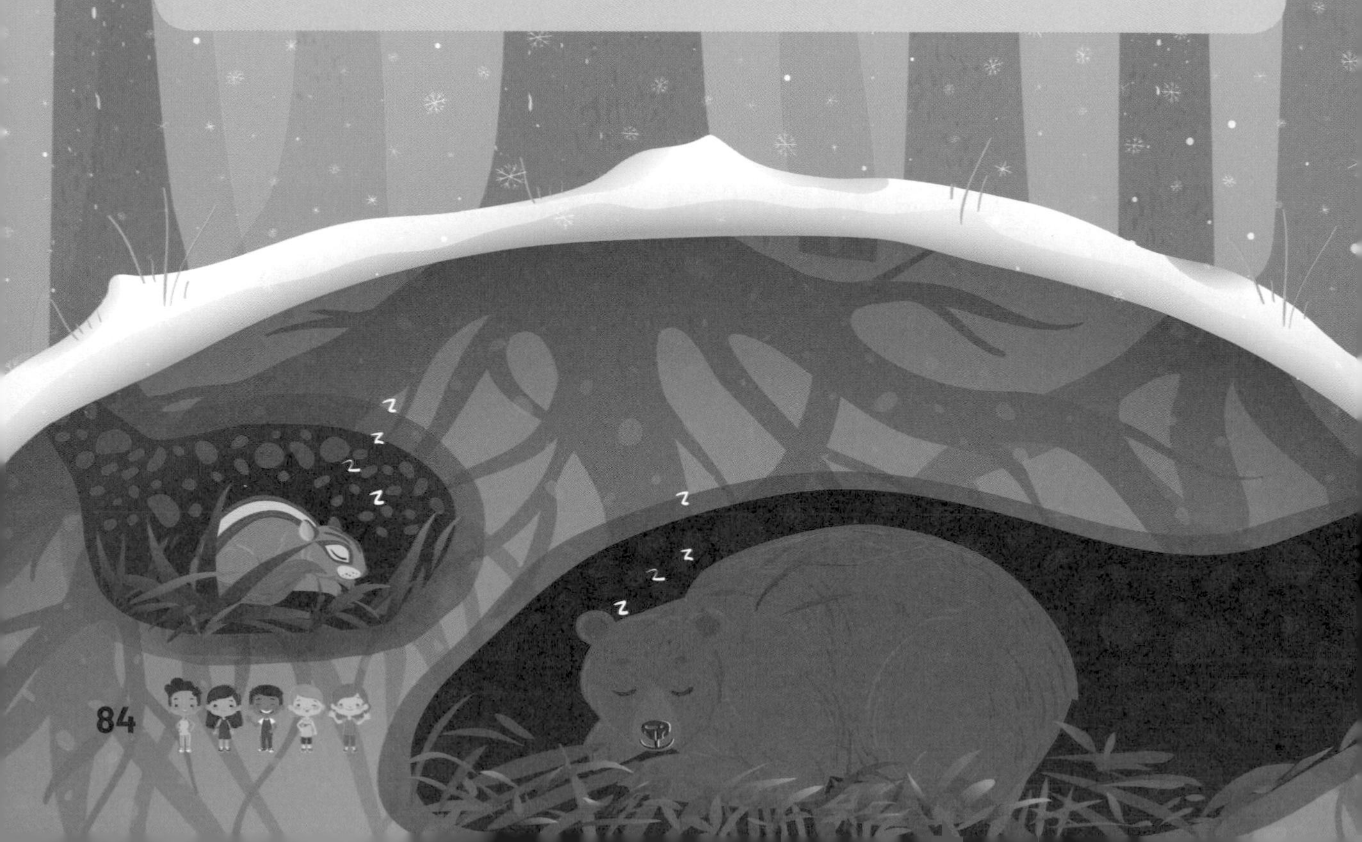

當我睡覺時，我的＿＿＿＿＿持續跳動，我的＿＿＿＿＿也持續流動，另外我的＿＿＿＿＿也保持呼吸。但我的＿＿＿＿＿會休息，我的神經系統也會休息。

當我起床時，我的皮膚會煥然一新，我的＿＿＿＿＿也會增長。如果你受傷了，當你睡覺時，你的＿＿＿＿＿痊癒的速度會比較快。當你睡覺時，你會貯存精力，讓你自己預備好迎接新的一天！

參考答案：心臟／血液／肺／身體／骨頭／傷口

小小記者

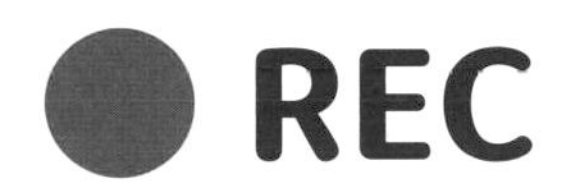

請訪問／觀察以下對象，看看他們每天都睡幾小時：

你的媽媽＿＿＿＿＿　　祖父／母（其中一位）＿＿＿＿＿

學長／學姐（一位）＿＿＿＿＿　　你的寵物＿＿＿＿＿

一位同班同學＿＿＿＿＿　　你的體育老師＿＿＿＿＿

誰的睡眠最多？誰的睡眠時間最少？你能想像原因嗎？

記住：當你睡覺時，你也在成長喔！

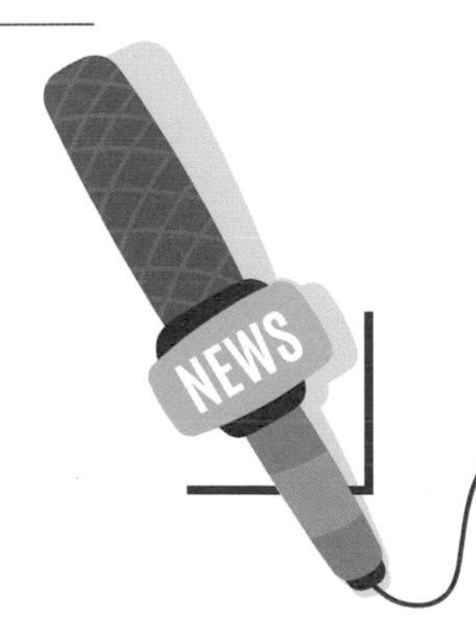

我們為什麼要睡覺？

睡眠和休息對於身體健康是不可缺少的。我們的生命中有三分之一的時間都在睡覺，但我們並不是真正了解為什麼我們需要睡覺。一些專家認為，身體需要每天「關機」數小時，以便維護和修復器官和功能，並且使身體放鬆，好使它能擔當清醒時需要完成的各種任務。我們感到困倦是因為大腦告訴我們需要休息。即使我們有很多事情要做，大腦也會保護我們的健康，使我們感到需要休息。同樣地，當我們睡眠充足的時候，我們就會醒來。

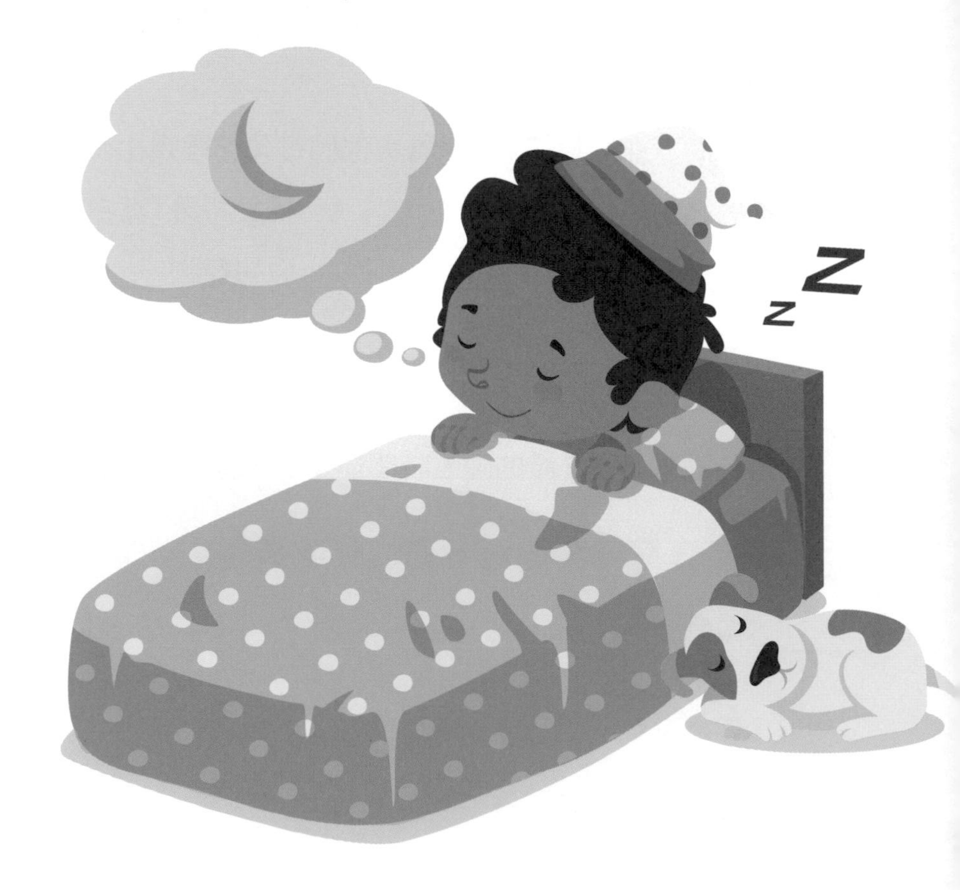

我們都會作夢嗎？

是的，我們每晚都會做幾分鐘的夢，大約四到五次，但有時候我們不記得自己的夢。通常情況下，我們可以記得在醒來之前做的夢。當我們做夢時，我們的心跳會加快，有時眼睛在閉著的情況下會迅速左右移動。在夢中，我們可能會移動、哭泣或笑出來。

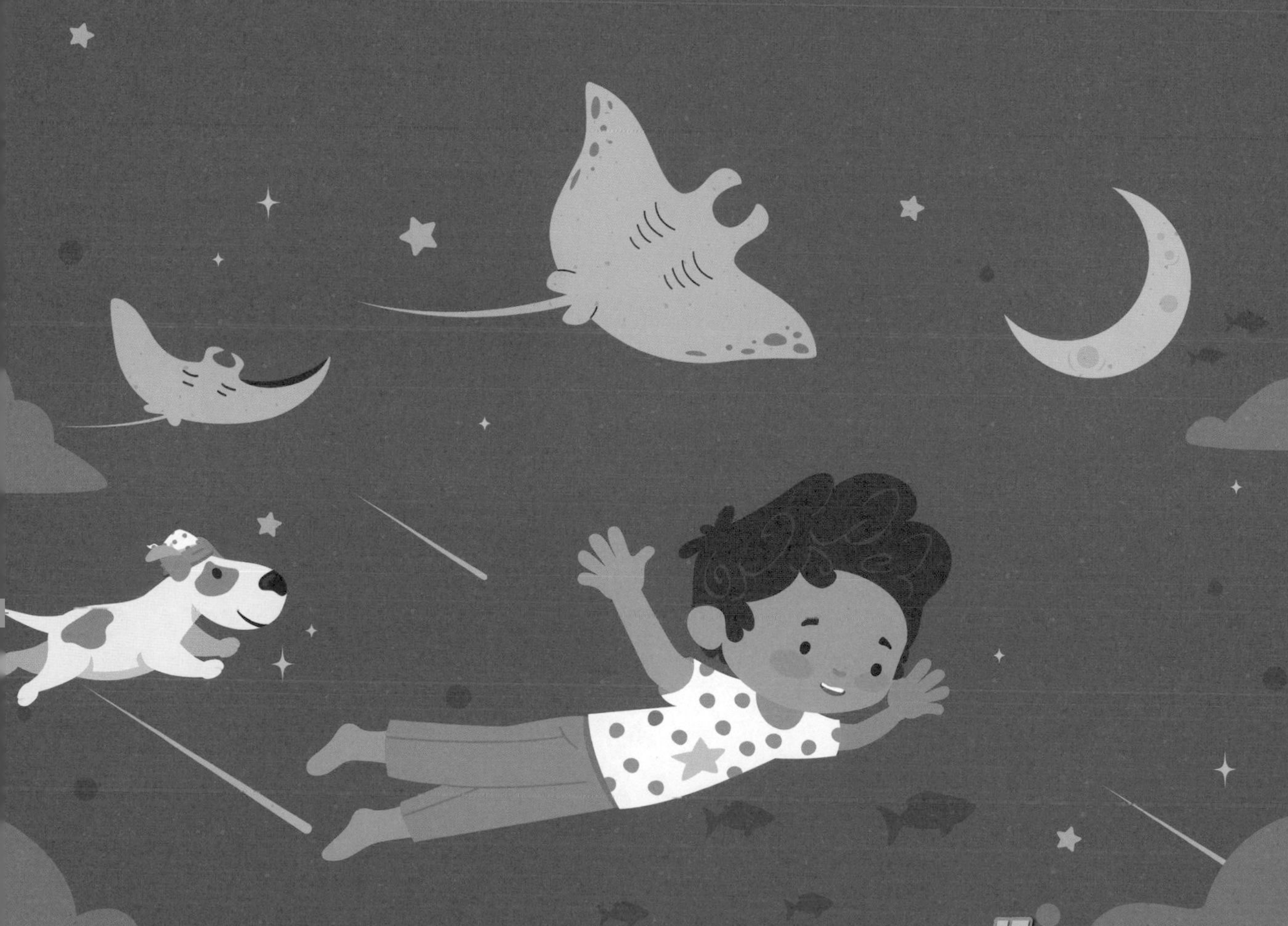

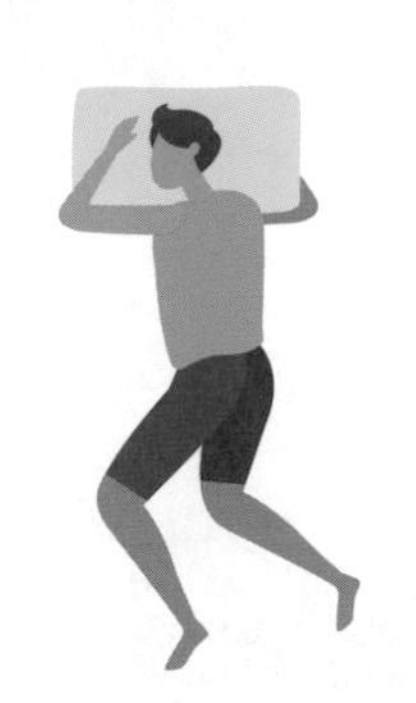
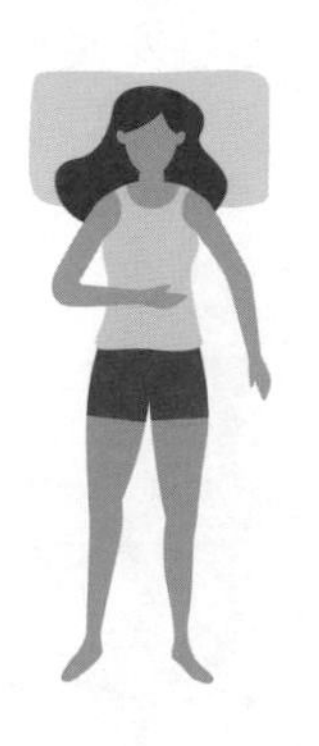
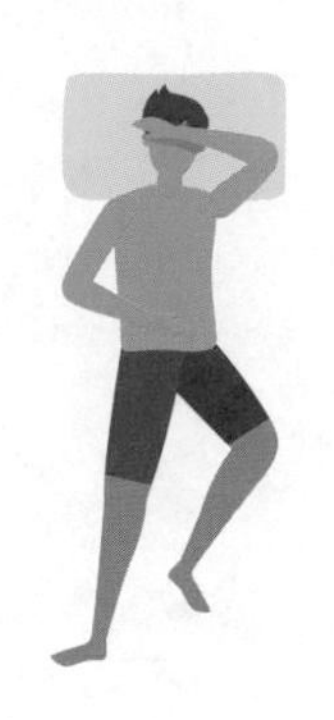
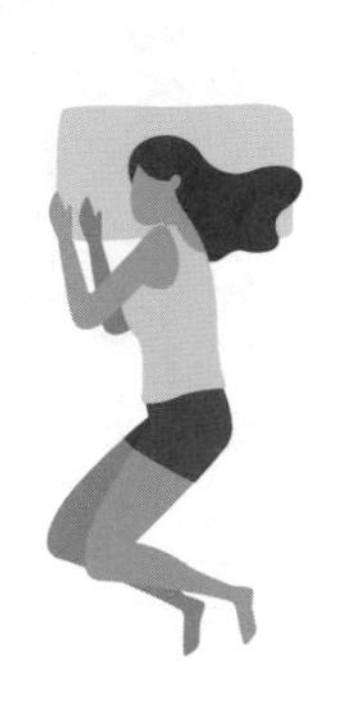
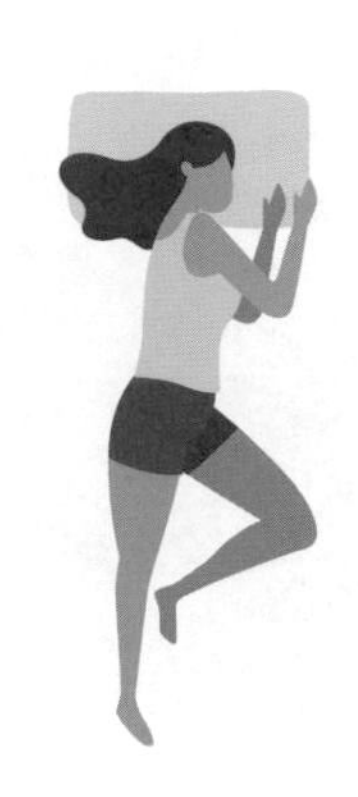

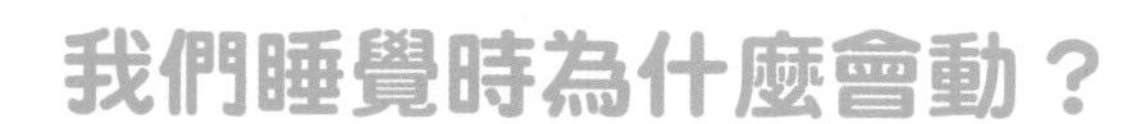

我們睡覺時為什麼會動？

我們會在不知不覺中移動，以幫助全身血液循環，並防止肌肉變得僵硬。每晚睡覺時，我們會動大約 50 次。

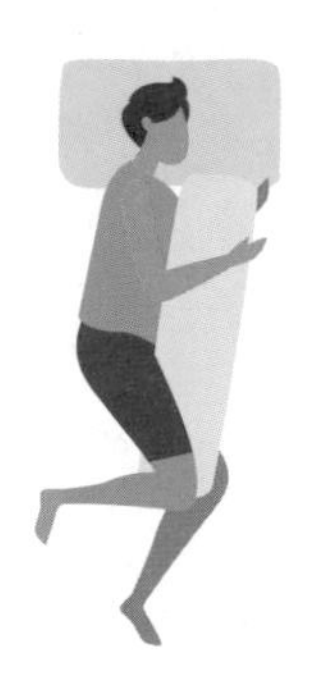
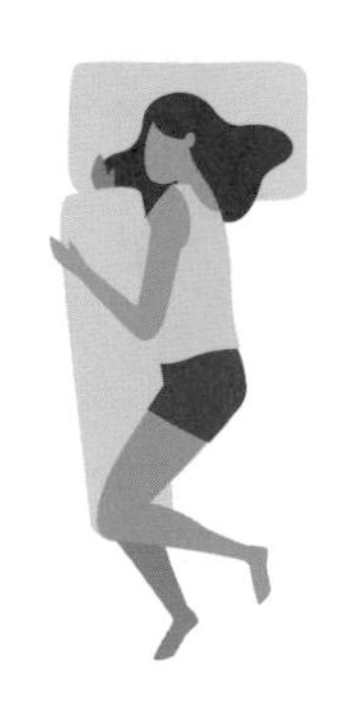
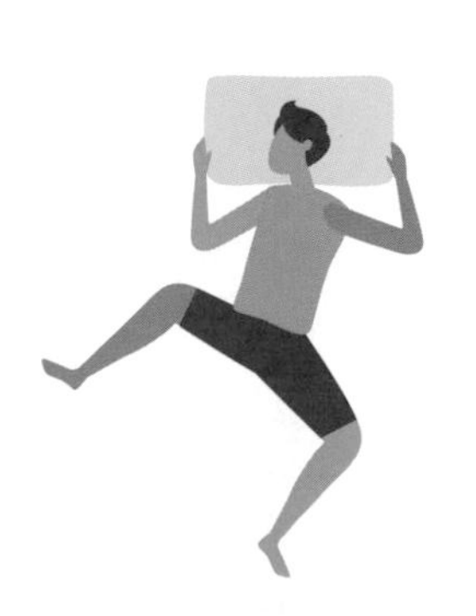
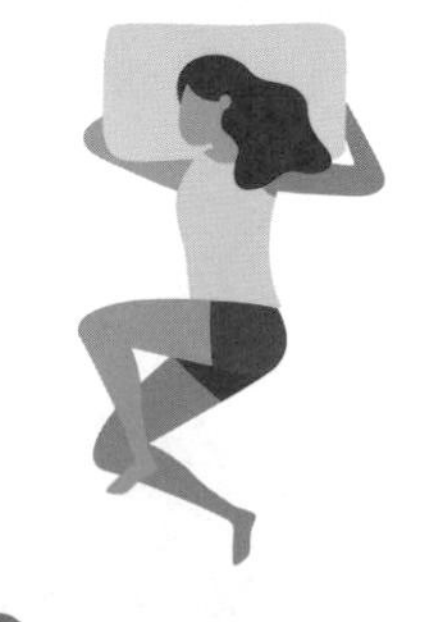
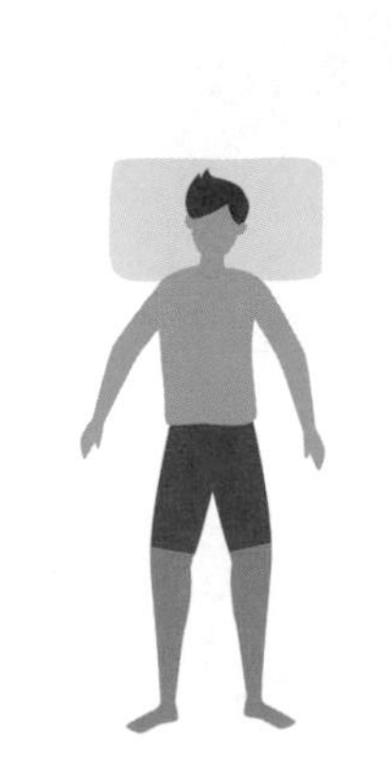
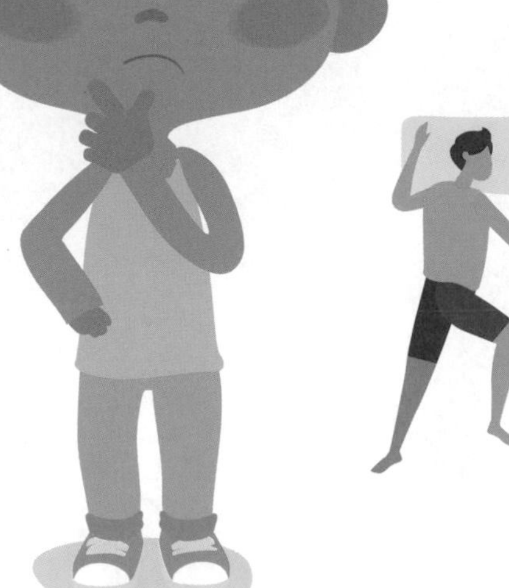

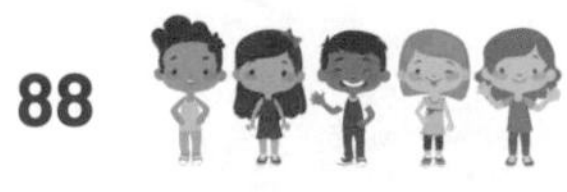

我們需要睡多久？

一個人為了保持健康所需要的睡眠時間，是以年齡和個人需求來衡量。孩童需要每天睡 10 到 12 個小時；學齡兒童需要 9 到 11 個小時；成年人需要每天至少 7 到 9 個小時的睡眠。隨著人們年齡增長，他們所需的睡眠時間會減少，老年人每天睡 4 到 5 個小時就能感覺良好。

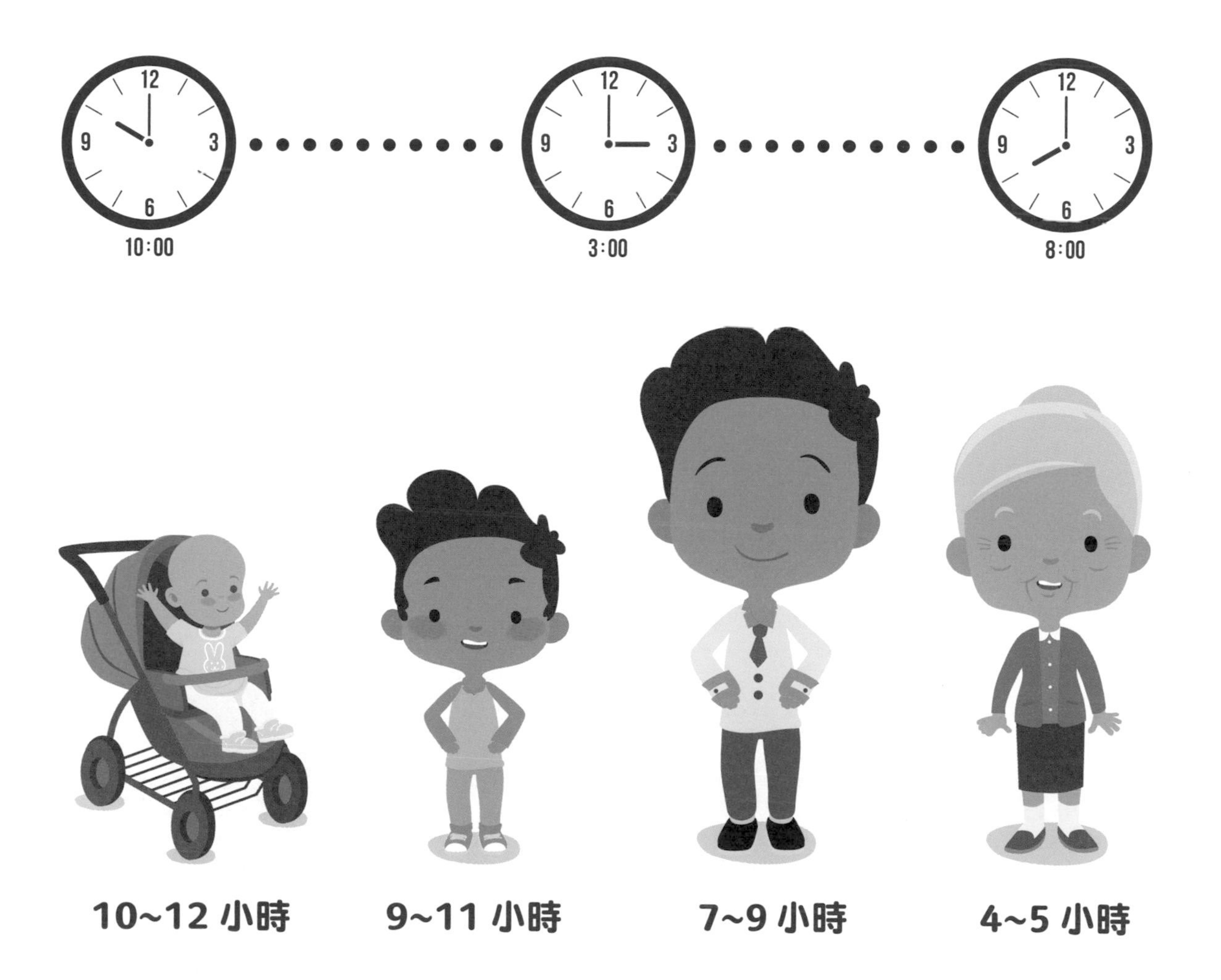

請描述一下你做過的最甜美或最奇特的夢。

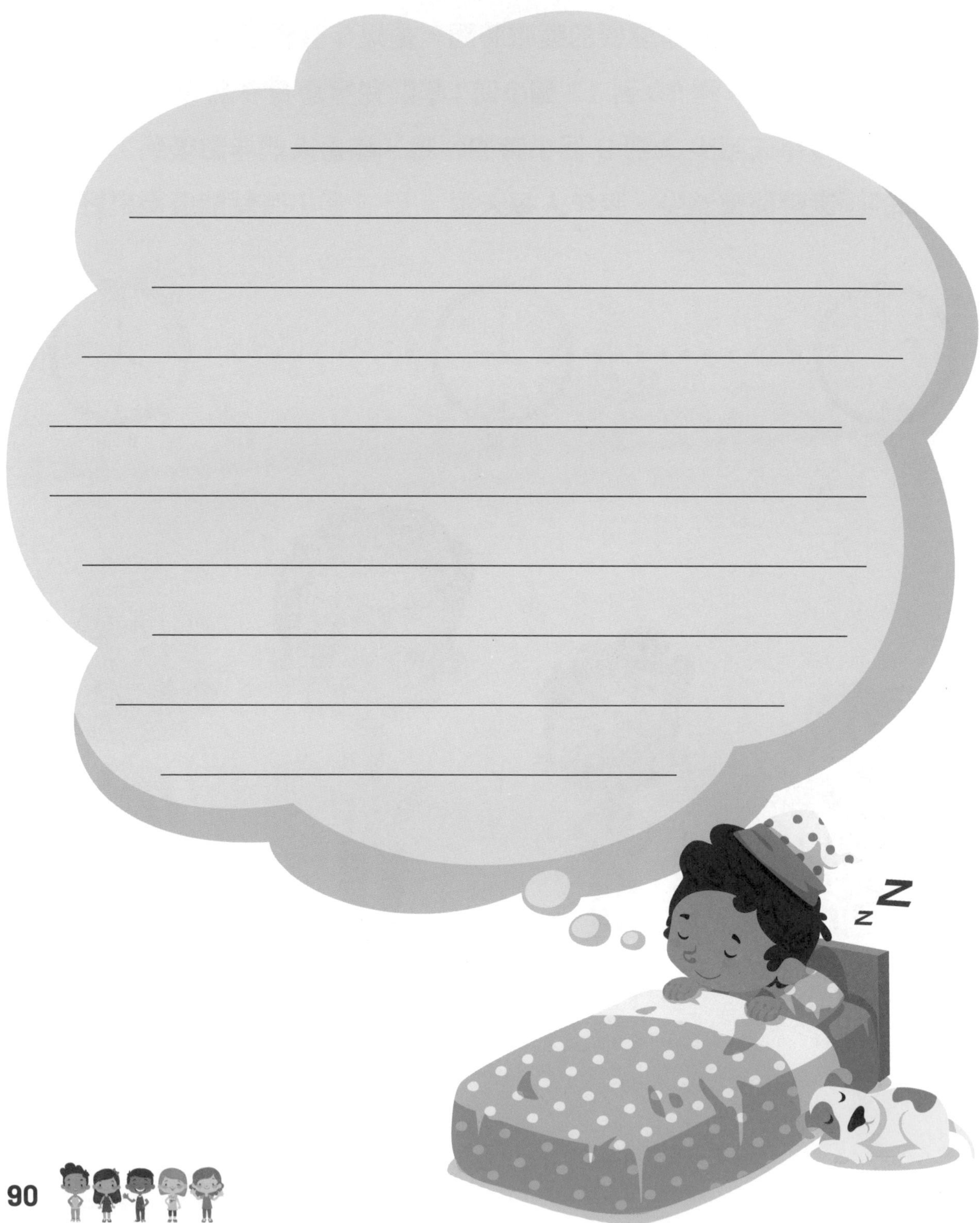

請用數字標示
你做下列活動的順序：

- ☐ 睡午覺
- ☐ 溜冰或運動
- ☐ 寫作業
- ☐ 清潔房間
- ☐ 看影片
- ☐ 幫忙家事
- ☐ 玩桌遊
- ☐ 睡覺
- ☐ 騎腳踏車
- ☐ 上學
- ☐ 吃早餐
- ☐ 吃午餐
- ☐ 吃晚餐

上帝給你的特別信息

「滿了一把，得享安靜，
強如滿了兩把，勞碌捕風。」

傳道書4：6

章節解說

聰明的所羅門王說，放棄多餘的事物，保持心靈和身體的健康，比為了追求自認為需要的東西而拼命工作更好。雖然這段經文可能是針對成年人的，但它告訴你，沒有任何東西能夠代替上帝為你準備的休息。過於忙碌只會讓你疲憊不堪，忘記了上帝想要向你展示的事情。這就是為什麼他說，與其擔心做許多毫無意義的事情，不如好好休息，滿足自己的需要。

運動、遊戲、工作和休息，這些對於保持健康都是必需的。在白天，你應該在做強度較高的活動時，也做其他比較放鬆的活動。

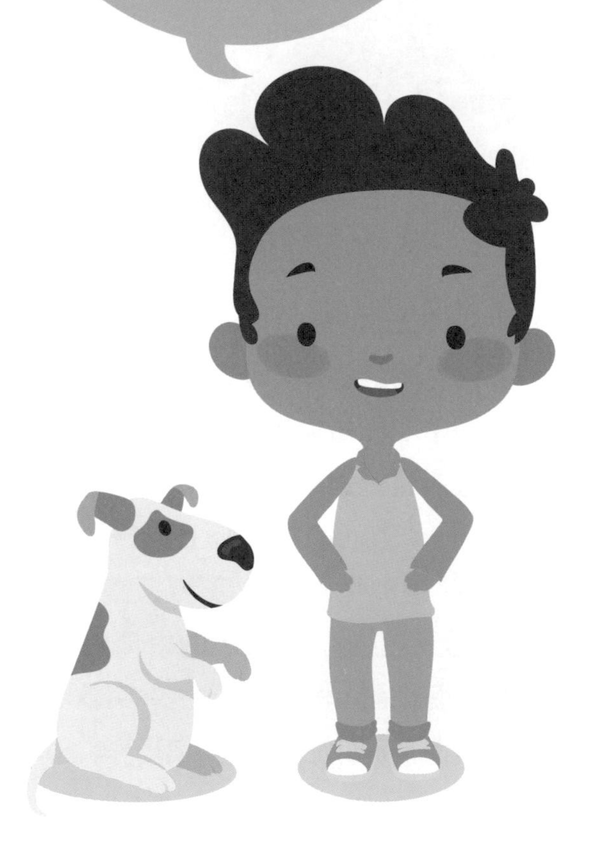

在一天裡，你通常花多少時間進行下列活動呢？

• 睡覺？
• 遊戲？
• 讀書？
• 幫忙媽媽做家務？
• 看電視？
• 家庭敬拜？
• 自己讀《聖經》？

小茉的二三問

為了保持健康，你需要休息。任何事情太過度都對健康不利。看太多電視或花太多時間學習都會對你的身心造成困擾。每個活動都有適當的時間。保持讀書、遊戲和休息之間的平衡非常重要！

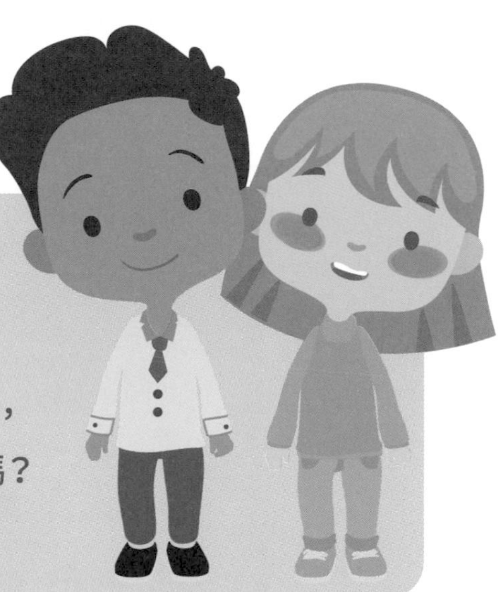

訪問爸媽

❶什麼時間睡覺最合適？

❷一個人過了12點才睡、然後在早上10點起床，和另一個人在9點睡覺、7點起床，會是一樣的嗎？

❸早睡有哪些好處？

一個特別的睡眠時間表

如果我們在需要睡覺時強迫自己保持清醒，或者在身體準備好進入活動狀態時上床睡覺，我們的正常睡眠模式就會被打亂，並且變得易怒和難以相處。如果我們在晚上10點以後才入睡，就會損失最好的休息時間。孩子應該在晚上9點前上床睡覺，這樣他們就可以在早上7點輕鬆起床。

一個特別的休息日

身體無法一直工作或忙碌。正如我們需要睡眠來恢復身體的能量一樣，有時候我們需要透過平常不做的活動來休息。因此，當上帝創造世界時，祂設立了一個特別的休息日，讓我們做不同的活動，也能更認識祂。在那一天，我們有時間與家人在一起去教堂敬拜或享受大自然。這是與上帝交流的特別日子，我們可以閱讀聖經故事，唱詩讚美祂。

上帝，感謝祢，因為祢創造了一個特別的日子，讓我們可以做許多事，並享受與家人和大自然共處的時光！

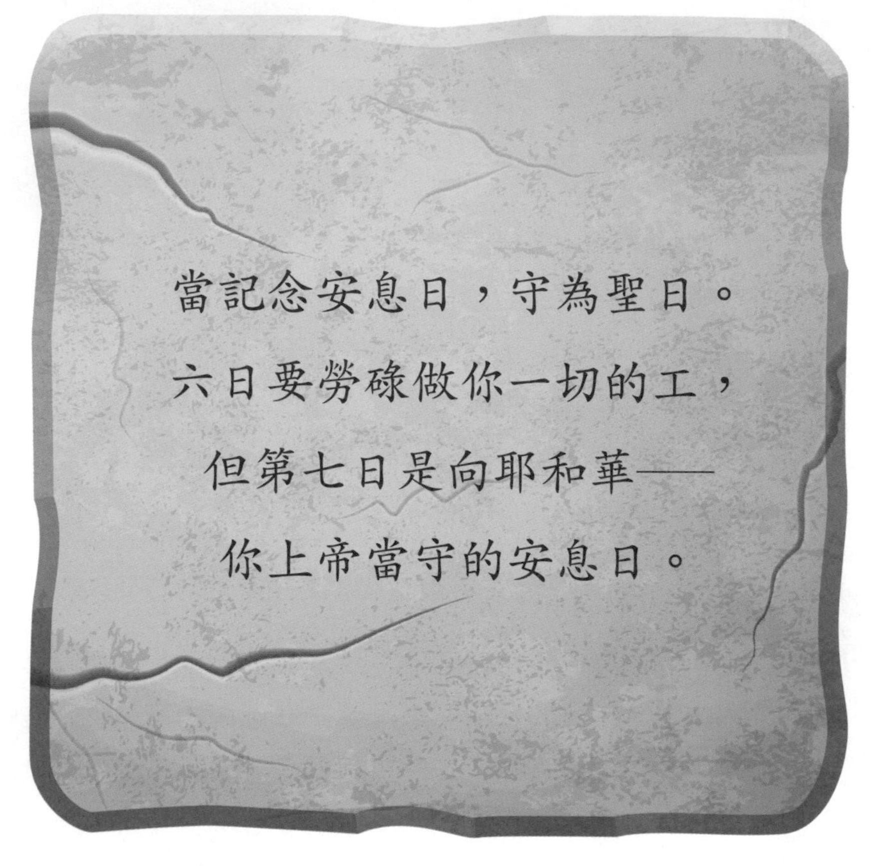

你可以在《聖經》的哪一卷書、哪一章中找到這個章節呢？
（可請老師或家長協助，翻開《聖經》至出埃及記20：8-10）

上帝給你的特別信息

「到第七日，上帝造物的工已經完畢，就在第七日歇了他一切的工，安息了。上帝賜福給第七日，定為聖日；因為在這日，上帝歇了他一切創造的工，就安息了。」

創世記 2：2、3

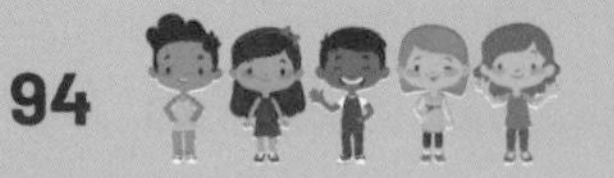

快樂的安息天

現在是安息日的早晨。小艾和他的家人正在享受特別的早餐。廚房裡飄來了美妙的香味！每個人都用完早餐後，他們刷牙然後上車，他們都穿著整齊，帶著聖經。他們希望可以按時到教會參加安息日學。斑斑一直在角落裡睡覺，因為牠知道自己不能和他們一起去。

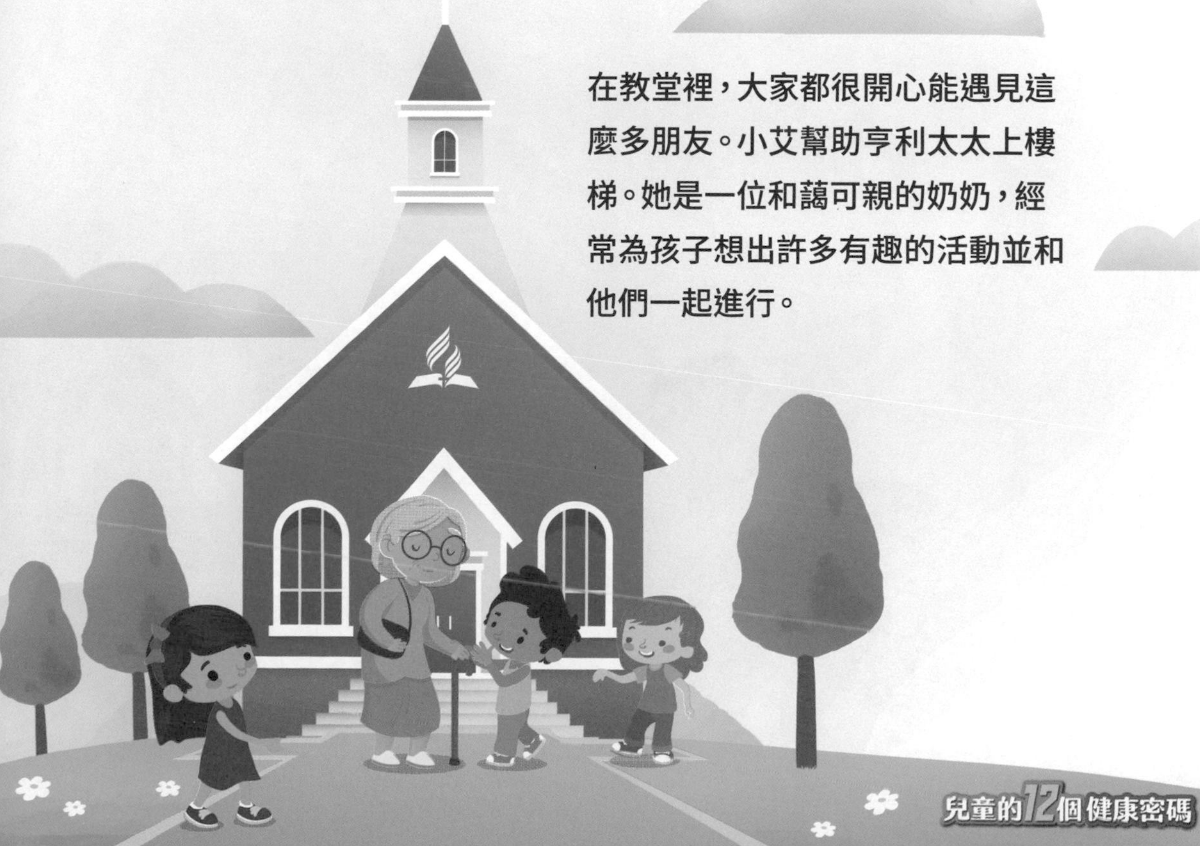

在教堂裡，大家都很開心能遇見這麼多朋友。小艾幫助亨利太太上樓梯。她是一位和藹可親的奶奶，經常為孩子想出許多有趣的活動並和他們一起進行。

在安息日學班，小艾遇見了他最好的朋友——丹丹和小敏。他們彈奏樂器，一起唱歌。小艾正在學習彈吉他，很快他就能加入音樂小組演奏了。每個安息日，老師都會講一個長篇故事中的一部分。她總是在故事最有趣的地方停下，留待下次繼續講。然後是尋找聖經經文的比賽活動，看誰能最先找到。通常是女孩們獲勝，但這個安息日丹丹得了冠軍。

講道之後，有一個聚餐的野餐活動。所有教友都帶著野餐籃，裡面有美味的食物，與其他人在教堂附近的公園中一起享用。下午時，韓太太組織孩子們前往兒童醫院，他們為住院的孩子們唱歌，並送上祝福卡片。與此同時，家長們與孩子的家長一起研讀聖經。

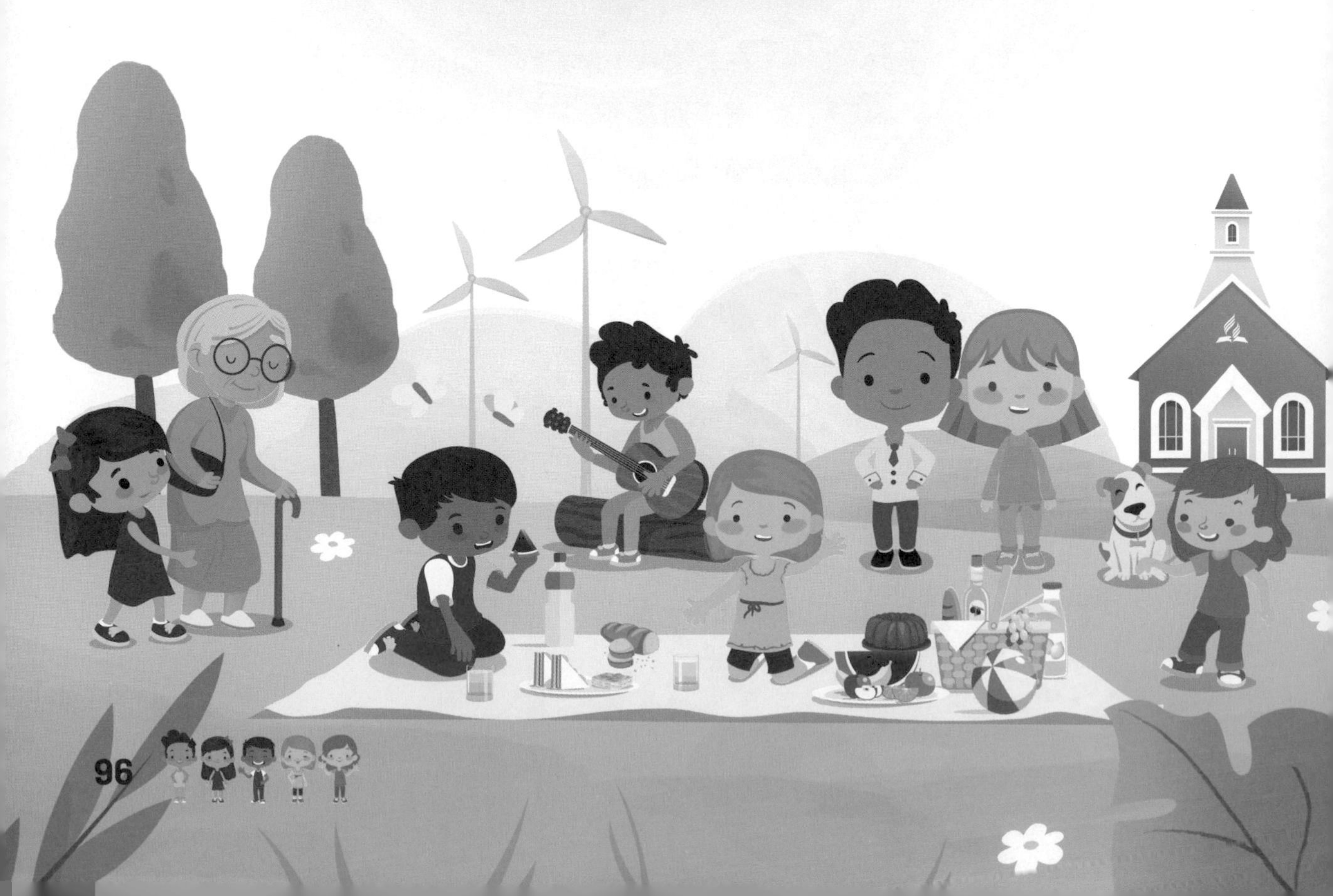

在醫院訪問後，丹丹和小敏問他們的父母是否可以去小艾家。他們一起玩小敏新發明的聖經遊戲，度過了美好的時光。

這是漫長的一天——充滿著快樂、音樂、思考上帝和愛的一天。小艾的爸爸招聚全家人一起進行崇拜，但誰都不希望安息日結束。他們度過了非常愉快的時光。一起唱歌、祈禱，說著：親愛的天父上帝，感謝祢賜予我們這特別的一天！求祢在新的一週也與我們同在。

太陽下山了，小艾很高興在下一個安息日到來之前，他只需要等待六天！

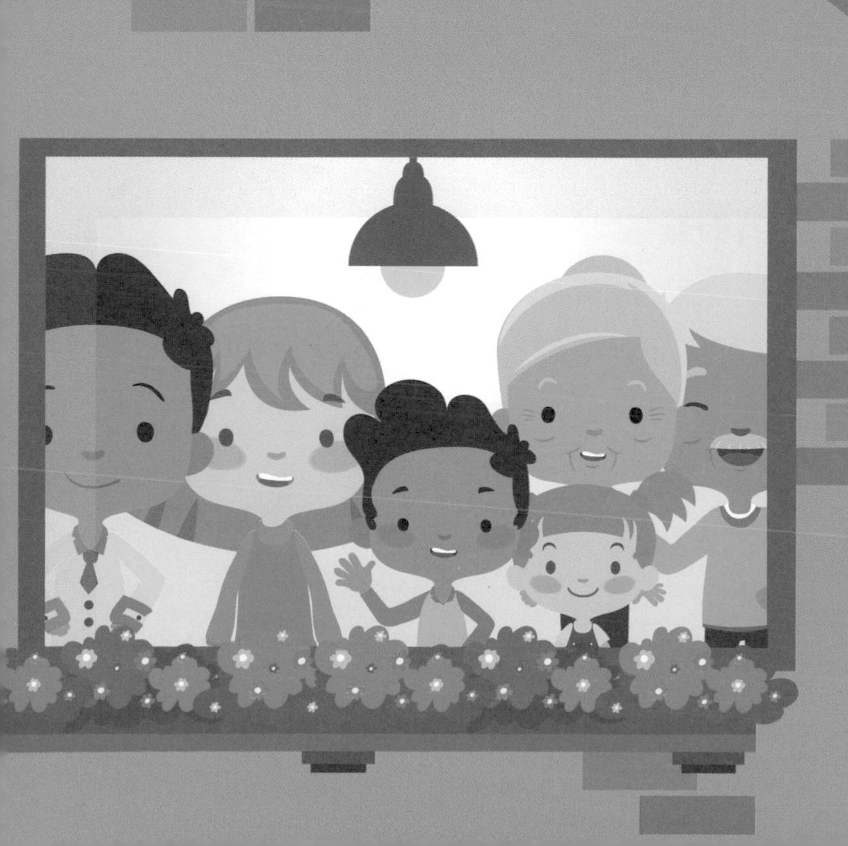

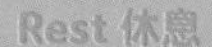

我的健康立志書

我一定會花時間好好休息。

當媽媽要我準備好去睡覺時，我一定會聽她的話；我也會在安息日休息──與上帝一起進行特別的活動，比方說像：

____

____

我的簽名：

____

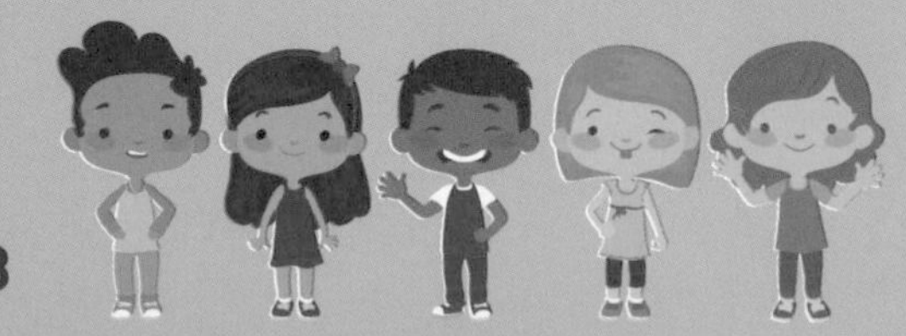

Air空氣
越新鮮越好

A

我需要水，
需要陽光，
還需要新鮮的空氣
——才能存活。

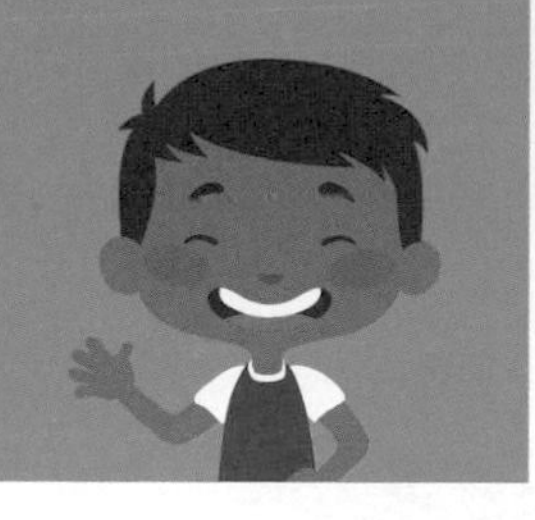

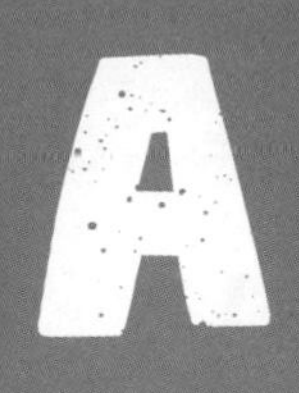

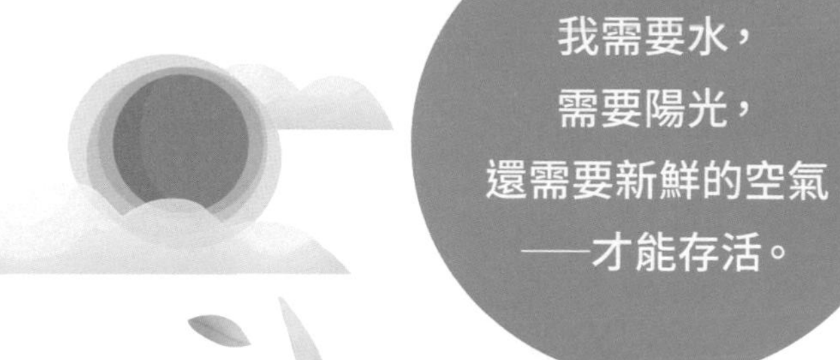

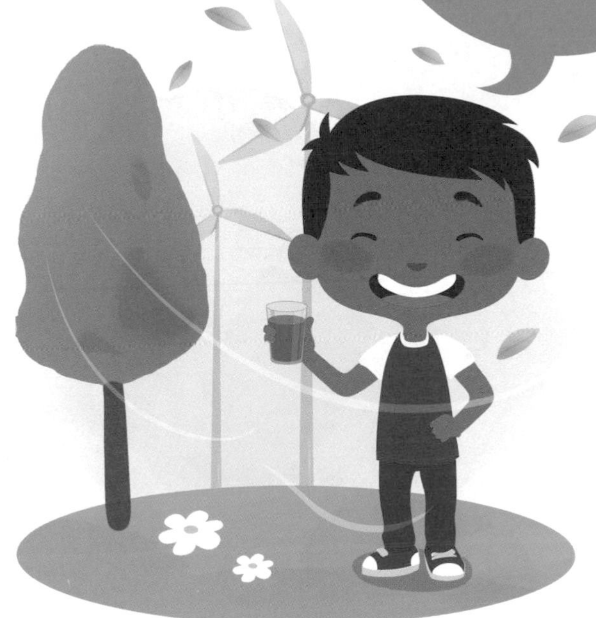

起初，上帝創造了一個完美的大氣層，讓動物、植物和人類可以擁有生命所需要的適量氣體。其中最重要的氣體是氧氣。呼吸新鮮空氣可以為你的身體提供氧氣，使你清醒，讓你有足夠的能量來活動和思考。當你呼吸新鮮乾淨的空氣時，你的頭腦就清晰，並且讚美造物主。

上帝給你的特別信息

「你們要……在上帝的聖所讚美他！在他顯能力的穹蒼讚美他！
……凡有氣息的都要讚美耶和華！」

詩篇150：1、6

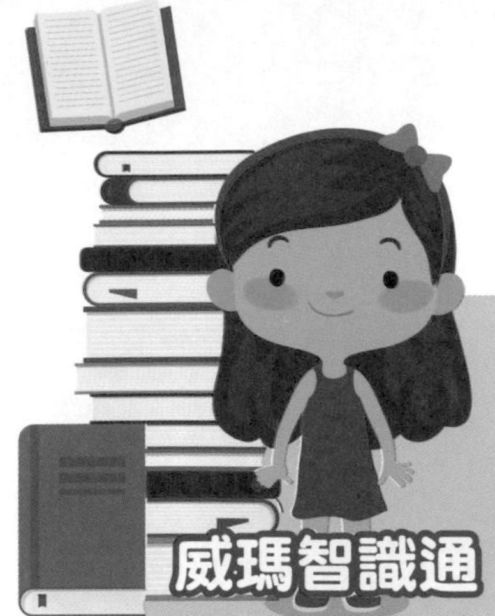

挑戰自己回答下列問題，在你認為正確的答案方框內打勾！

❶我們在安靜的狀態下呼吸時，每分鐘呼吸的量大約是多少？

- A 500ml
- B 1000ml
- C 5000ml

❷一個人咳嗽時，空氣會以每小時多少英里的速度呼出？

- A 161公里
- B 97公里
- C 48公里
- D 5公里

❸我們的肺：

- A 左右兩邊一樣大
- B 右肺比左肺大
- C 左肺比右肺大

❹打嗝的聲音是由我們身體的哪一個部位發出的？

- A 肺
- B 胃
- C 聲帶
- D 食道

❺當我們呼吸時，我們會失去喝下的多少水？

- A 一半
- B 全部
- C 百分之20

正確答案:

❶→C我們安靜時每分鐘呼吸大約5至6千毫升 (5-6 quarts) 的空氣。

❷→A當我們咳嗽時，空氣的速度可達近161公里／小時！

❸→B右肺比左肺大，左肺較小以留出心臟的空間。

❹→C打嗝是由橫膈膜突然收縮引起的。當它收縮時，空氣湧入，聲帶合攏，就發出我們所知道的打嗝聲。

❺→A當我們呼吸時，我們會失去接近喝進的水的一半。

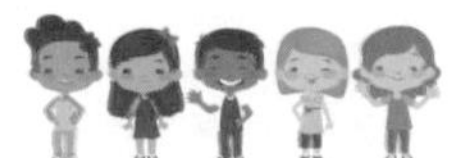

深入觀察

我們是怎麼呼吸的？

空氣進入我們的鼻子時，我們吸氣，然後通過咽喉、喉頭和氣管。氣管就像一根粗管子，分成兩個部分，最終分支成支氣管。在那裡，空氣會進入肺部，肺部看起來就像一個海綿。肺部的薄壁充滿了血管，這些血管是我們呼吸的氧氣進入血液的地方。血液帶走氧氣，將二氧化碳（呼出的空氣）交還給肺泡。然後，當我們呼氣時，肺部就將用過的空氣推出體外。

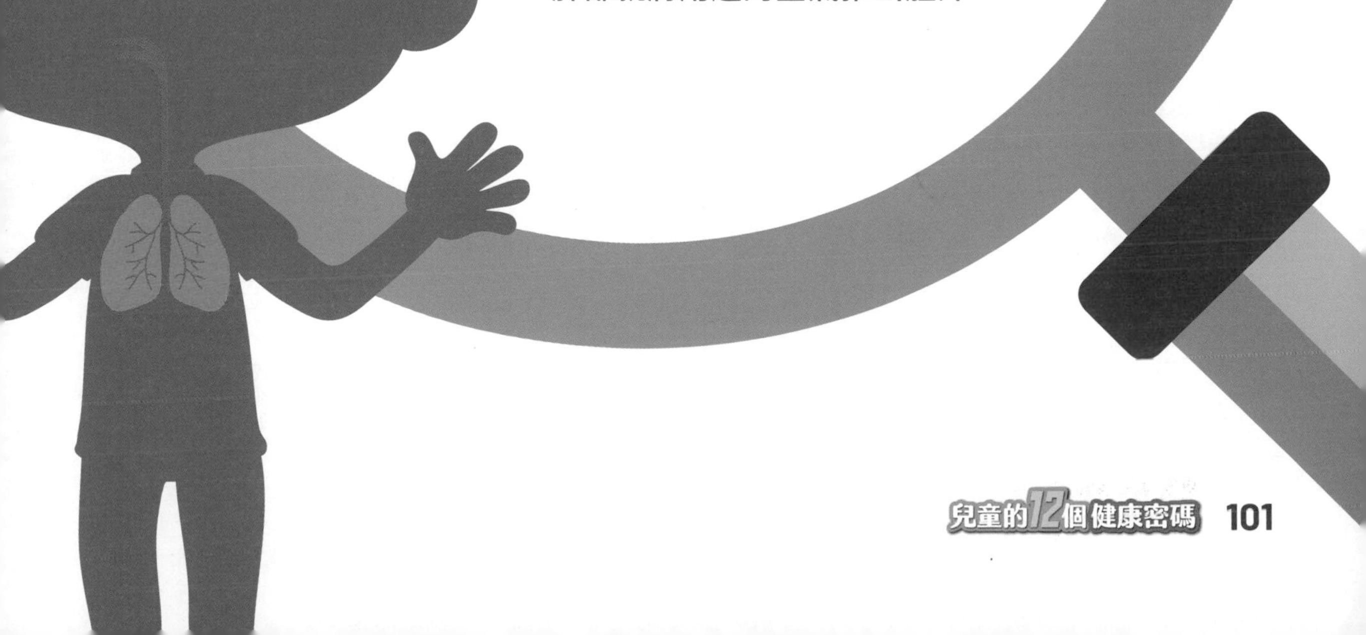

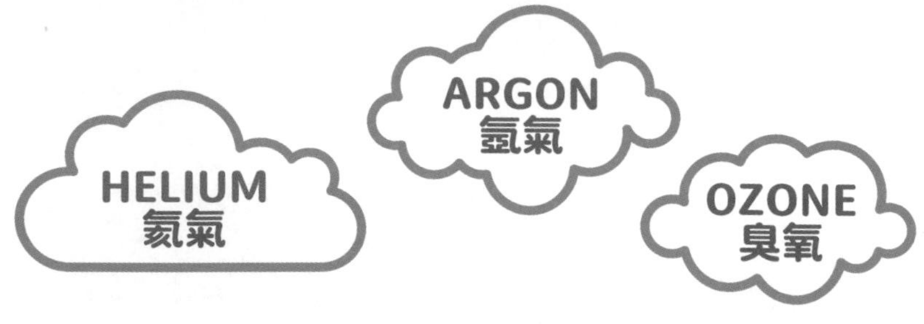

我們所呼吸的空氣包含13種元素，你能從以下字母中找出它們嗎(字母排列方式可能由左至右、由右至左、由上而下、由下而上)？這些氣體的名稱都寫在旁邊的雲朵裡面，第一個氣體──氦氣Helium範例如下圖所示：

K	E	A	E	T	N	E	O	N	I	R	E	W
R	N	Z	N	O	I	V	T	E	G	H	Z	A
Y	A	M	O	Y	T	P	O	H	A	X	E	T
P	H	I	Z	N	R	M	U	I	L	E	H	E
T	T	F	O	P	O	X	Y	G	E	N	I	R
O	E	C	A	R	G	O	N	F	L	O	Y	V
N	M	U	S	U	E	J	D	A	I	N	W	A
K	W	O	H	C	N	S	I	M	O	V	X	P
N	I	T	R	O	U	S	O	X	I	D	E	O
A	D	L	N	E	G	O	R	D	Y	H	T	R
C	A	R	B	O	N	D	I	O	X	I	D	E

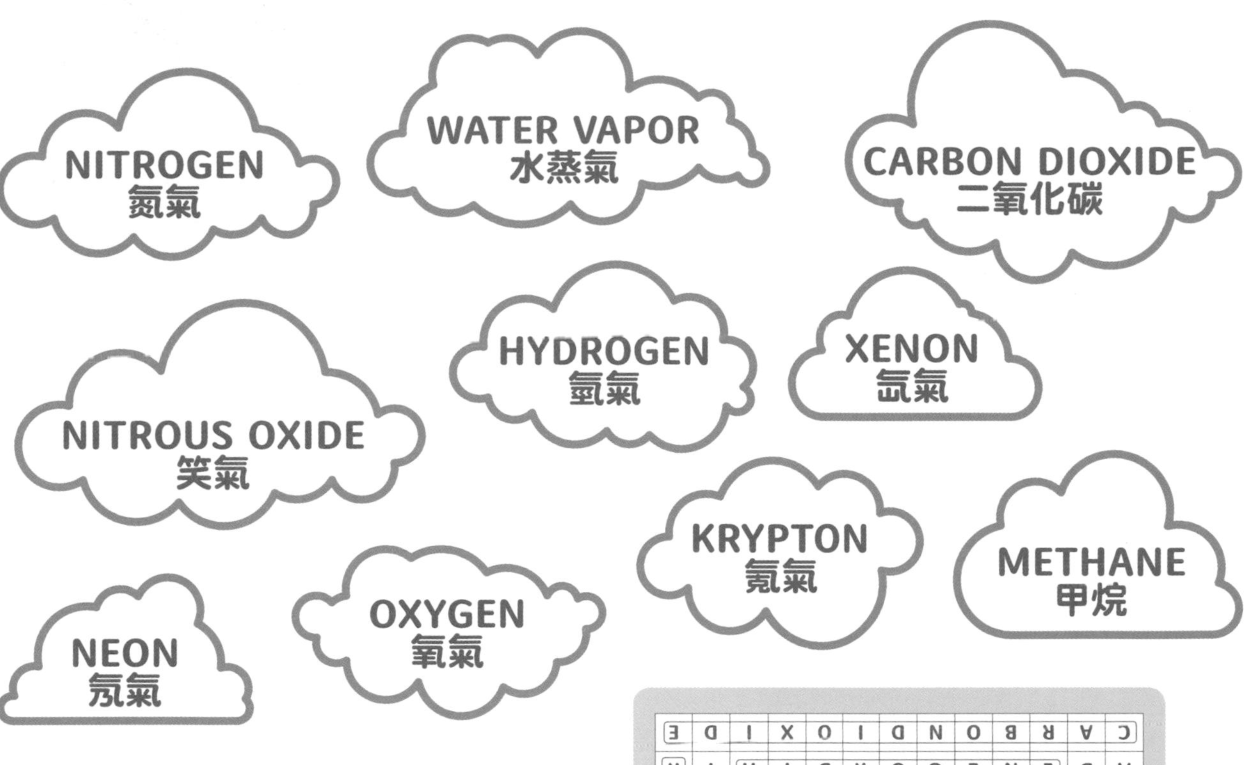

上帝創造了完美的元素組合供我們呼吸，不多也不少，正好是我們的健康所需。我們需要關心環境，這樣空氣才能保持清潔。讓空氣變髒是很容易的，但讓它再次變乾淨非常困難。

正確答案：

K	E	A	E	T	N	E	O	N	I	R	E	W
R	N	Z	N	O	I	V	T	E	G	H	Z	A
Y	A	M	O	Y	T	P	O	H	A	X	E	T
P	H	I	Z	N	R	M	U	I	L	E	H	E
T	T	F	O	P	O	X	Y	G	E	N	I	R
O	E	C	A	R	G	O	N	F	L	O	Y	V
N	M	U	S	U	E	J	D	A	I	N	W	A
K	W	O	H	C	N	S	I	M	O	V	X	P
N	I	T	R	O	U	S	O	X	I	D	E	O
A	D	L	N	E	G	O	R	D	Y	H	T	R
C	A	R	B	O	N	D	I	O	X	I	D	E

上帝給你的特別信息

「你，惟獨你是耶和華！你造了天和天上的天，
並天上的萬象，地和地上的萬物，海和海中所有的；
這一切都是你所保存的。」

尼希米記9：6

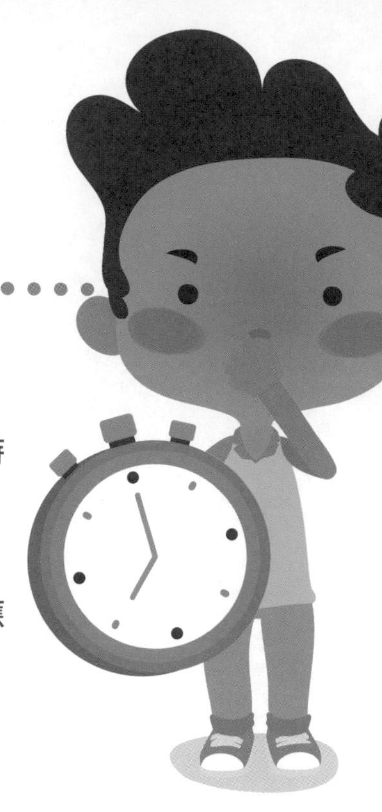

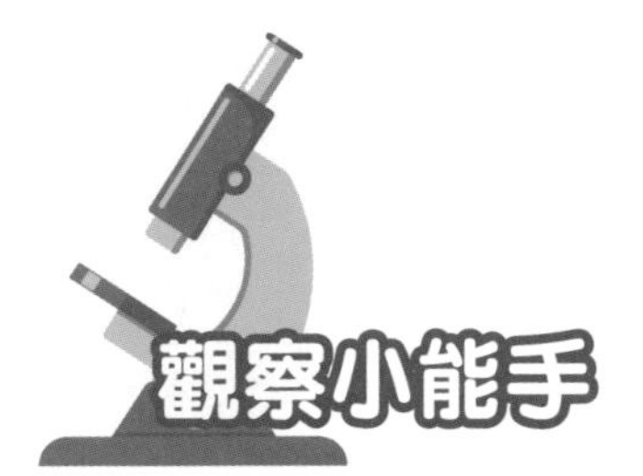

拿一個碼錶或有秒針的手錶。閉上嘴巴，捏住鼻子，然後計時看你能不呼吸多長時間。如果有其他人和你在一起，也讓他們試試看，然後比較結果。你應該不能停止呼吸太長時間，對吧？為什麼我們需要氧氣來生存呢？

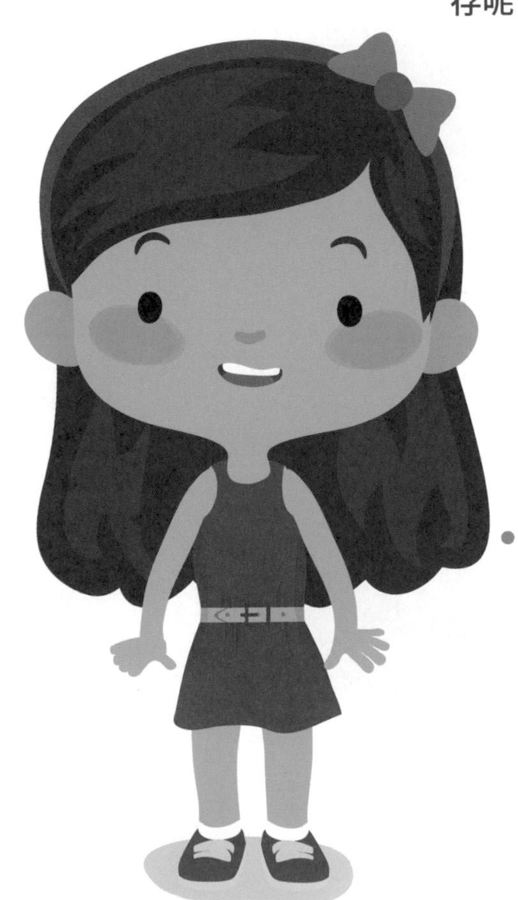

請將皮帶繫在腰間，繫得很緊，然後試著呼吸。比較一下，這跟你沒有繫皮帶時呼吸是否相同？現在，解開皮帶，躺在地板上，將一本書放在腹部。如果你正確地呼吸，充分利用肺部容量，每次吸氣時書本應該會隨之上升。這是否表示穿太緊的衣服對健康不利？

深入觀察

心臟

心臟就像一個有四個心房的幫浦。它將血液傳送到我們整個身體，傳遞我們所需的物質。身體的每個器官、每塊肌肉和每根神經都需要持續的供應氧氣、食物和其他營養物質。心臟通過動脈（圖中的紅色線條）傳送含氧血液，當氧氣用完後，它通過右側心臟的靜脈（藍色線條）回來。然後，血液被送回肺部進行補充氧氣，同時排出二氧化碳。接著，血液返回左側心臟，再次通過動脈傳送到全身。心臟是一種無意識的肌肉，它與你想要移動腿部或手臂的肌肉不同，心臟肌肉的收縮不由我們自主控制。這樣，血液就能在我們毫不察覺的情況下持續流動。

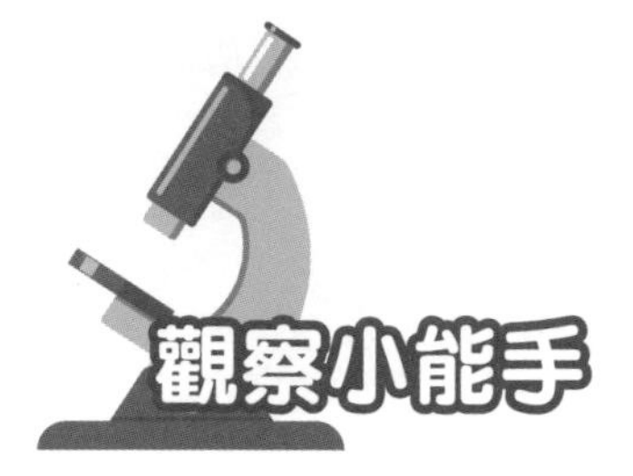

把你的頭靠在媽媽或爸爸的胸口，聆聽他們的心跳聲。你也可以感覺自己的心跳，只要把手指放在頸部下巴下方或手腕內側（如圖片所示）。使用一個帶有秒針的手錶，計算你的心臟每分鐘跳幾次。把這個數字跟媽媽或爸爸的心跳速率相比較。誰的心跳更快？

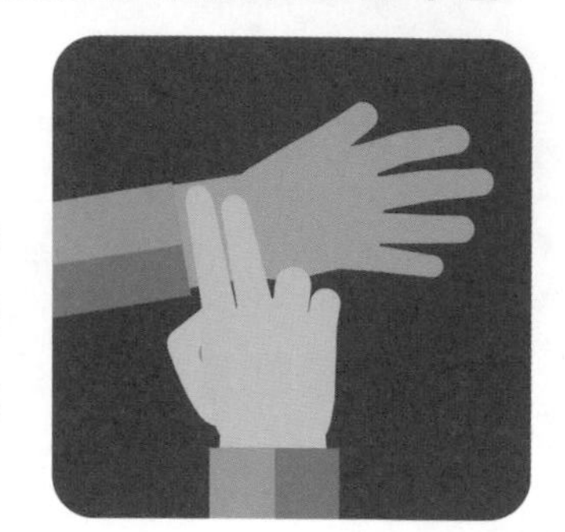

呼吸是我們無需思考就會做的動作。但是在房間內呼吸空氣和到室外呼吸新鮮清潔的空氣是不同的。為了保持健康，我們每天都需要呼吸新鮮的空氣。

你有沒有呼吸足夠的新鮮空氣呢？

請看下列敘述，根據自己實際的情況，在正確的框內打勾。

是	非	有時	
☐	☐	☐	我睡覺時會開著窗（至少開一點）。
☐	☐	☐	我玩遊戲時儘可能都在室外。
☐	☐	☐	我運動時都在戶外。
☐	☐	☐	我會幫忙爸媽打掃庭院／做園藝。
☐	☐	☐	我比較喜歡出外郊遊和野餐，而不是玩電腦遊戲。
☐	☐	☐	若是要到附近某個地區，我喜歡走路而不是坐車。

除了看電視和玩電腦，我還有很多其他好玩的活動可做。

在世界各個角落，孩子們喜歡從事的戶外活動都不同，你喜歡那些活動呢？

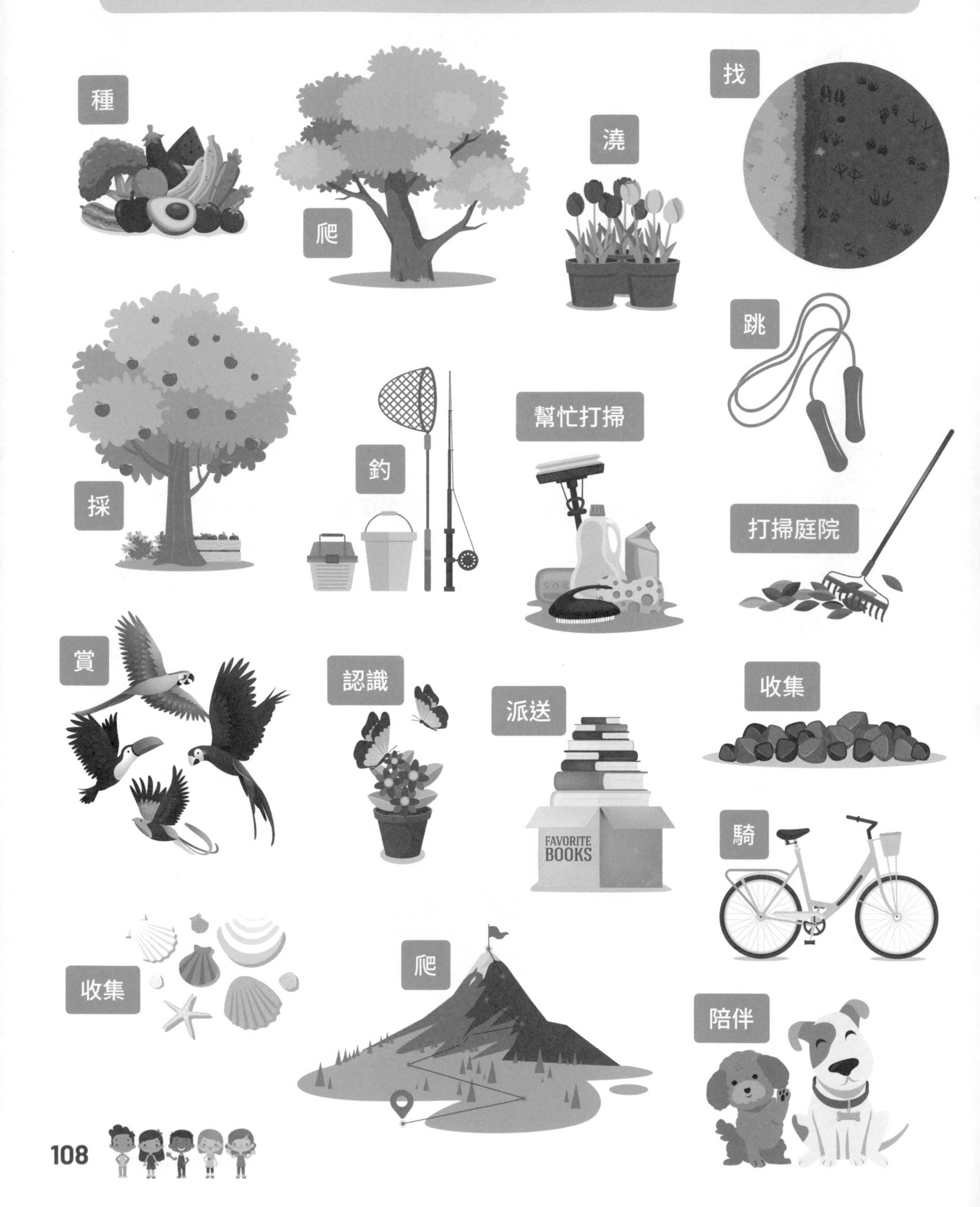

更多可以在戶外進行的有趣活動：

- 玩捉迷藏
- 賽跑
- 在游泳池游泳
- 利用小樹枝、木棍、木材蓋小屋
- 利用溜冰鞋或直排輪幫人跑腿
- 陪弟弟妹妹一起玩
- 烤玉米或馬鈴薯
- 蓋沙堡或沙洞
- 利用放大鏡觀察草叢裡的小小生態世界

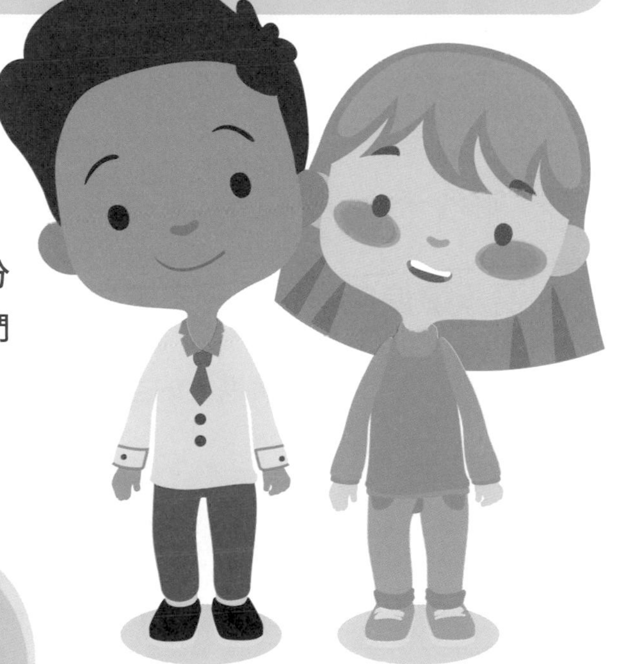

訪問爸媽

做個家庭訪問吧！

把上述這張列表給你爸媽看。跟他們分享你希望和他們一起做的活動，請他們幫助你在下個月從事其中某些活動。

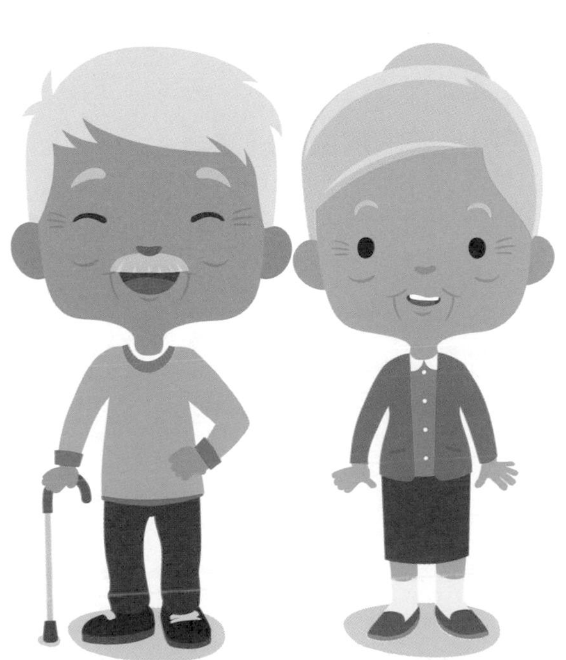

問問你的祖父母他們小時候都做哪些活動、玩哪些遊戲。他們也許可以幫你在戶外活動方面想出一些不錯的點子！

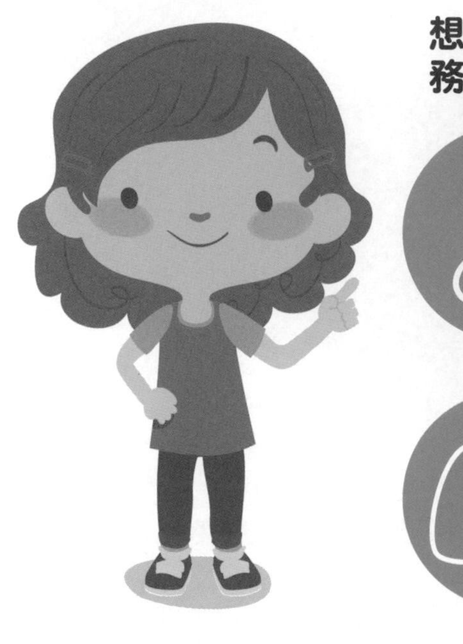

想要好好呼吸，
務必要小心照顧好你的「鼻子」和「肺部」！

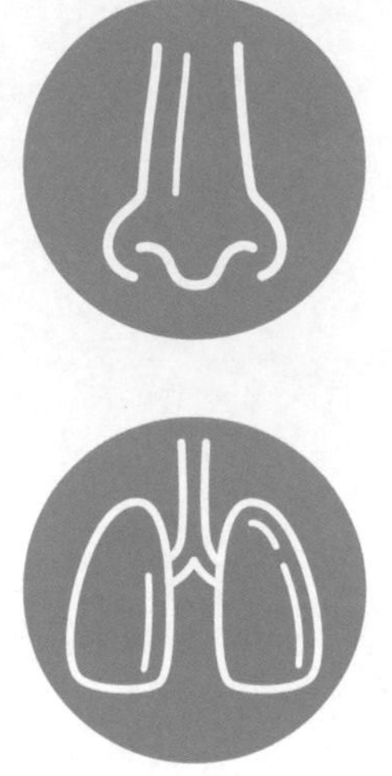

請依照上下文語意，在下面短文空格中填入鼻子、鼻腔或鼻孔

你要永遠使用你的鼻子來呼吸，因為……

……＿＿＿＿＿＿會將進入的空氣加熱並加濕。

……在你的＿＿＿＿＿＿內，還有微小的毛髮和黏液，可以捕捉空氣中的灰塵和污垢。黏液是黏性的，污垢會黏在上面。

……＿＿＿＿＿＿是阻擋細菌和想進入呼吸系統的病菌的過濾器。

這就是為什麼……

你要透過你的＿＿＿＿＿＿呼吸而不是嘴巴，是非常重要的。

你永遠不應該把手指放進＿＿＿＿＿＿裡，而是使用紙巾擦鼻涕。

你絕不能將鉛筆或其他任何物體插進你的＿＿＿＿＿＿。

參考答案：鼻腔／鼻孔／鼻腔／鼻子／鼻孔／鼻孔

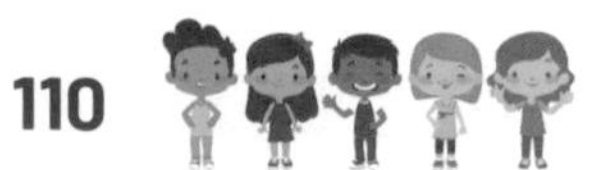

請依照上下文語意，在下面短文空格
中填入肺部、香菸或抽菸

遠離香菸，因為……

……二手煙會讓你的＿＿＿＿＿＿生病，也會傷害你的心臟和血液循環。

……＿＿＿＿＿＿會損害你的牙齒和皮膚。

……＿＿＿＿＿＿中有大量的毒素會耗盡你的能量並使你生病。

這就是為什麼……

如果有人向你提供＿＿＿＿＿＿，一定要拒絕。

如果你處在有人＿＿＿＿＿＿的封閉區域，試著打開窗戶或直接離開。

告訴他們＿＿＿＿＿＿對他們的健康有害。

參考答案：肺部／抽菸／香菸／香菸／抽菸／抽菸

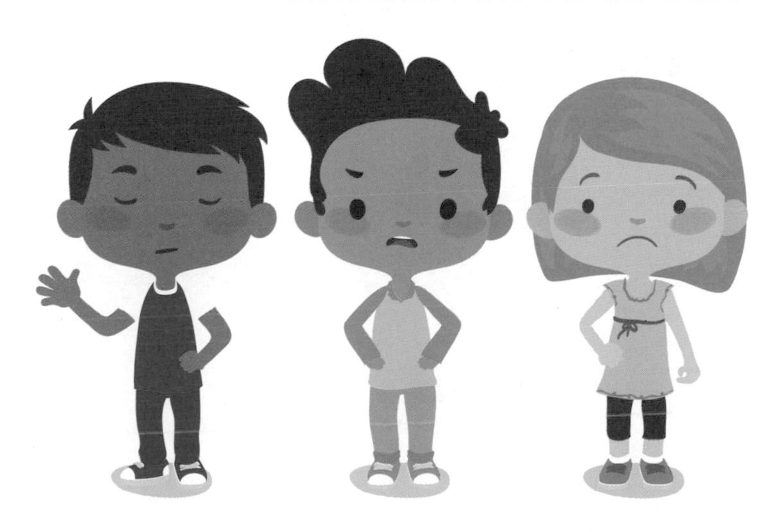

再三叮嚀！

你有權利享有乾淨、
無污染的空氣。

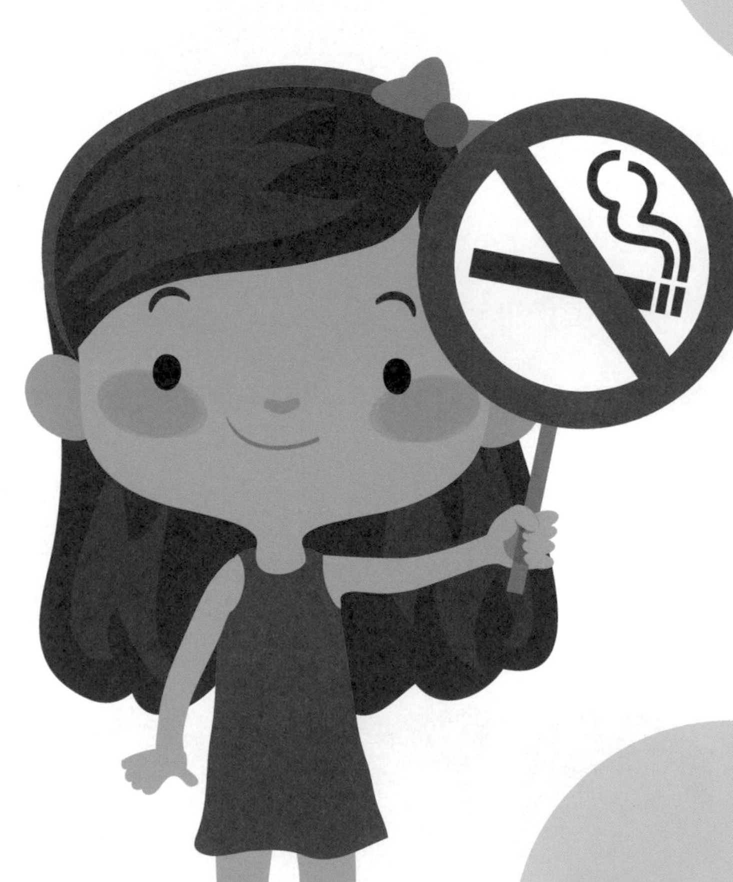

你有權利要求別人不
要在密閉的空間吸煙。

香煙含有大量毒素！
絕對不可以吸煙！

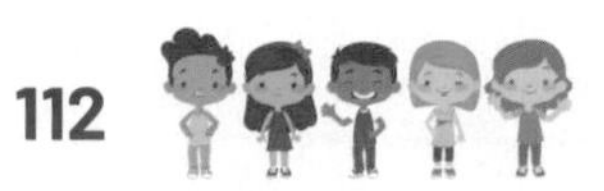

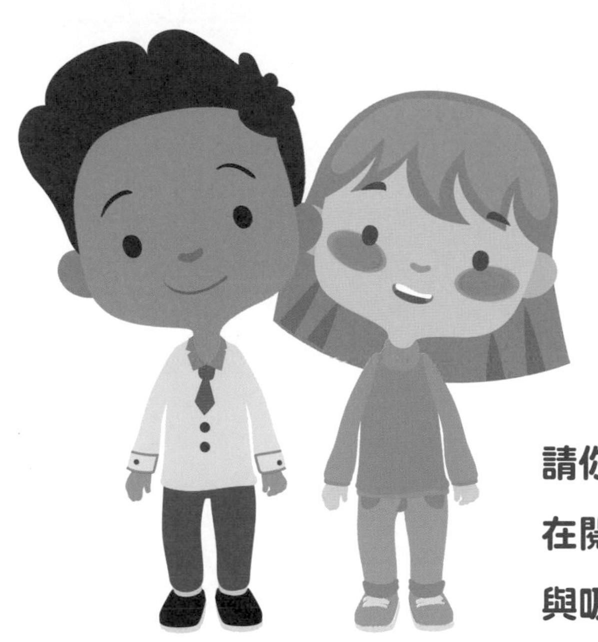

請你和父母一起閱讀下面的文字。在閱讀過程中，用底線劃出你認為與吸菸者交談時最重要的想法。

關於菸草，我們需要知道的是：

吸菸就是在慢慢地走向死亡。每天吸幾支香菸就會降低肺部的效能，因此吸菸者無法成為優秀的運動員。吸菸會降低嗅覺和味覺的能力。幾乎所有吸菸者都會咳嗽，而且他們的聲音會隨著吸菸久了變得更糟。他們也更容易罹患肺部疾病，如肺氣腫或支氣管炎。更糟糕的是，他們可能會患上癌症。香菸也會影響心臟和血管，引起高血壓和心臟疾病。香菸含有尼古丁，這是一種成癮性的毒素。人們很難戒菸。當他們嘗試戒菸時，會出現頭痛、胃痛和極度煩躁的症狀。尼古丁會沉積在肺部，使血管收縮，迫使心臟必須更努力地將血液送到身體各處。尼古丁也會讓牙齒和手指變黃，口氣也會散發出煙味。吸菸者的皮膚會迅速變乾並老化。和吸菸者一起生活並呼吸他人抽菸產生的煙霧的人被稱為二手菸吸入者。在英國，每天就有一個人死於二手菸的影響。因此，我們需要保護自己的權利，堅持在公共場所禁止吸菸。

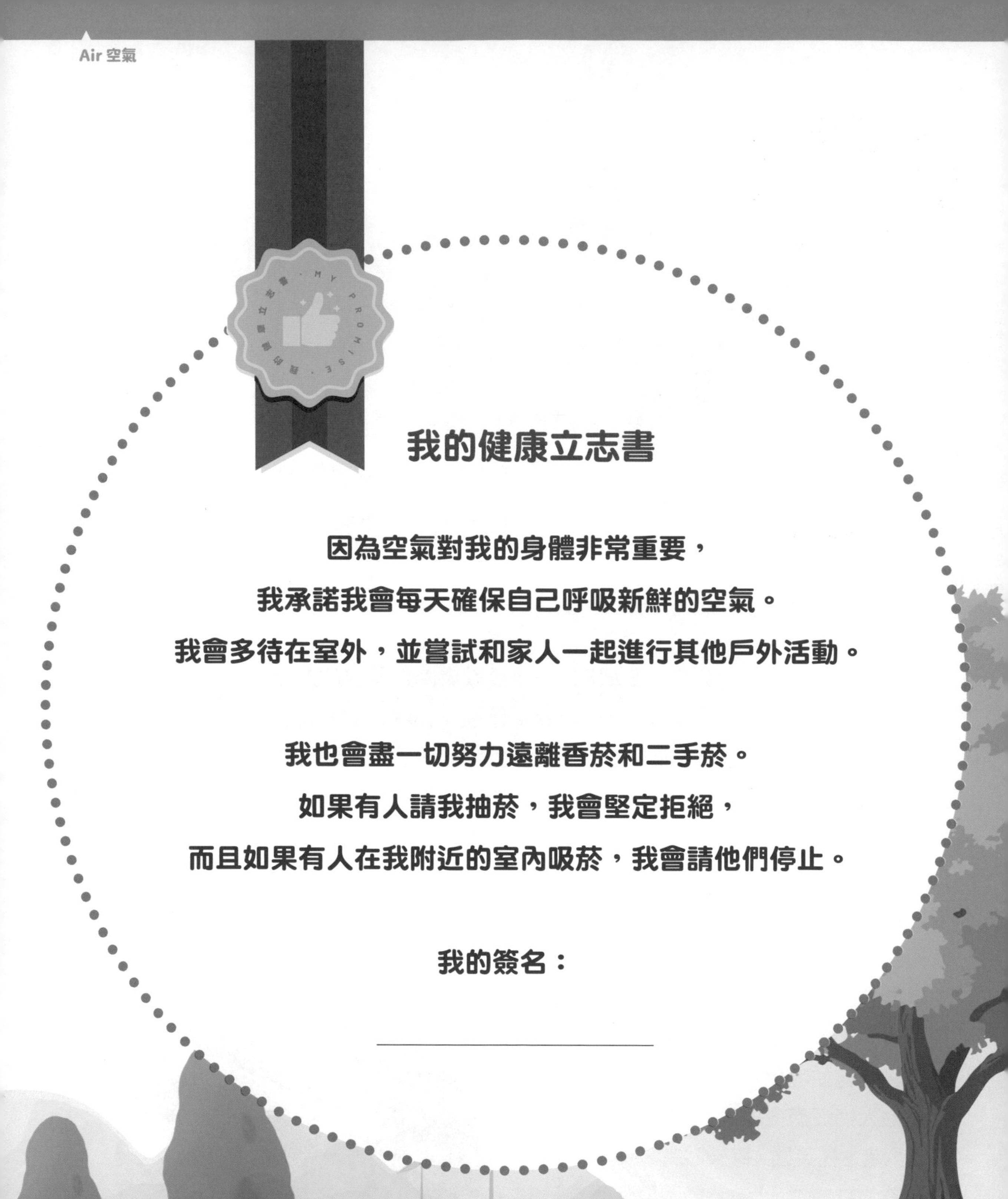

我的健康立志書

因為空氣對我的身體非常重要，

我承諾我會每天確保自己呼吸新鮮的空氣。

我會多待在室外，並嘗試和家人一起進行其他戶外活動。

我也會盡一切努力遠離香菸和二手菸。

如果有人請我抽菸，我會堅定拒絕，

而且如果有人在我附近的室內吸菸，我會請他們停止。

我的簽名：

____

Temperance節制
學習說「不!」

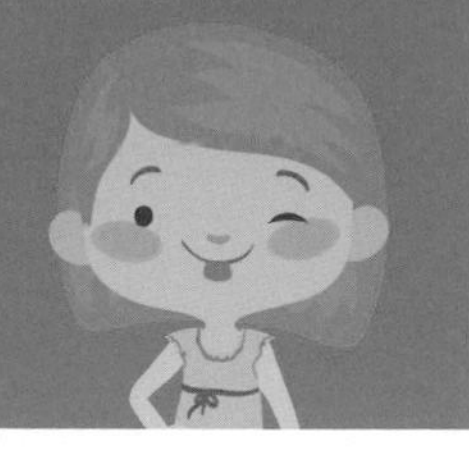

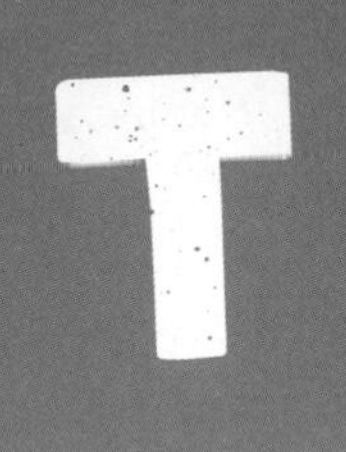

1

有許多好玩、有趣的事，是對我的健康有益的。

2

有許多事是我應該節制的，這樣才不會損害我的健康。

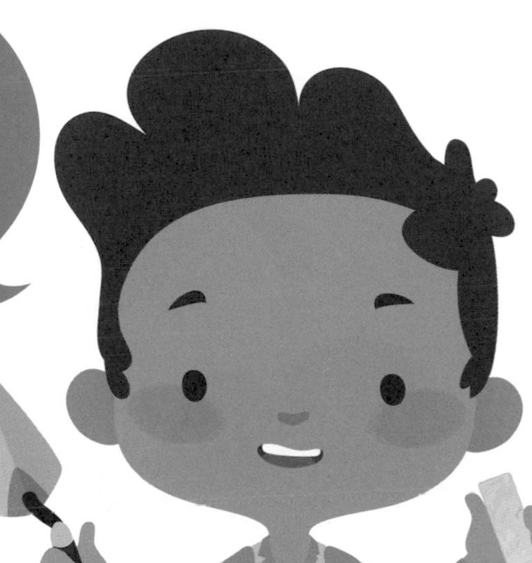

打造自己的保護牆

3

有許多事是我永遠都不應該做的，因為它們確實對我的健康有害。

4

這就是為何保持健康重要的祕訣之一，就是知道如何說：「不!」

上帝給你的特別信息

「故此，你們要順服上帝。
務要抵擋魔鬼，魔鬼就必離開你們逃跑了。」

雅各書4：7

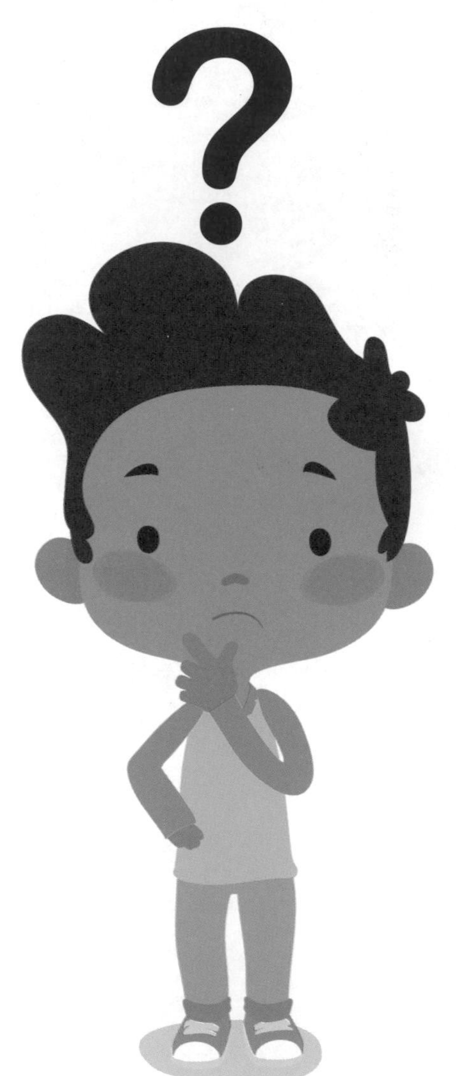

想一想：在下列的事項中，

對健康非常有害的事請寫「不！」。
應該適度進行的事請寫「一點點」。
可以經常做的事請寫「常常」。

吃冰淇淋 ______________________

踢足球 ______________________

睡覺 ______________________

吸菸 ______________________

看影片 ______________________

閱讀 ______________________

吃水果 ______________________

喝啤酒 ______________________

玩電腦遊戲 ______________________

游泳 ______________________

做日光浴 ______________________

吃糖果 ______________________

在古代，所有城市都被一道城牆所環繞，保護居民免受敵人入侵或其他可能前來搶劫的人。他們花費大量金錢建造厚實堅固的城牆以提供保護。當敵軍成功破壞城牆時，城市就會失守。

懂得說「不」的人知道如何等待和控制自己。他們就像有城牆保護的城市。但是當他們生氣，或受壞朋友影響做了不該做的事，或跟著電視廣告花錢買毫無價值的玩具時，他們就像在城牆上開了個洞，或讓整個城牆倒塌。若讓別人說什麼他們就聽什麼，他們就會輸掉這場戰鬥。

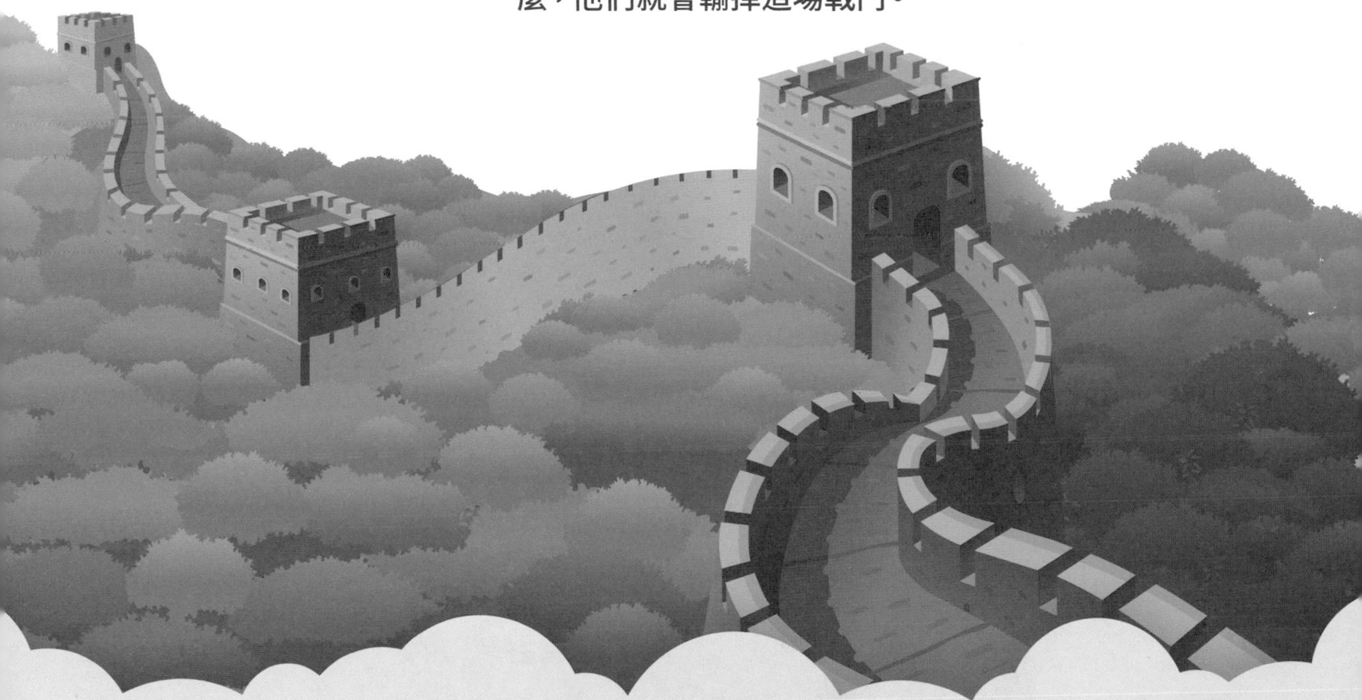

上帝給你的特別信息

「人不制伏自己的心，好像毀壞的城邑沒有牆垣。」

箴言25：28

我們的五個感官

你的五個感官可以讓你收集身旁所有事物的資訊，並跟他人互動。你的感官會告訴你發生了什麼事情，但如果你不知道如何拒絕，它們也可能讓你陷入麻煩。你知道你的五官的名字嗎？

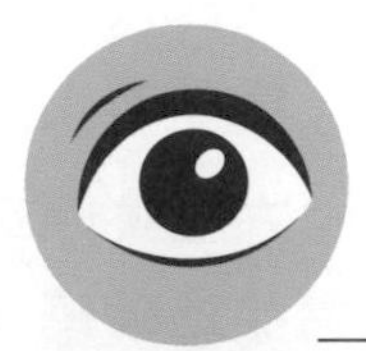

____

____

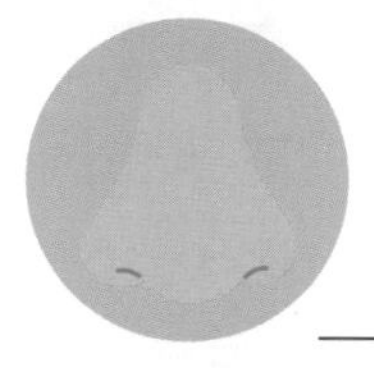

____

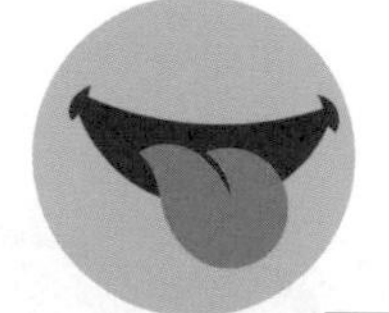

____

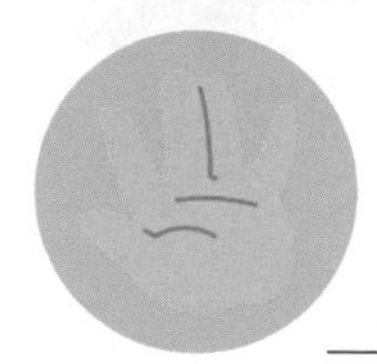

____

我也有五個感官喔！你知道我的哪一個感官是最發達的嗎？

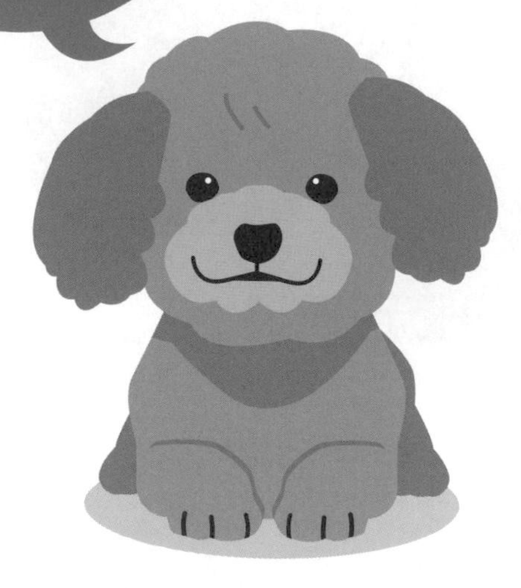

想一想！

我們解讀周圍的一切都是靠著我們的感官去解釋的。

有時候，我們只使用一個感官（例如，僅用耳朵處理來自收音機的聲音）。

但其他時候，我們也會一次同時使用所有的五種感官。

連連看

請看下面的圖片，然後將每個物體／現象，與你用來感知它的感官畫一條線（有些可能會有多條線，有些可能只有一或兩條）：

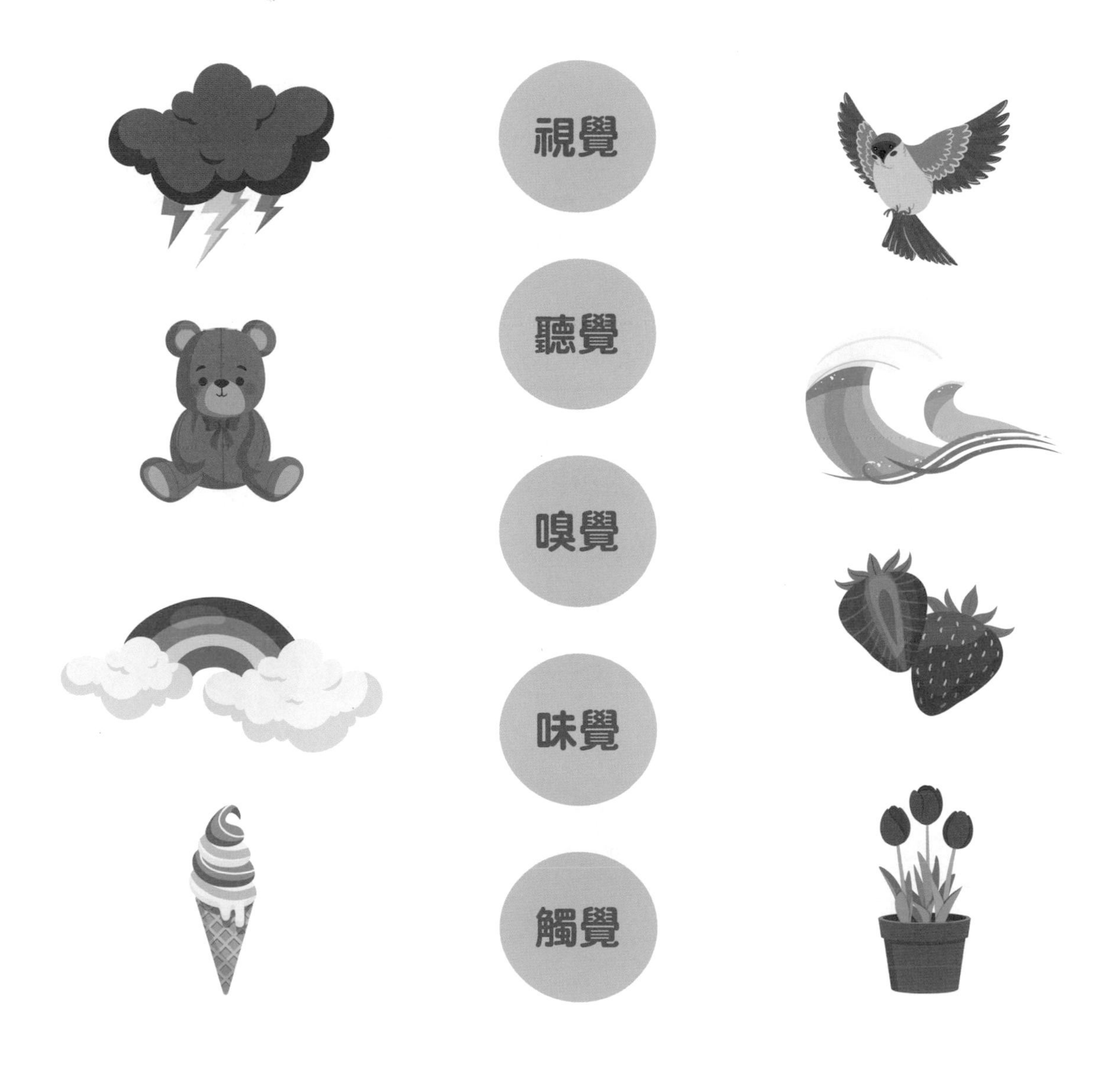

視覺：我的眼睛

我的 👁👁 就像一台 📷，將圖片傳送給我的大腦。每一隻 👁 中央的黑點被稱為瞳孔，是讓 💡 進入眼睛的部分。有很多 💡 時，瞳孔會變小，而當我們想在夜晚看東西時，瞳孔會變大。另外，視力不好的人需要戴 👓。

深入觀察

感官器官

感官器官接收來自環境的刺激，並透過神經向大腦發送電脈衝。眼睛、耳朵、鼻子、舌頭和皮膚會捕捉這些刺激，但需要大腦來解讀這些信號。例如，我們的眼睛會接收光線，但必須藉著大腦來告訴我們，我們看到的是一隻狗、一個人還是一本書。

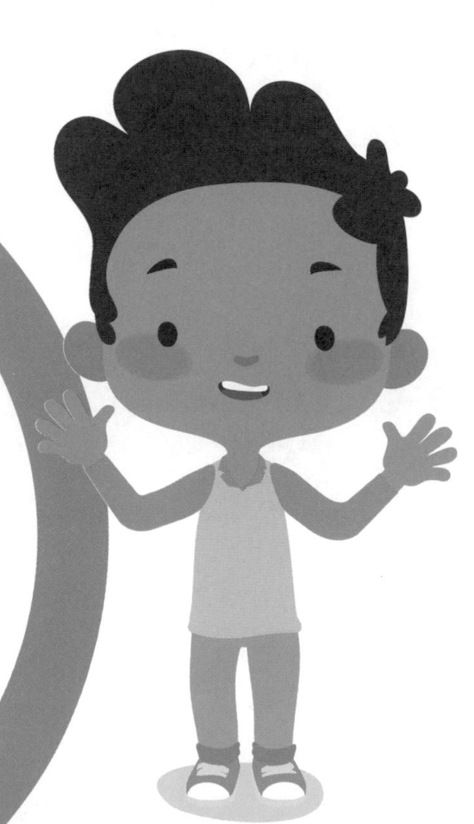

上帝給你的特別信息

「求你保護我，如同保護眼中的瞳人；將我隱藏在你翅膀的蔭下。」

詩篇17：8

有一句英文表達說：你是我眼中的「蘋果」；其實這裡的蘋果是指你的瞳孔──眼睛中央的黑點。它代表某種對你而言非常特別、珍視的東西。如果有人試圖觸摸你的眼睛，你會不自覺地閉上眼。這是你的身體對於保護像瞳孔這樣珍貴東西的一種反射。在前一頁的聖經章節中，大衛向上帝祈求保護，就像我們會照顧和保護我們的眼睛一樣。上帝這樣關心我們真是件美好的事，不是嗎？

淚水有什麼作用？

淚水保護眼睛免受空氣中的許多污染物和微生物侵害。淚水來自一個大小像杏仁一樣的腺體所產生的鹽水，這個腺體位於眼睛上方。我們會哭是因為在強烈氣味的環境中，例如洋蔥或氨氣的氣味，或因強烈的快樂或悲傷。然後淚囊變得太滿，水便溢出到眼睛裡。

保護你的眼睛

在 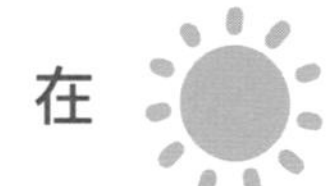 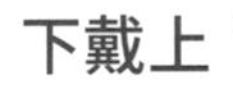 下戴上 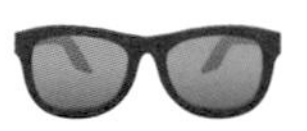 。

不要看太多 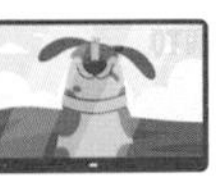，觀看時要離 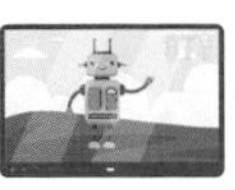 螢幕遠一點。

過多使用 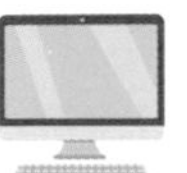 也會損害視力。

在選擇觀看時向父母尋求幫助，

也應該學會對某些不好的閱讀材料說：不！

在你讀 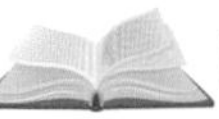 時，要尋找有充足光線的地方。

味覺：我的舌頭

舌頭是一個感官器官，是化學刺激的感受器。它在表面上有味蕾，可以接收水溶性物質的刺激。當這些味蕾受到刺激時，它們會向大腦發送神經脈衝，大腦就能作出解釋，讓我們知道我們正在吃什麼。味覺和嗅覺是一起工作的，這就是為什麼當我們感冒時，我們會對食物的味道變得不敏感。我們同時利用嗅覺和味覺。我們使用舌頭感知四種基本的口味：甜味（舌尖）；苦味（舌尖的對立面）；酸味（兩側，靠近舌根）；和鹹味（兩側靠近舌尖）。

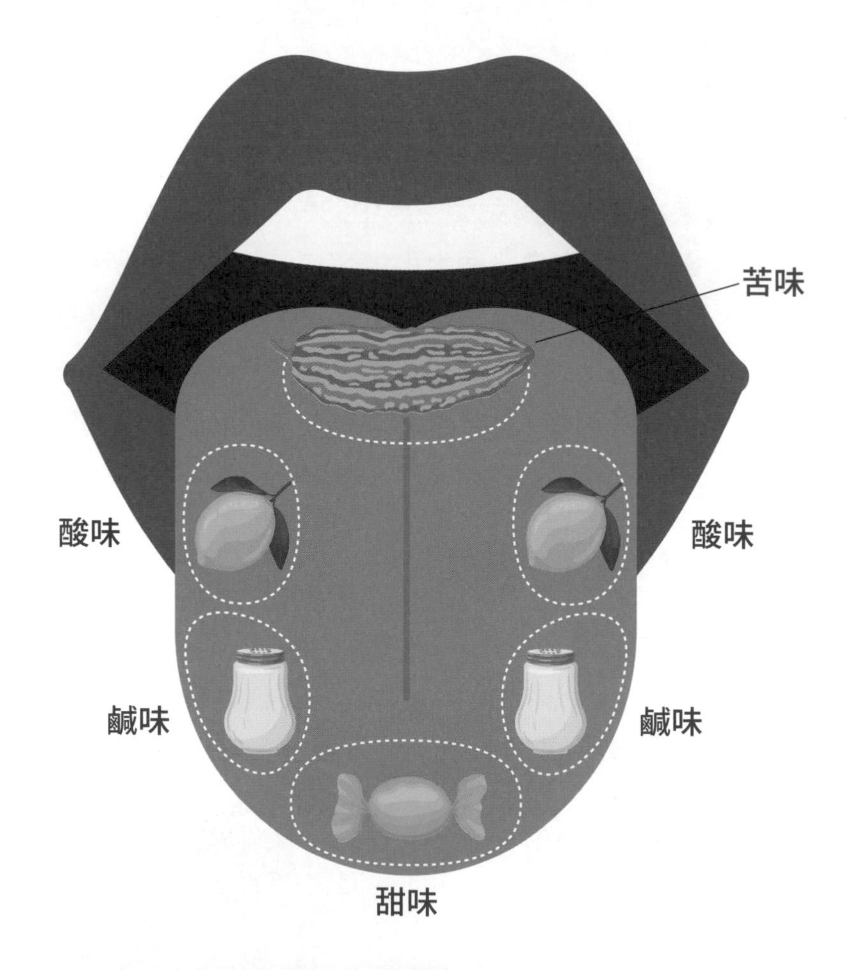

請利用小鏡子觀察你的舌頭，你可以看得見你的味蕾嗎？

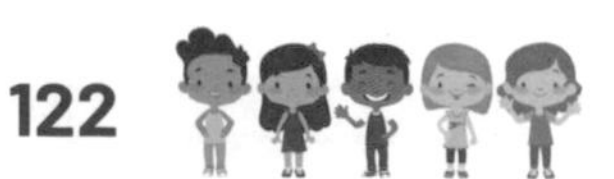

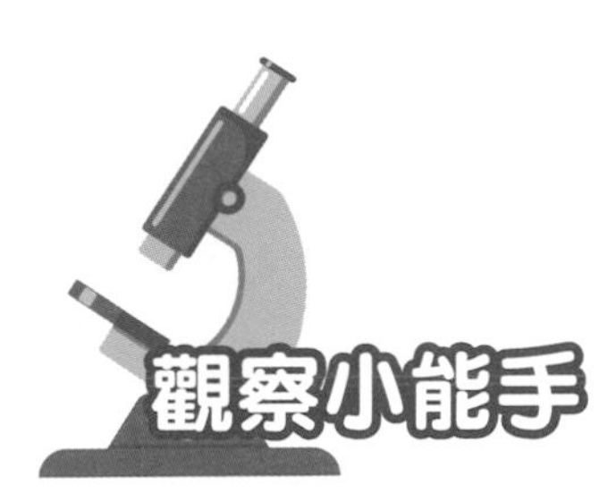

觀察小能手

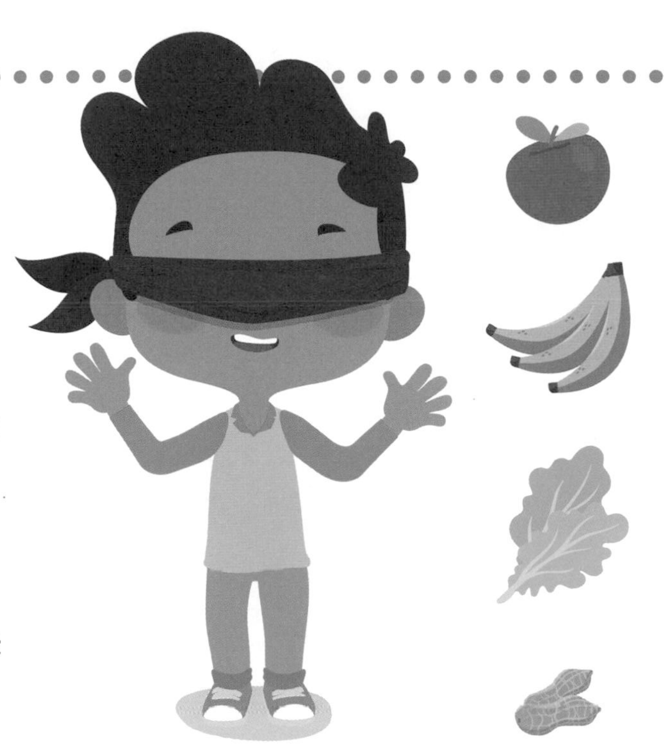

用手帕蒙住你朋友的眼睛，讓他看不見，然後給他一些食物（蘋果、香蕉、生菜、花生等）。你的朋友可以透過味道來識別這些食物嗎？我們如何察覺食物的味道？如何分辨不同的食物？

愛護你的舌頭

不要吃或喝非常熱的食物或飲料。小心選擇食物：不是所有舌頭「喜歡」的東西都對健康有益。舌頭也用於說話，要謹慎選擇你用舌頭說出的話語。

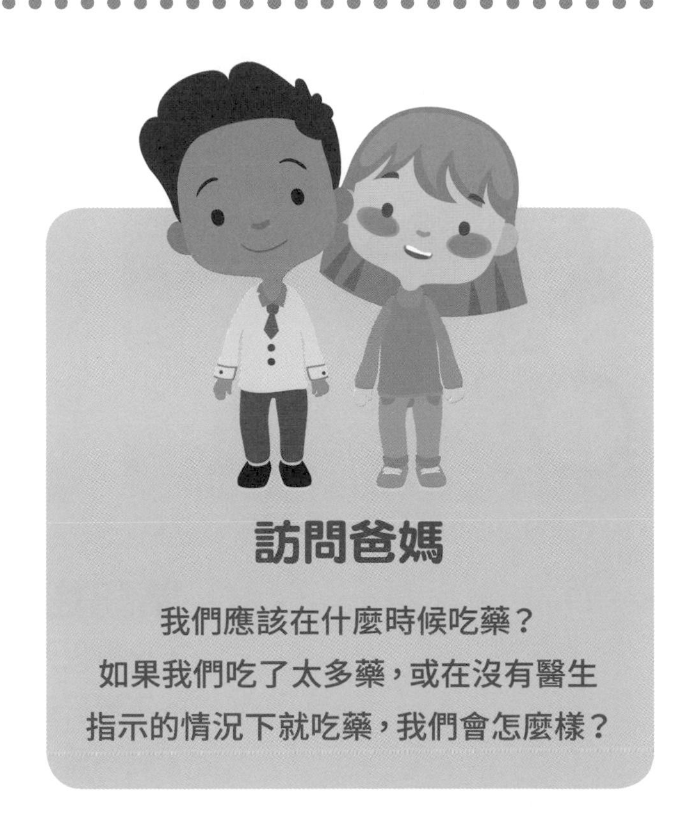

訪問爸媽

我們應該在什麼時候吃藥？
如果我們吃了太多藥，或在沒有醫生指示的情況下就吃藥，我們會怎麼樣？

依照吃藥時應遵循的順序，請你按數字將下圖從1到4排序。

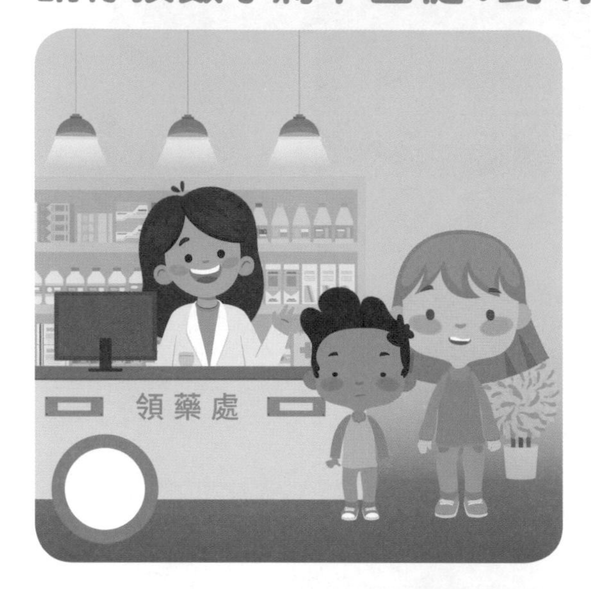

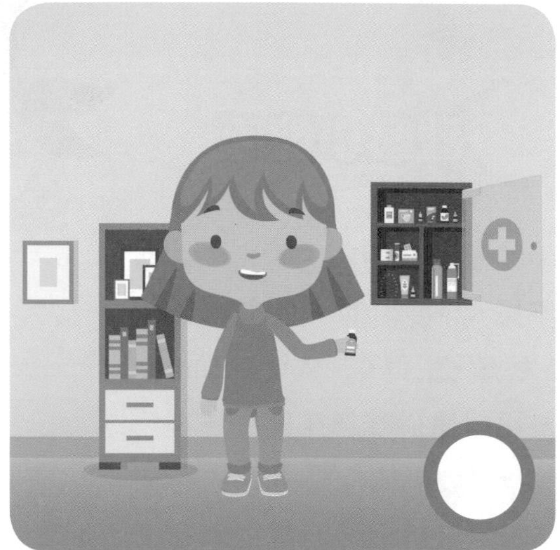

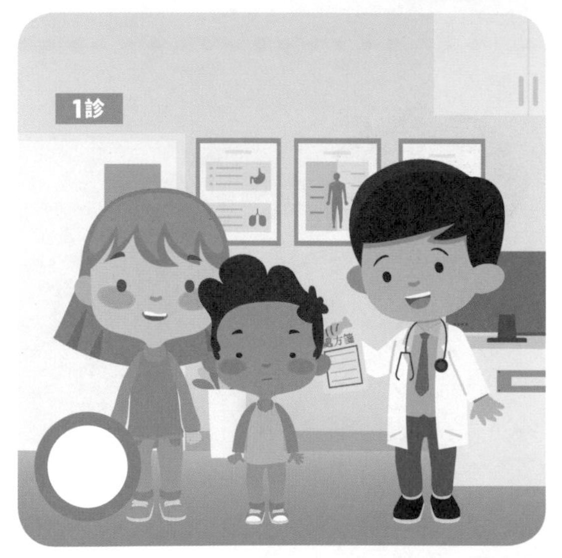

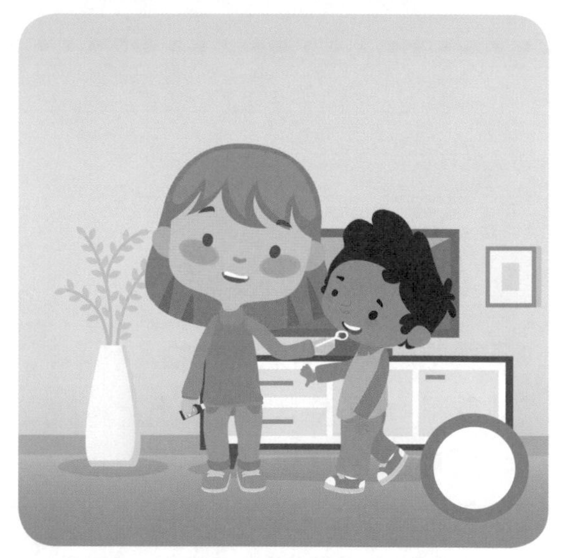

請記住以下有關藥物的規則：

- 沒有大人的允許，不要打開家庭藥櫃或藥箱
- 不要玩藥物
- 絕不要自行服用藥物，除非大人給你
- 不要服用不是醫生給你的處方藥物

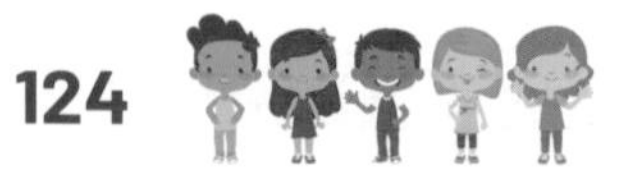

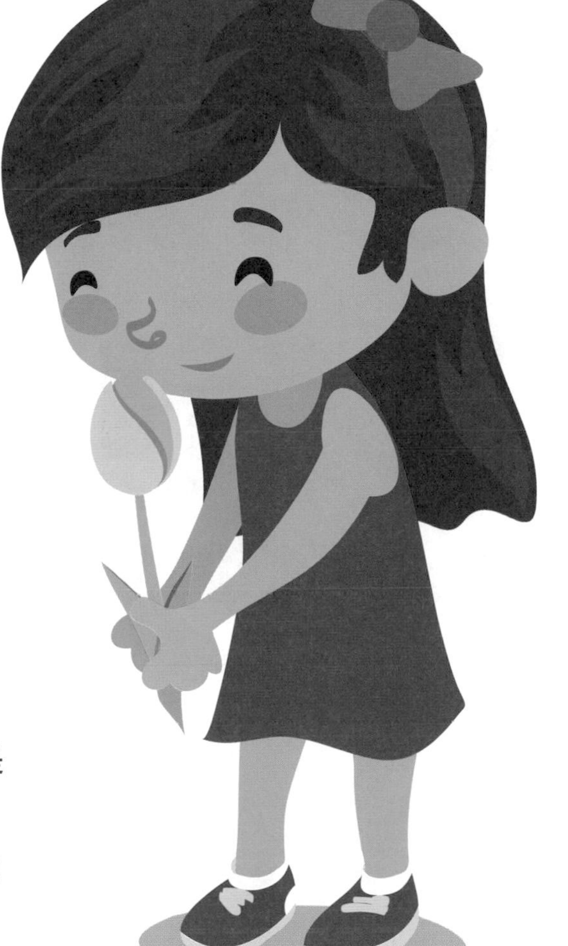

嗅覺：我的鼻子

我們的鼻子內部覆蓋著敏感的細胞，這些細胞會受到我們因呼吸攝入的空氣所伴隨的物質的刺激。這些刺激透過位於鼻子上部的嗅覺神經進入大腦，就被解釋成氣味。我們的嗅覺真是奇妙：我們可以捕捉並識別大約四千種不同的氣味！嗅覺與味覺合作，有助於分別不同的味道。

保護你的鼻子

不要把手指或其他物體插入你的鼻子。

不要去聞有毒的物質，像是膠水或含氨的液體等。

這些會影響到鼻子、肺部，甚至大腦。

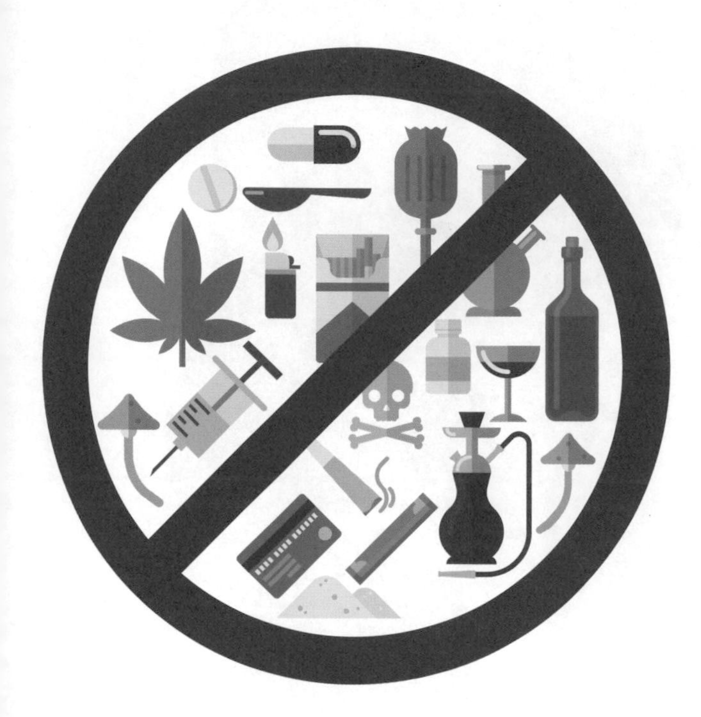

親子共讀

毒品

毒品是對大腦造成嚴重影響的化學產物。它們會成癮，讓人很難停止使用。使用成癮物質會消除食慾，使人變得虛弱和消瘦。毒品可能會致命：它們含有可能引起昏迷或呼吸衰竭的毒素。沒有人能夠事先知道自己的身體會如何被毒品影響。有時候一個人可能是第一次使用毒品也會生病或死亡。有些孩子第一次吞食或吸入毒品時就死亡。

毒品會影響記憶，使人表現瘋狂，說出毫無意義的話。有些成人和孩子販賣毒品，他們可能會有一天向你提供。對於你的健康，最好的做法是說：「不，謝謝」，並立刻離開。如果這個人繼續打擾你，一定要告訴你的父母或老師。這個人可能會告訴你使用毒品很刺激，你會玩得很開心。但是你不需要化學物質使自己開心。永遠不要嘗試毒品，戒掉它們非常困難。

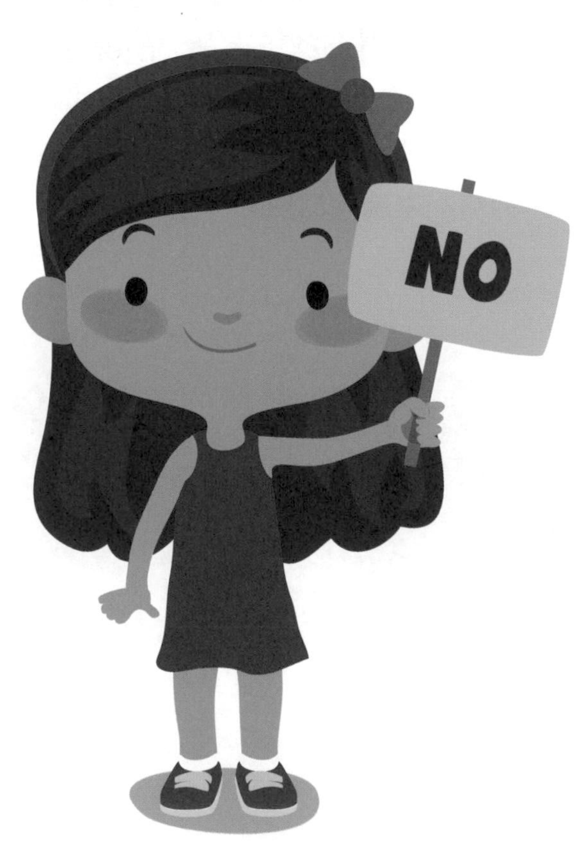

耳朵

我的＿＿＿＿＿＿是如何運作的呢？我的＿＿＿＿＿＿

可以捕捉到從外面傳來的、非常柔和或非常大聲的聲音。

外耳是我可以看到的耳朵的部分。

但在我的耳朵內部，內耳會繼續運作，

將聲音傳送到大腦。然後大腦會辨識並辨別這些聲音。

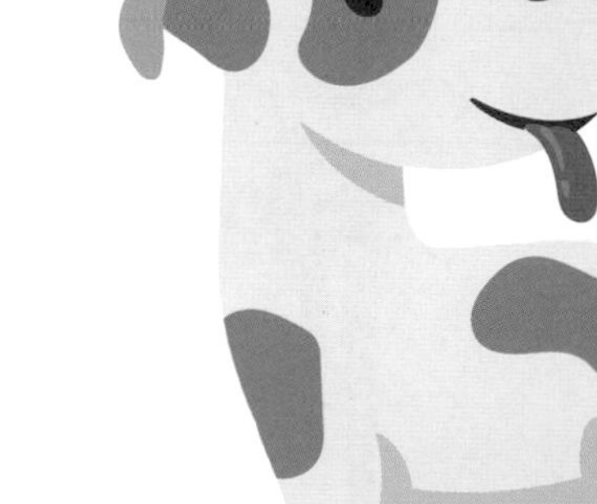

我認得這個聲音，它聽起來像是小艾！

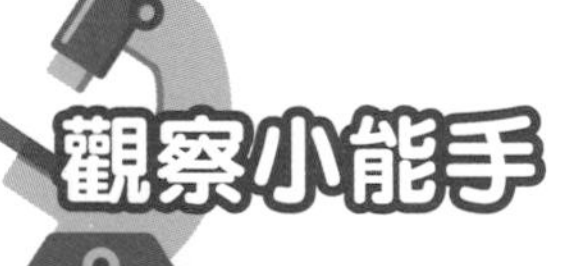

- 錄下你的父母和你的朋友們打招呼的聲音（一次錄一個人的聲音）。稍後，試著辨識他們的聲音。
- 出去「捕捉」聲音並錄下它們（門的吱吱聲、水龍頭的水聲、汽車喇叭等）。讓你的朋友們聽錄音，嘗試識別每個聲音。
- 完全保持安靜兩分鐘。在這段時間內記下你聽到的所有聲音。

上帝給你的特別信息

「你要留心領受訓誨，
側耳聽從知識的言語。」

箴言23：12

照顧好你的耳朵

❶持續從你的MP3播放很大聲的音樂，或來自電視及機械的噪音，都會損害你的聽力。

❷保持耳朵清潔。洗澡時用毛巾擦洗耳朵。

❸對所聽的內容要小心：不好的用語、尖叫、不適當的故事和某些類型的音樂，都會損害你的心靈。

試試看使用水瓶來製作你自己的木琴。

用金屬湯匙敲擊它們。

你能試著用它演奏一首歌曲嗎？

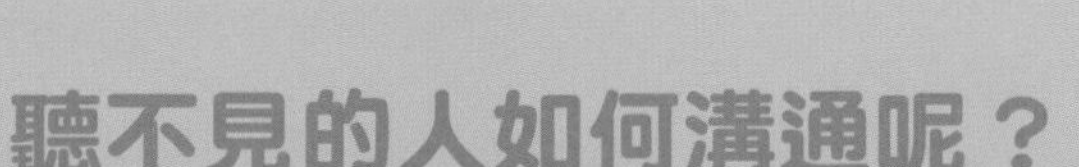

聽不見的人如何溝通呢？

聽不見的人發現說話對他們而言非常困難。十八世紀時有一位名叫查爾斯·米歇爾·埃佩（Charles Michel Epée）的神父，整理了一套手勢系統，這些手勢自那時起就被失聰的人（聽障者）使用。後來，另一位神父西卡爾（Sicard）將這套系統做得更完善，並編寫了一套手勢代表整個字母表、一些單詞，甚至一些完整的短語代碼。如今，聽障者也被教導唇語，即觀看對方說話時的嘴形來了解他們在說什麼。這樣的溝通方式可以幫助聽障者在日常生活中與他人溝通。

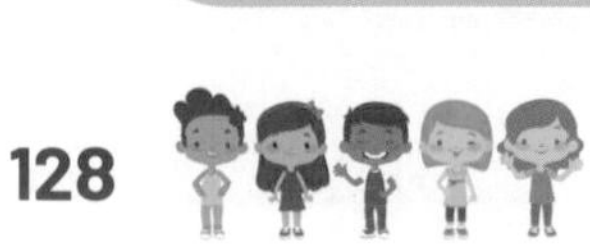
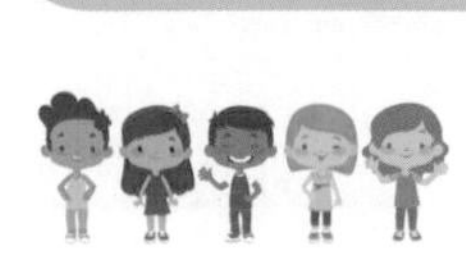

觸覺

你全身的皮膚都具有觸覺，包括你的手指。你的皮膚有成千上萬的神經末梢，它們向你的大腦傳遞關於物體的溫度、粗糙或柔軟程度，以及物體對你身體的壓力的信息。這些觸覺感知讓你能夠感受和認識你身體周圍的環境。

上帝給你的特別信息

「看哪，我將你銘刻在我掌上。」

以賽亞書49: 16

當耶穌為你而死時，祂的手上被釘了釘子。後來祂復活了，但祂的手和腳上永遠會有疤痕，提醒我們祂為我們所作的犧牲。

敏感度

將你身體的不同部位（嘴唇、手肘、手、腳等）放入溫熱的水中（注意溫度不可太高，約40°C即可）。你發現了嗎？哪個身體部位對熱最敏感呢？

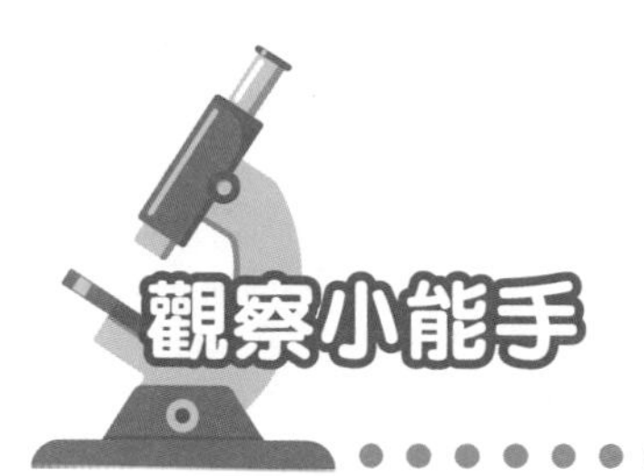

觀察小能手

畫背猜字母

請你爸媽在你的背上寫英文字母。你能猜得出他們寫什麼字母嗎？你也可以反過來，在他們背上寫字母請他們來猜一猜。請問你為什麼能猜出正確答案呢？

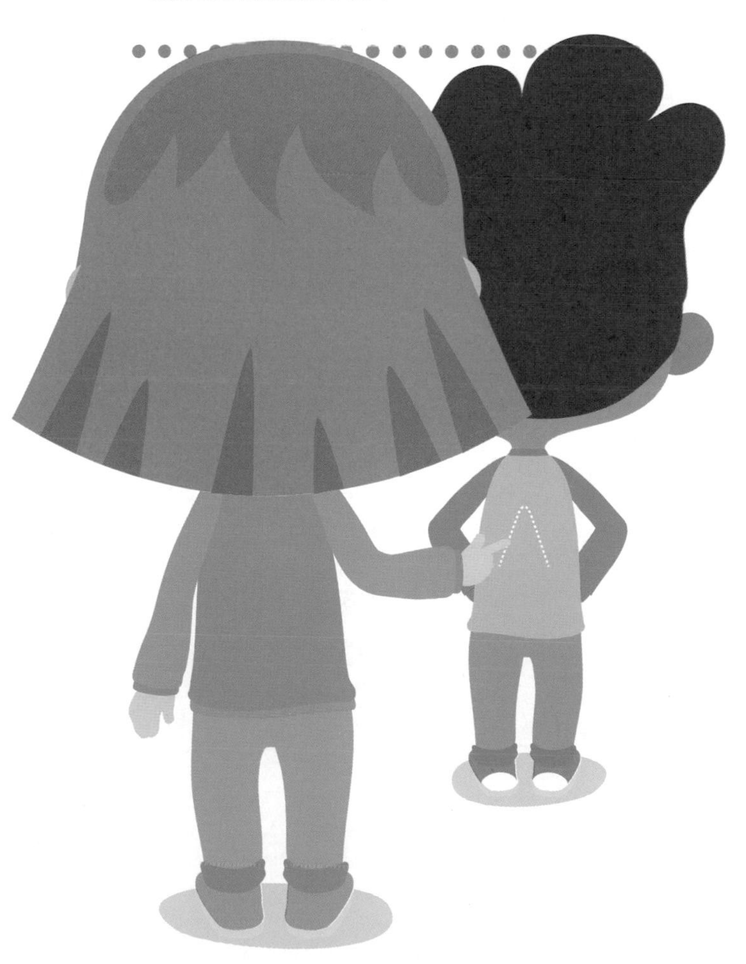

家裡有危險！

請用紅筆把下列圖示中對你的感官有危害的事情圈起來。

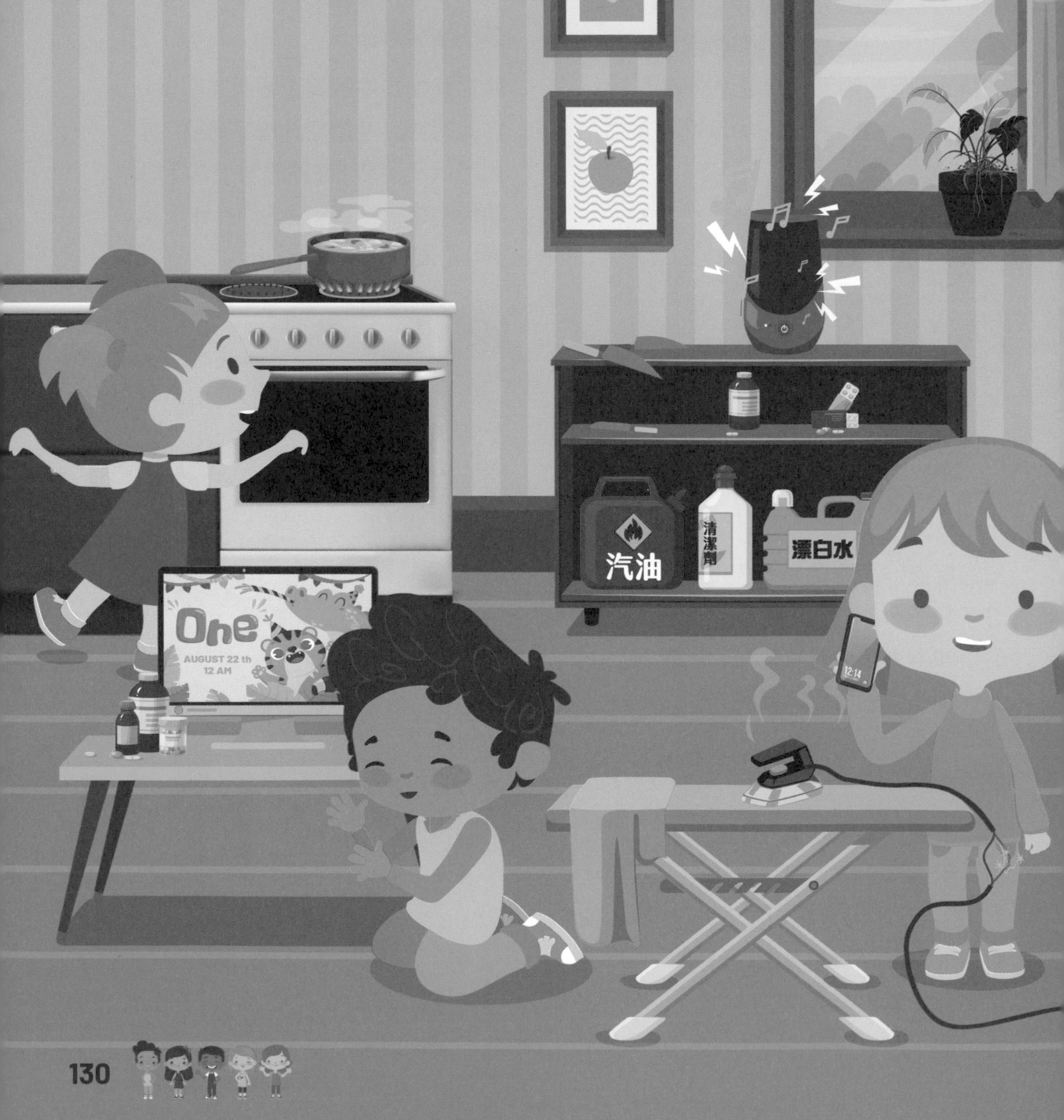

汽油
清潔劑
漂白水
One
AUGUST 22 th
12 AM
12:14

幫助你學會自我保護的一些建議：

- 記住你的地址、電話號碼和緊急聯絡號碼。
- 出門前要獲得父母允許，並在規定的時間回家。
- 不要獨自在街上走動，也不要在黑暗的地方走動，更不要和陌生人交談。
- 如果有人試圖帶走你，一定要大聲呼救，跑去尋求警察或年長女性的幫助。
- 如果你迷路了，不要告訴任何人。最好走進一家商店，請求使用電話，如果你沒有手機的話。
- 不要獨自與一個比你年長的對象（編註：例如不熟識的親友）在家裡。
- 如果有人想以不恰當的方式親吻或擁抱你，你要告訴別人，即使困擾你的人是你自己家裡的人。你不必因為有人要求就親吻或觸摸任何人。
- 不需要向任何人展示你的私密部位，也不要看別人的私密部位。如果有人要求你這樣做，你可以說「我不想這樣做」或「我不喜歡這樣，我要走了」。
- 有人可能會要求你保守秘密，因為他們知道他們所做的是錯的。但是你應該告訴你的父母或老師。你可以自己保護自己！

知道如何說「不」，就是照顧自己的健康

（請在符合你習慣的空格內打勾）

	是	否	有時候	有進步的空間
我經常看電視				
我會閱讀或觀看對我的思考有益的書或影片				
我會說不好的話／髒話				
我會吃健康的食物				
我會自己服藥				
我會聞有毒的物質				
我會把東西放進鼻孔裡				
我會聽柔和悅耳的音樂				
我會避免製造噪音				
我會去觸摸危險物品				
我會小心選擇音樂和影片，如果有不適當的內容，我就不會聽／看。				
若有人邀請我去玩不適當的遊戲或物品，我知道如何說「不」。				

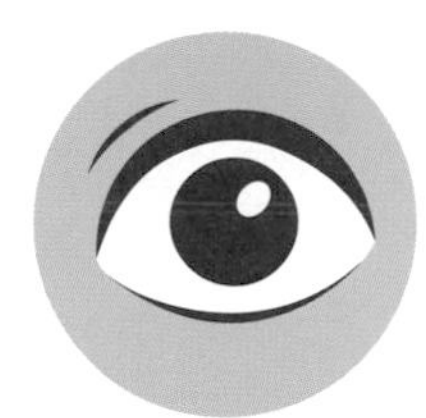

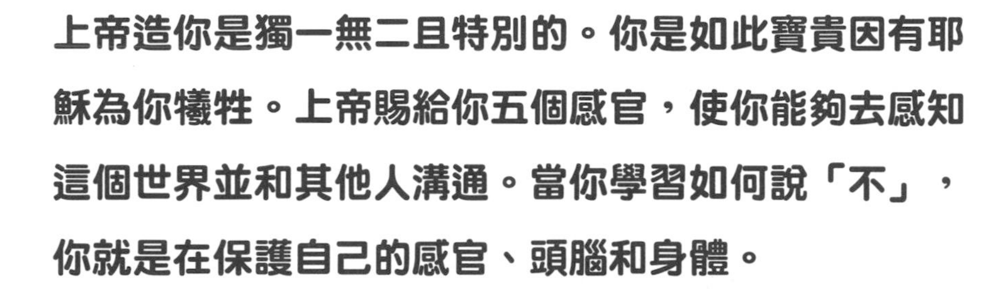

上帝造你是獨一無二且特別的。你是如此寶貴因有耶穌為你犧牲。上帝賜給你五個感官，使你能夠去感知這個世界並和其他人溝通。當你學習如何說「不」，你就是在保護自己的感官、頭腦和身體。

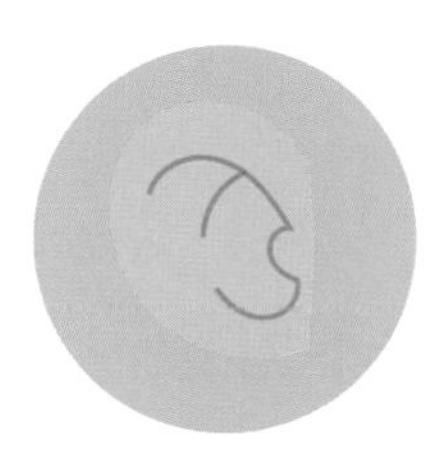

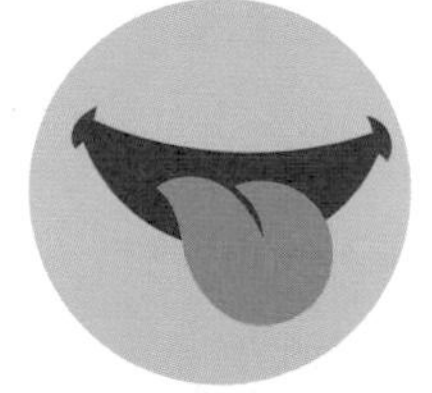

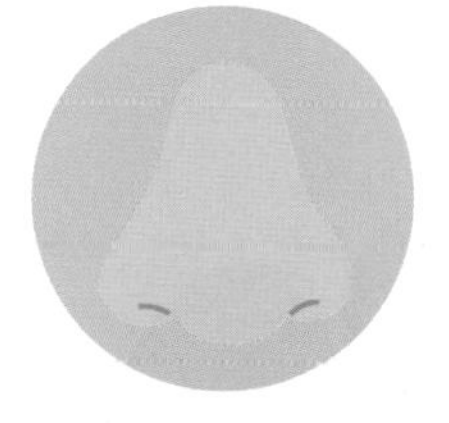

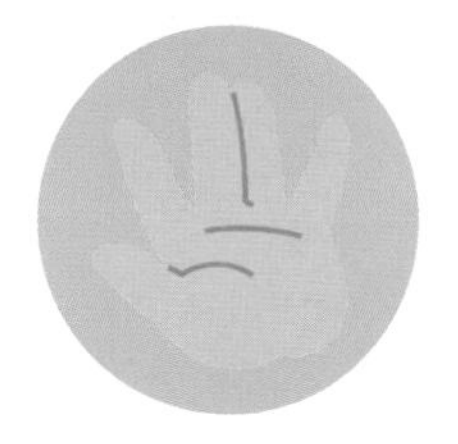

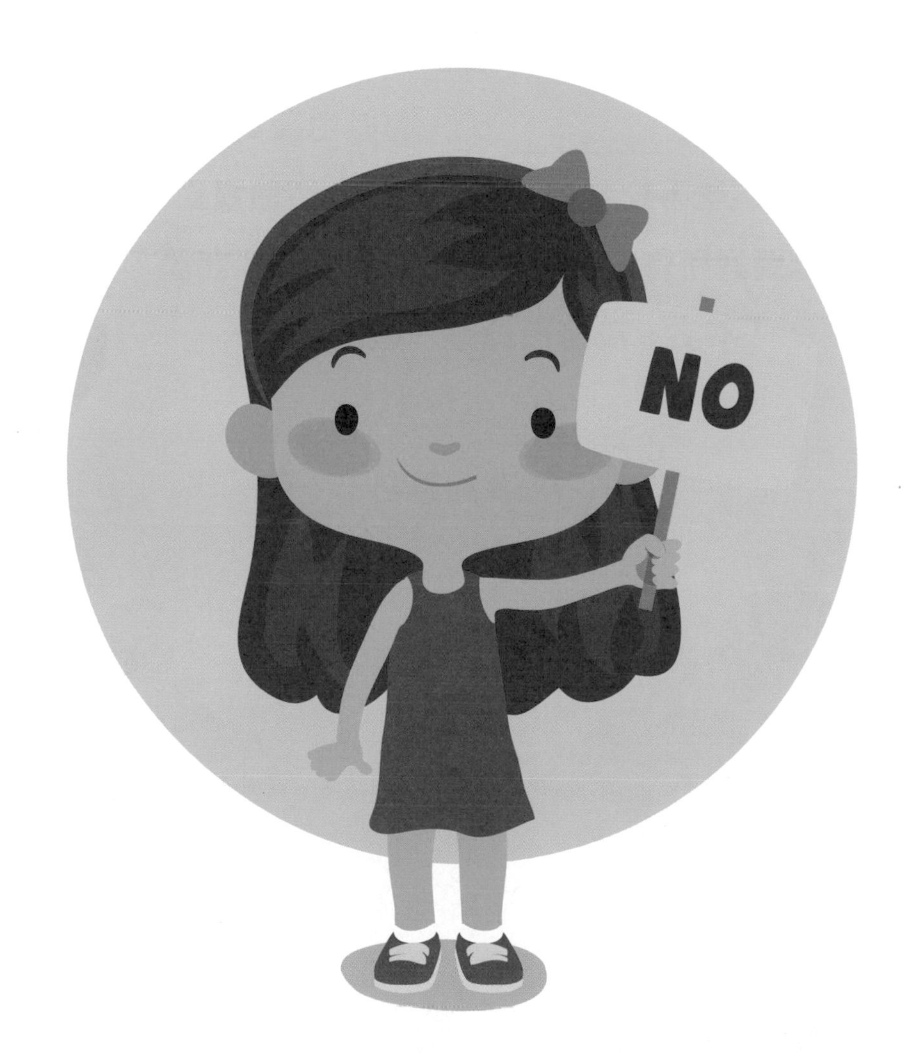

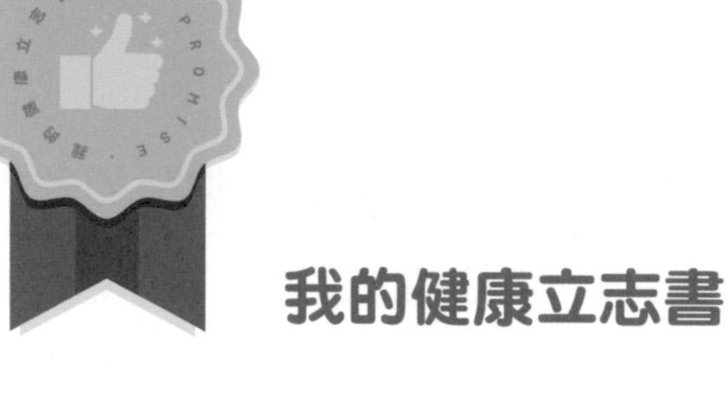

我的健康立志書

有時候我的確會被一些令我的感官愉悅的事物引誘。我的＿＿＿＿＿＿會要我去吃不合適的食物，但我其實不應該吃。我的＿＿＿＿＿＿有時也會要我去看不合適的事物，但我知道這些事物對我有害。靠著上帝的幫助，我立志要對所有會使我犯罪或生病的壞東西說「不」，為自己建造一道保護牆。

我的簽名：

＿＿＿＿＿＿＿＿＿＿

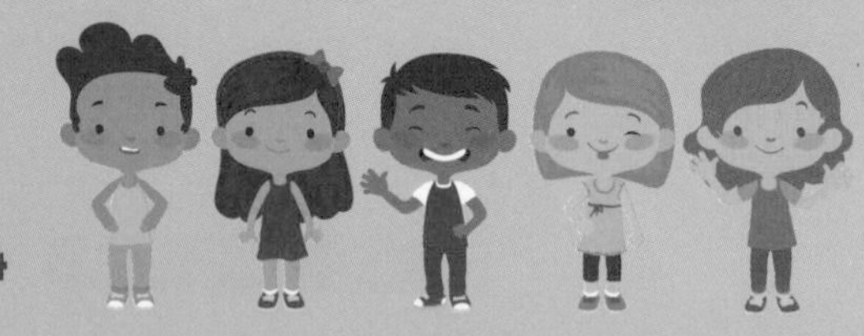

Integrity & Optimism正直樂觀

心態——選擇自己的感受

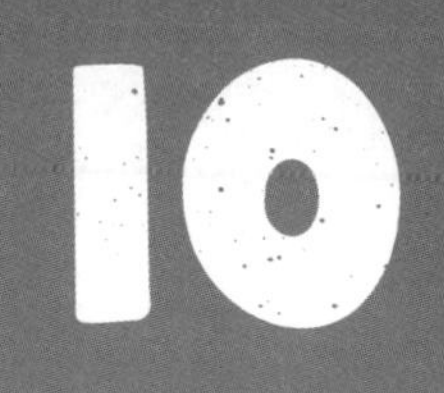

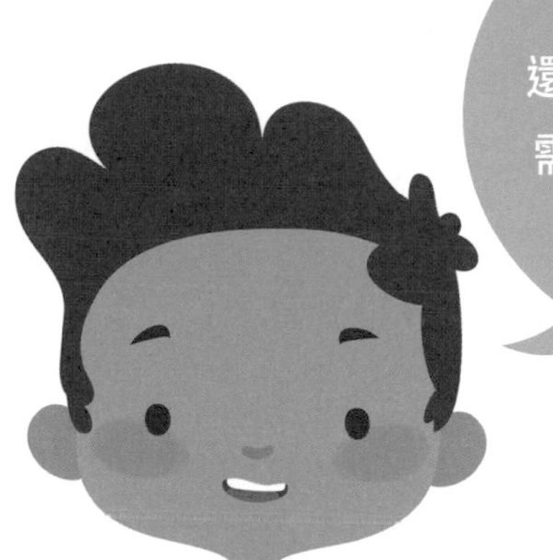

關於你的健康，還有其他的事是你需要知道的，那就是：心態！

看到我在搖尾巴嗎？這表示我很開心！

要擁有健康的身體和健全的頭腦，我們都需要的是：良好的心態。誠實、負責、樂觀，都是組成良好心態的重要部分。

- 我的「心態」如何幫助我感覺更好？
- 不誠實或不負責任的人比誠實負責任的人更容易生病嗎？
- 當我遇到不幸的事時，我該如何保持快樂？

上帝給你的特別信息

「喜樂心乃是良藥，憂傷的靈使骨枯乾。」

箴言17：22

你知道科學已經證明快樂和樂觀有助於改善我們的健康嗎？

研究人員發現，笑會刺激我們的呼吸和全身的血液循環，這能活化我們的大腦功能。笑能刺激出可以釋放並緩解焦慮的荷爾蒙，幫助人們忍受慢性疾病並度過輕微的疾病。此外，笑能增強我們的免疫系統，保護我們的身體免受外來病原體攻擊，如病毒和細菌。

快樂和笑容有助於讓人們更能忍受疼痛，增加經常微笑的人的希望。從字面上來說，笑確實是一種良藥！

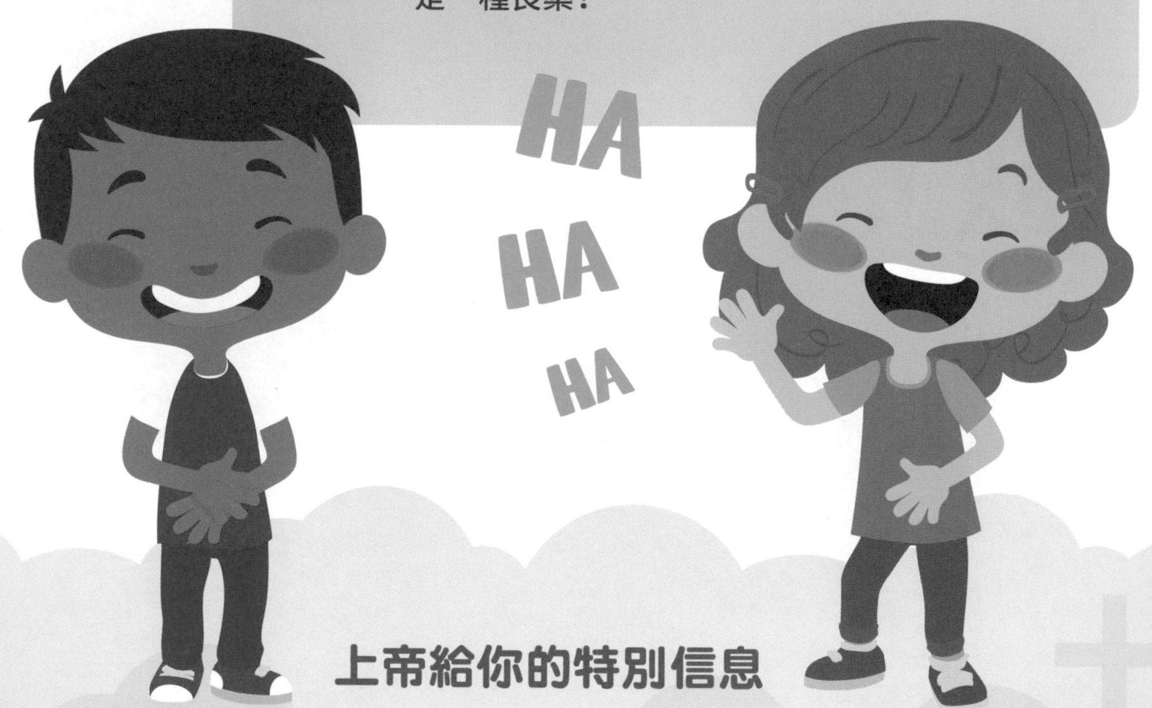

上帝給你的特別信息

「你們中間有受苦的呢，他就該禱告；有喜樂的呢，他就該歌頌。」

雅各書5：13

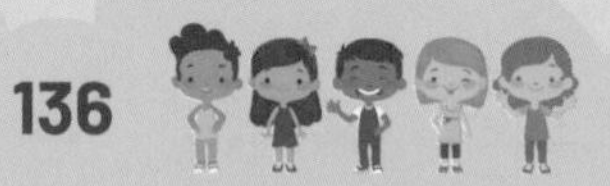

將一張帶著你最燦爛的微笑的照片（獨照或合照），
貼在下列這幅幸福的拼貼中（已預留位置）。

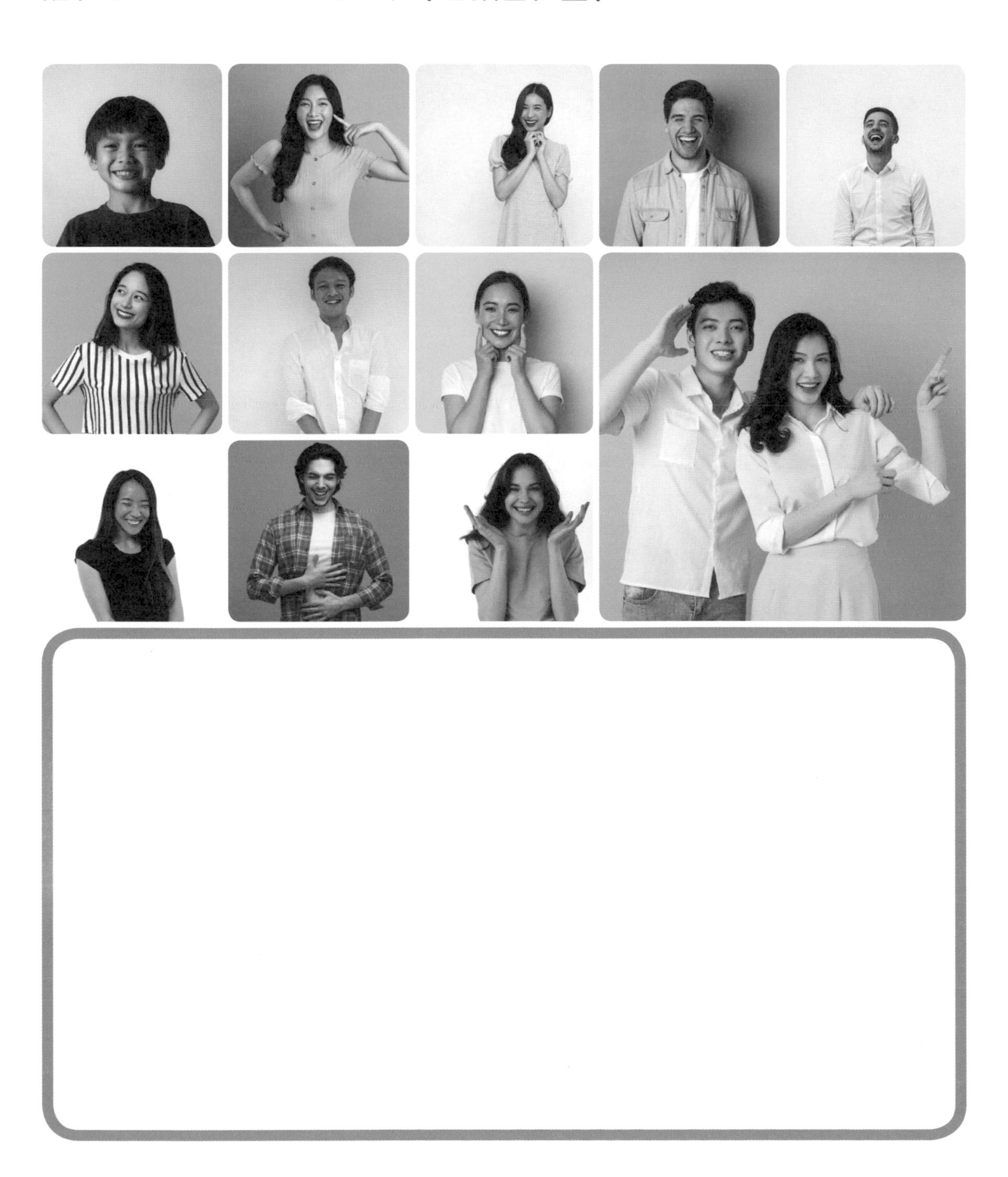

你可以做什麼事來幫助其他人微笑呢？

你可以這樣做……

- 在餐桌上將一張感謝母親的便條紙放在她專用的盤子或馬克杯下方。
- 和你的弟弟／妹妹玩一個遊戲，讓他／她贏得勝利。
- 我可以______
- ______
- ______
- ______

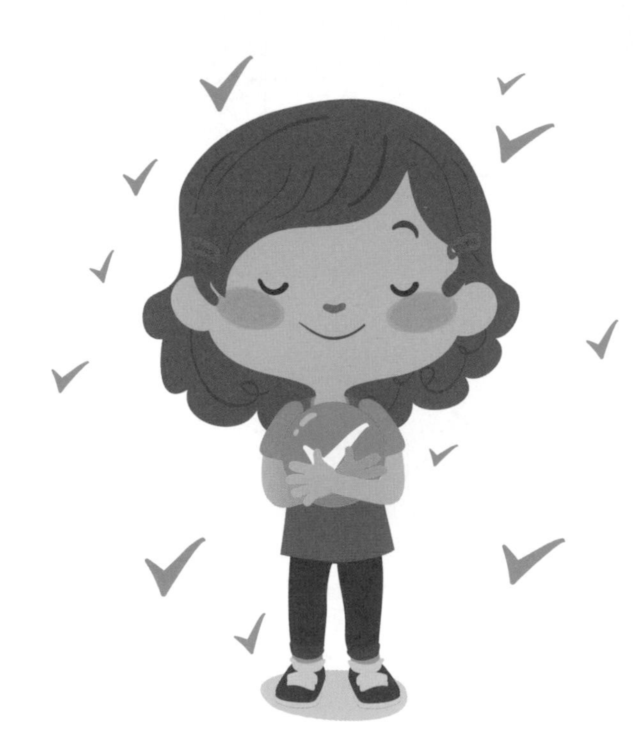

我們的神經系統會向全身發送信息和指令。如果我們因為不誠實而感到擔憂，或者因為做了一些明知不該做的事情而害怕受到懲罰，我們的身體會受到這些情緒的影響。我們的肌肉會收縮，我們的心跳速度也會比平時快。

如果我們因自己的良心清楚知道做了正確的事而感到快樂和平靜，我們的大腦會向全身發送信號，讓肌肉放鬆，心率減慢。

丹丹做對了！

夢想的樹屋正在成形。當然，它並不完全像他們計劃的那樣，但孩子們正在盡力用他們能夠獲得的材料來建造。今天早上，丹丹去小艾家之前做了一個決定。

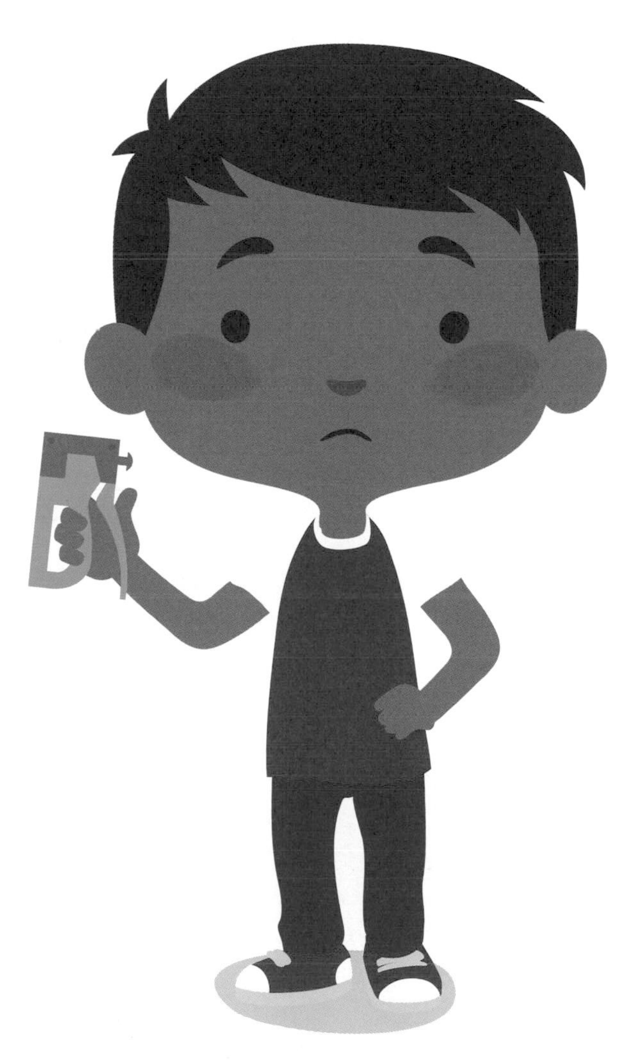

他在車庫裡看到爸爸的釘槍，想到它可以加快建造樹屋的速度。他可以拿走它，在晚上歸還，爸爸永遠不會知道。

於是丹丹拿起了釘槍，但他意識到如果這樣做，他將永遠不會快樂地過這一天，因為他知道這樣做是錯的。他知道爸爸對工具很珍惜，所以不先告訴爸爸就拿走釘槍是不誠實的。

就在他要離開時，他看到了爸爸，並請求使用釘槍。

「對不起，兒子，」爸爸回答說：「我現在不能借給你。今天我需要它用來裝飾瓊斯先生的椅子。但是星期天我很樂意讓你用。」

「沒關係，爸爸。別擔心。我們可以不用釘槍工作。」丹丹感到寬慰。他很高興自己沒有不問就拿走它。

他知道一個糟糕的決定、一個不誠實的行為，會毀掉他的一天。他迅速走到小艾的家，他發現小敏和小艾已經在樹屋裡工作，他們正在製作樹屋的木質底座。

「嗨！」他喊道。「這個樹屋看起來不錯。你們的進度好快！」

「快點，貪睡鬼，我們已經工作快一個小時了！」小艾邊笑著邊發牢騷。

丹丹只是微笑。今天早上他太快樂了，他完全不會因為朋友的責備而生氣。

在樹下，斑斑搖著尾巴，捲起身子打盹。一個美好的夏日又開始了！

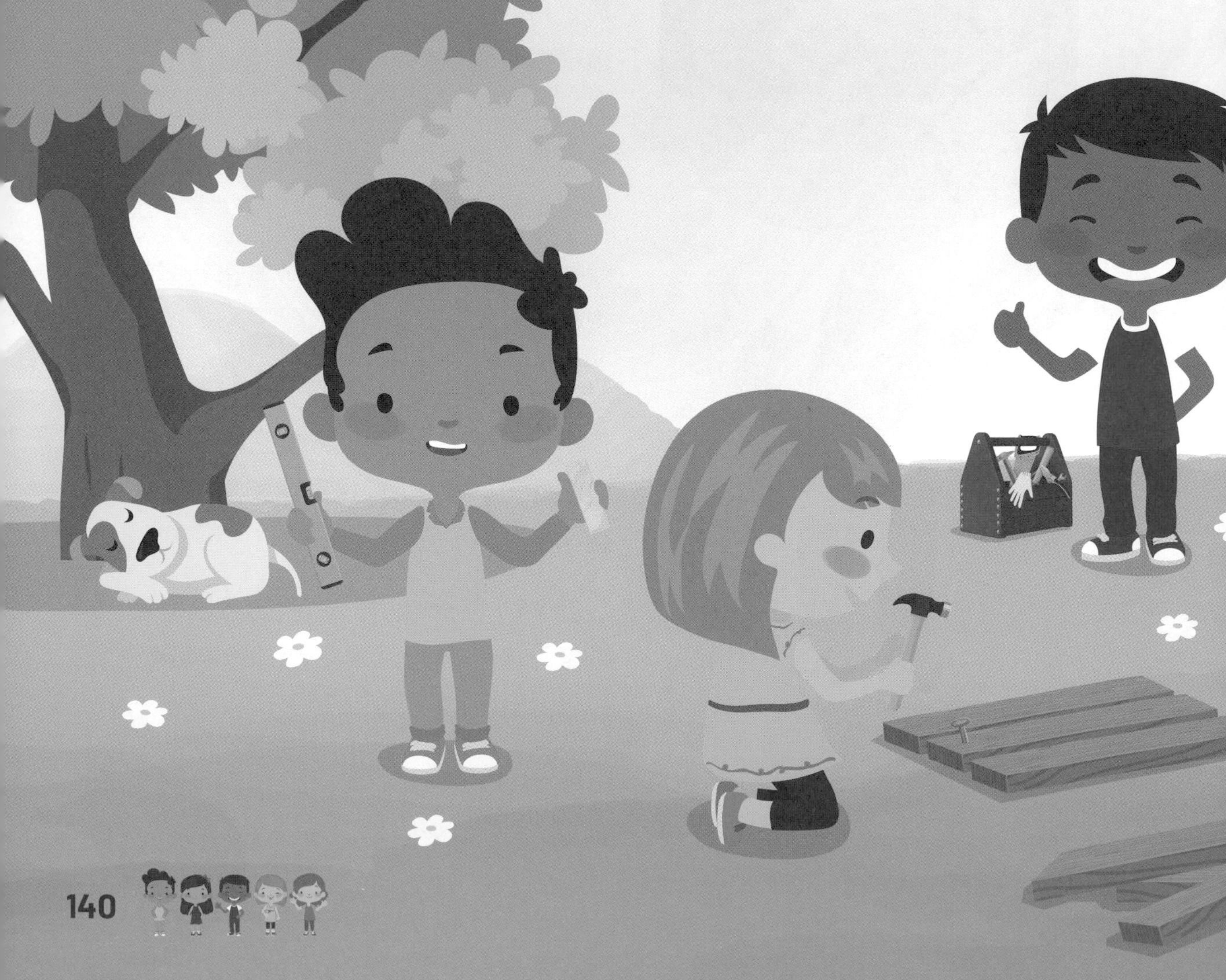

深入觀察

神經系統

神經系統是調節身體所有活動的協調者，無論是有意識的還是無意識的。你會告訴自己去呼吸嗎？不，你的神經會自動為你進行動作。

神經系統由大腦、脊髓和神經組成。這個系統可以比作一台電腦，我們的內部器官和感官（外設）會通過神經（電纜）向大腦（中央處理器）提供大量信息，在那裡有大量的記憶。

大腦整理接收到的信息，進行分析，然後行動。儘管科技取得了巨大進步，但電腦遠遠不能像你的大腦一樣強大、快速和精確。你的大腦是上帝創造的傑作！

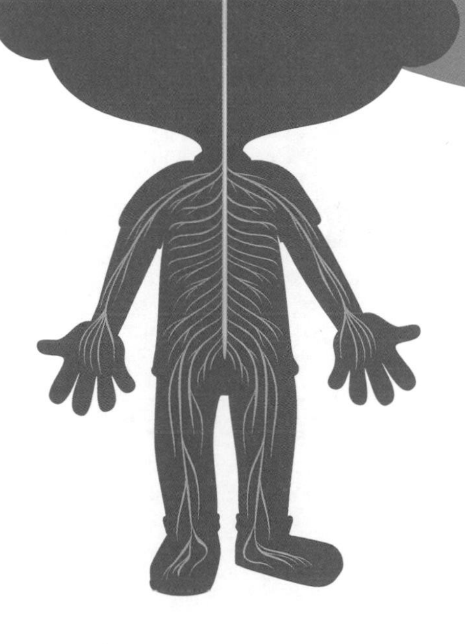

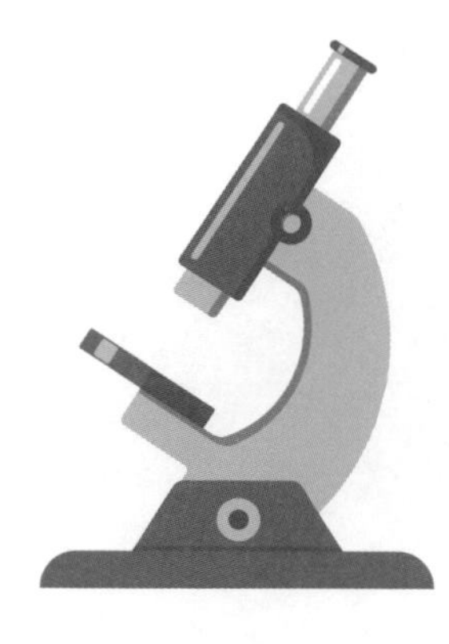

觀察小能手

當你對別人微笑時，他們會有什麼反應？試試看！給每個你今天遇到的人一個熱情、充滿愛心的大笑，展示你的牙齒，並向他們揮手。

無論你是否認識他們，無論他們年老還是年輕，都沒有關係。你會看到人們回以微笑。你會發現，你笑得越多，翹起嘴角和展示牙齒就越容易。

如果你堅持下去，快樂會成為你自然的態度。微笑不花費任何一分錢，而且它會改善你的健康！

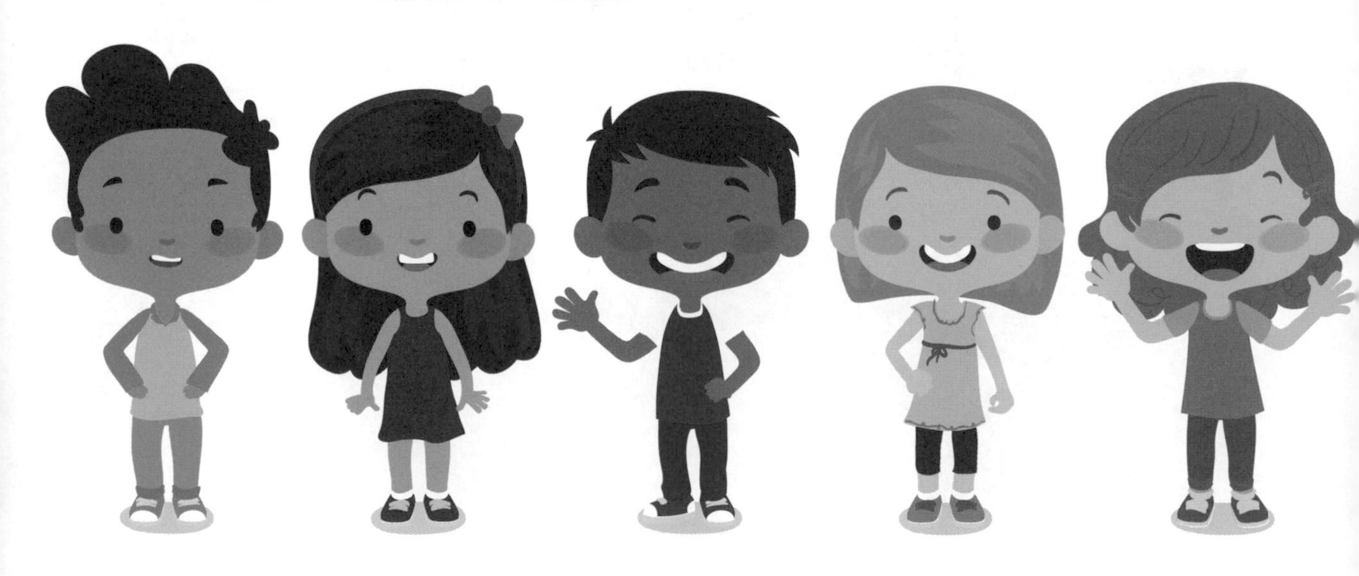

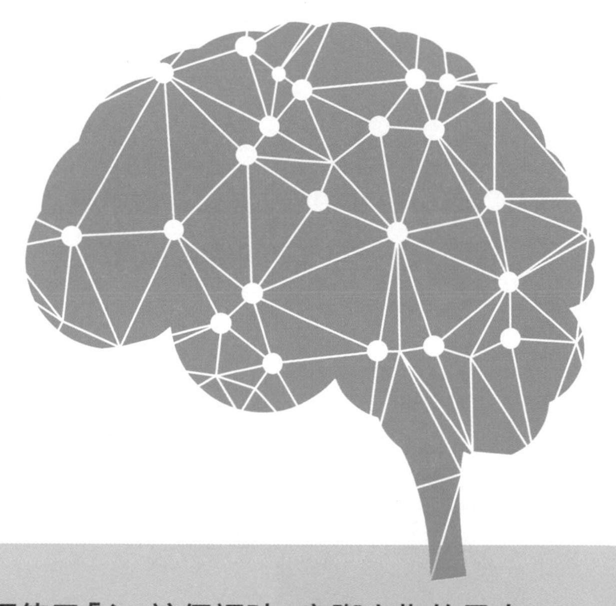

當聖經使用「心」這個詞時，實際上指的是大腦，它幫助我們理解並與上帝建立聯繫。大腦協調一個人的整個生活。透過大腦，我們可以解釋我們看到、聽到和感受的事物。我們使用大腦來做決定，去選擇做或不做某事。因此，我們需要照顧好我們的大腦。如果我們的心思縈繞在各種事物上，即使它們不是真的壞事，我們也會分心，不能專注聆聽上帝透過聖經或他人的忠告向我們說的話。

上帝給你的特別信息

「你要保守你心，勝過保守一切，因為一生的果效是由心發出。」

箴言4：23

完成下列的縱橫字謎，看看上帝對你的期望是什麼。

請依照右頁❶～⓫的提示，從右上框中選擇合適的英文單字填入下方空格，再讀出灰框中、由上至下出現的兩個英文字，即可知上帝對你的期望。

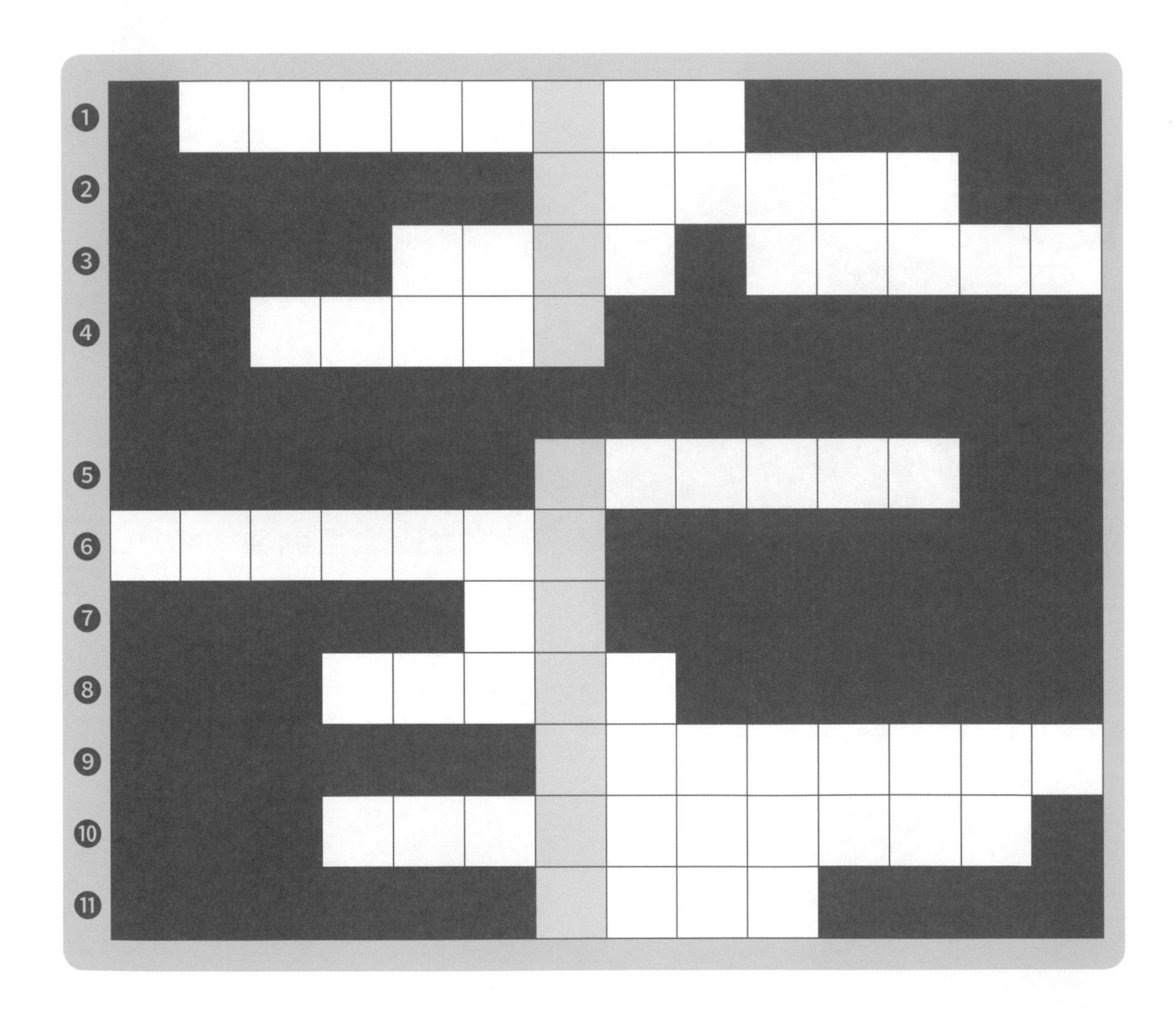

正確答案：❶Sunlight陽光 ❷Oxygen氧氣 ❸Cool Water水 ❹World世界 ❺Church教會 ❻Sabbath安息天 ❼No不 ❽Fruit水果 ❾Cheerful喜樂的 ❿Vegetables蔬菜 ⓫Swim游泳

Cheerful喜樂的	Fruit水果	Sabbath安息天	Vegetables蔬菜
Church教會	No不	Sunlight陽光	World世界
Cool Water水	Oxygen氧氣	Swim游泳	

❶適量對我有益

❷空氣中的一種氣體，我身體需要

❸最好的飲料，但不要太冷

❹上帝賜給我們居住的地方，我們需要照顧它

❺我學習有關上帝的地方

❻一整天的休息

❼當有人提供會傷害我的身體的東西時，我應該說什麼？

❽一個健康的小點心

❾「一顆 ____________ 心是良藥」

❿它們有很多顏色，對我們有益

⓫在水中進行健康的運動

畫重點囉！

- 有時我們生病是因我們生活在受到污染的世界，疾病甚至會發生在不應生病的人身上。我們經常因不當的飲食、水、休息或玩樂而生病。
- 我們對生活的態度可以決定健康或患病，每天所做的小選擇會真實地影響我們的未來。
- 你誠實嗎？會選擇不在餐間吃東西嗎？能保持地球清潔並信任上帝嗎？在許多方面你的未來取決於你。你會怎麼做呢？

我的健康立志書

心態與發生在我身上的事無關，而是關乎我如何選擇去感受。

我需要在＿＿＿＿＿＿＿＿＿＿＿＿＿的事上改進我的心態，

我要永遠誠實並友善。

若我能將這些想法應用在健康上，

我的身體就會＿＿＿＿＿＿＿＿＿＿＿＿＿。

藉著上帝的幫助，

我會好好照顧並保護祂所賜給我的這份生命之禮。

我的簽名：

＿＿＿＿＿＿＿＿＿＿＿＿＿

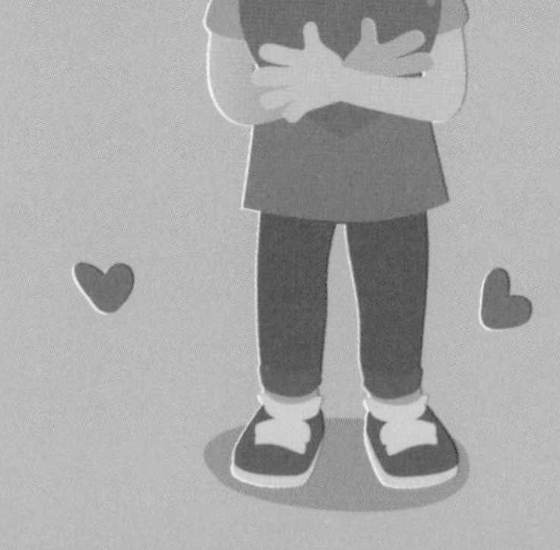

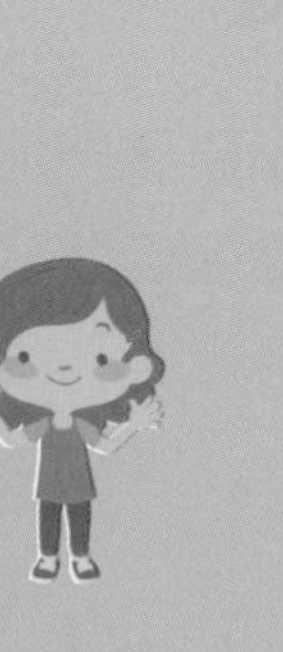

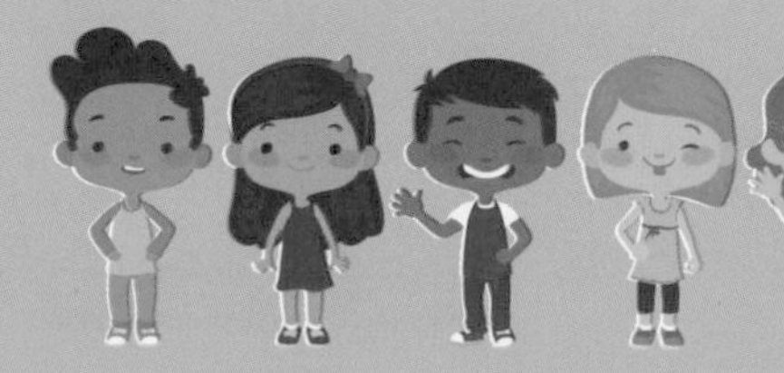

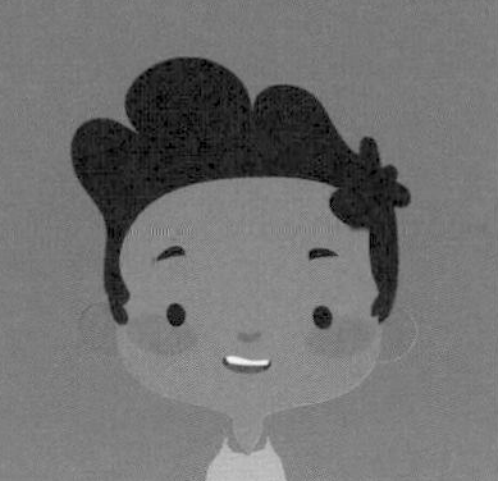

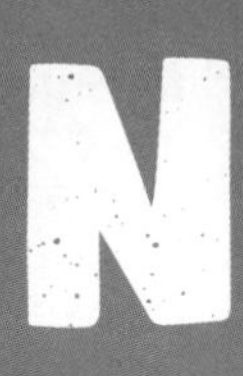

小艾正在和朋友們一起建造一個樹屋。他們討論該使用什麼材料來建造。丹丹認為他們應該使用樹枝和草，因為這些是最容易取得的。然而，小敏堅持如果他們用木頭來蓋，房子才會持久耐用。小艾則認為木頭很難處理。他們必須拜託父親們幫忙取得木材並且將它鋸成合適的長度。

他們進行討論，最終決定用木頭建造他們的房子；因為他們不想要一個只能撐幾天的小屋。雖然這樣蓋會更費力，需要更長的時間，但他們的樹屋可以使用很長時間！

與此同時，小艾的媽媽為大家帶來午餐。她做了一個水果沙拉，還有一些美味的三明治，裡面有豆腐、番茄和橄欖。小艾的媽媽說：「我看到你們選擇用上好的材料來建造你們的樹屋。我現在供應你們最好的食物也是出於同樣的原因。你們正在建造你們的身體，而好的食物將幫助你們變得強壯又聰明。」

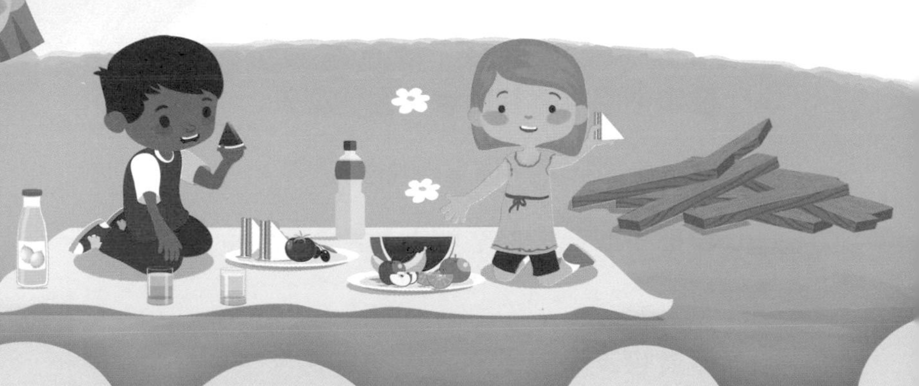

上帝給你的特別信息

「所以，你們或吃或喝，無論做什麼，都要為榮耀上帝而行。」

哥林多前書10：31

❶小艾在做什麼呢？
❷他所吃的東西有何不同？
❸看看右邊的食物。你會把它們分類在①還是②的圖片中呢？為什麼？（請在每種食物上的◯填入1或2）
❹我們的飲食和我們的健康之間有什麼關聯呢？

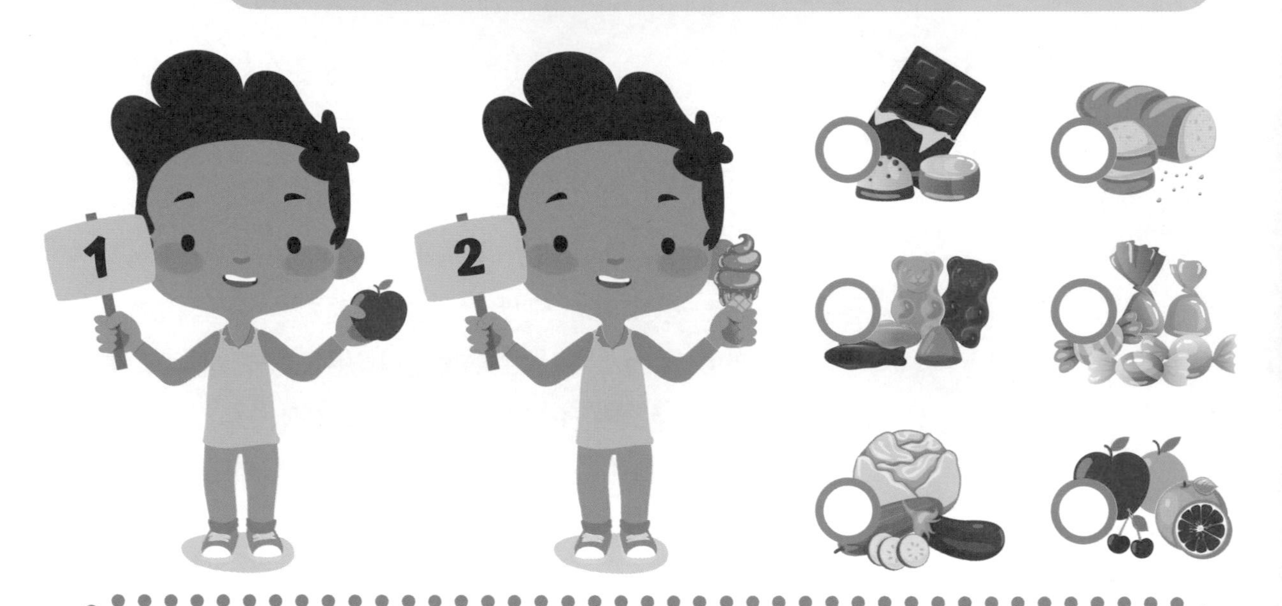

❶當你咀嚼食物時會發生什麼？ ______

❷在你吞嚥前，你會咀嚼幾次？ ______

❸把手放在你的喉嚨上，當你吞嚥時，你感覺到什麼？

______

❹食物去哪裡了？ ______

❺現在喝一些水。你能一邊走路一邊喝嗎？或者躺著喝？

______

❻為什麼你的胃有時候會發出聲音？ ______

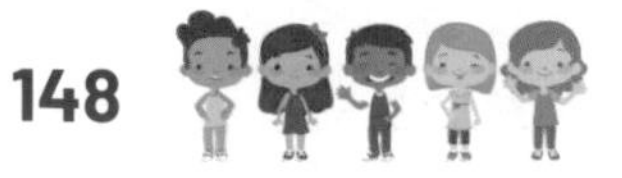

威瑪智識通

我們可以在任何姿勢下吞嚥食物，甚至是倒立，因為肌肉會把食物推向胃部。

一旦進入胃，食物會被壓碎直到變成像奶昔一樣的狀態。有時候我們甚至能聽到胃在工作的聲音。所以，很重要的是要把食物嚼碎，這樣唾液就可以開始溶解它。

在用餐時喝很多液體，或者喝非常冷的液體會使消化變慢，因為我們的胃必須把吃的或喝的東西加熱到適當的溫度才能開始工作。

當我們吃得太多或太快，或者在餐間吃東西，都會減緩我們的消化過程。你的胃需要3-4小時來完成它的工作，然後至少需要休息一個小時。

像害怕、生氣、擔憂等情緒會干擾消化。因此，在用餐時保持快樂和輕鬆是很重要的。

請將下列對你的健康有害的習慣劃掉：

- 慢慢進食
- 每吃一口就嚼很多次
- 在三分鐘內吃完
- 用餐時喝幾杯果汁
- 總是喝非常冰的水
- 一直不停地吃直到胃痛
- 在進食時保持快樂
- 在兩餐之間進食

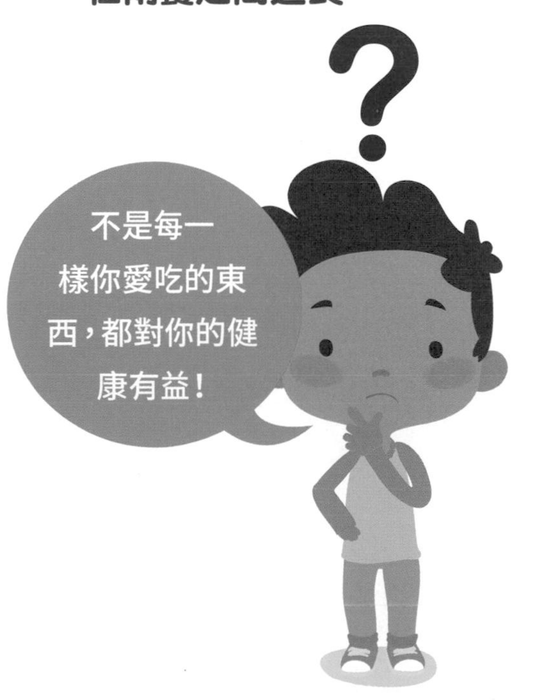

跟著我最喜愛的三明治，進入我的消化系統！

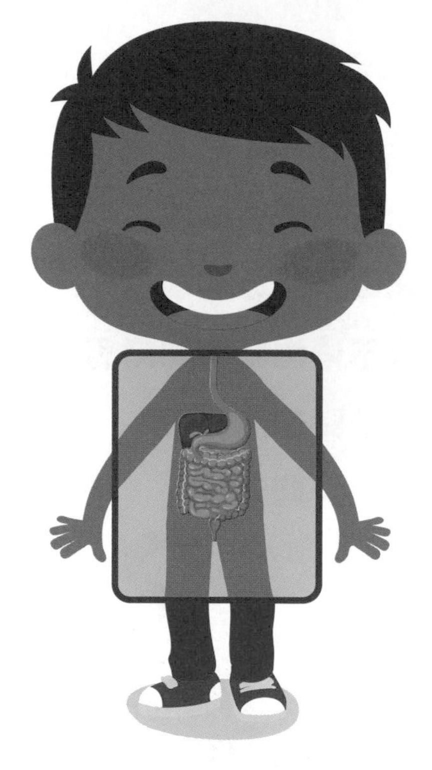

請寫完下列故事

在空格內填入適當的器官名稱（提示：有些名稱會重複使用）：

口腔　食道　胃　小腸　大腸

直腸　肛門　血液

嗯！這個三明治真美味！

我吃三明治的第一口，它在我的＿＿＿＿＿裡開始消化。

唾液在我咀嚼時會把三明治分解。

接下來被分解的三明治會混合著唾液，

沿著＿＿＿＿＿前進，直到＿＿＿＿＿。

在那裡，三明治與消化液混合，直到變得像奶昔一樣。

然後，這個「奶昔」沿著一條長長的管道，它稱為＿＿＿＿＿，向下流動。

現在，所有三明治中的營養素穿過＿＿＿＿＿壁，進入＿＿＿＿＿。

＿＿＿＿＿會把食物的營養運送到我全身。不能被吸收的微粒會繼續前進到＿＿＿＿＿。當我去洗手間上大號時，我會通過＿＿＿＿＿排出它們。

我吃下的三明治在我體內的旅行就到此結束！

參考答案：口腔／食道／胃／小腸／小腸／血液／大腸／肛門

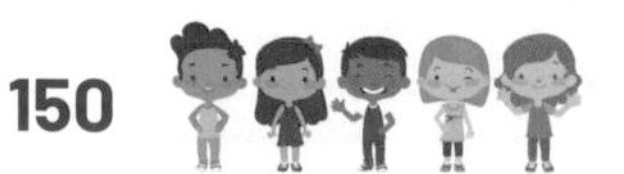

我們該吃什麼呢？

當我和媽媽一起去超市時，我看到很多看起來很好吃的食物。我想買下所有喜歡的一切，但我知道並不是所有東西對我的健康都有益。我正在學習挑選對我更好的食物。

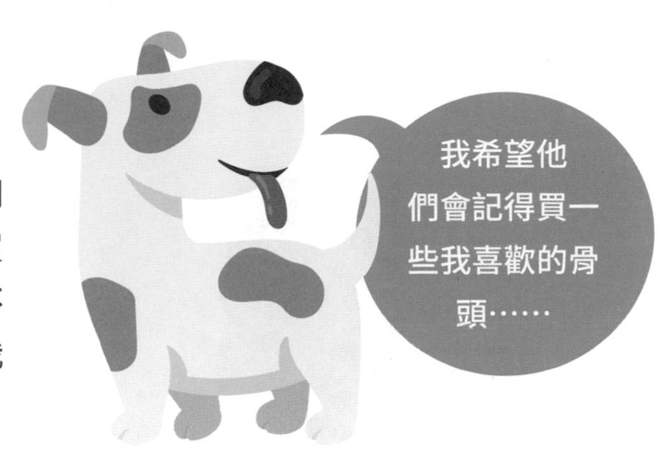

試一試：

與朋友一起或自己看看下面每張圖片，決定每種食物你應該吃多少。
然後按照應該攝取的多與少，在每個圖片旁的圓圈內填上數量所代表的字母。
然後，將你的結果與153頁的食物金字塔進行比較。

Ⓐ 很多　Ⓑ 適量　Ⓒ 非常少

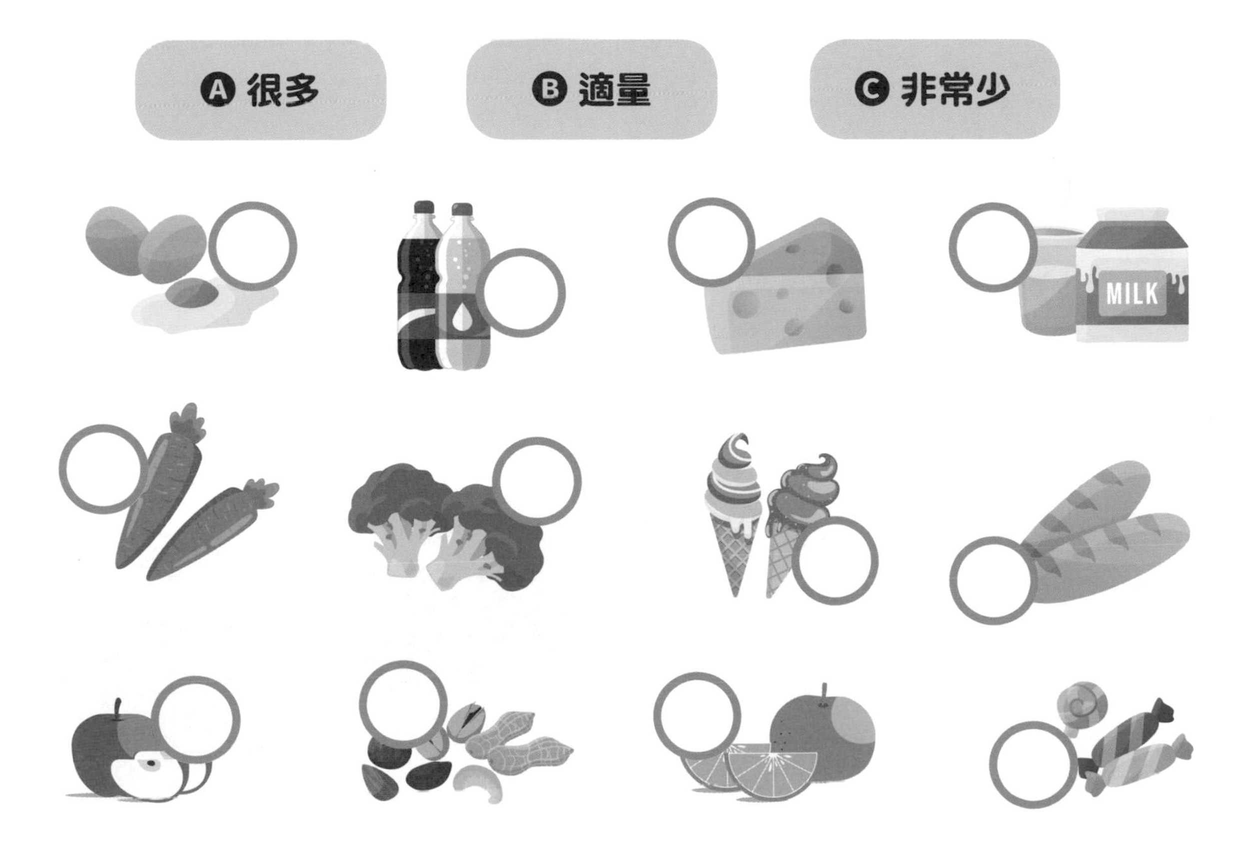

你可能不相信，但番茄以前曾經被用來當作花園的裝飾植物，而大理花（一種花）則被用作食物。在法國，他們利用大理花的塊根作為食物。番茄原產於南美洲，富含維生素A、B和C，在全世界各地都很普遍。但它從前並不被當作食物。當西班牙征服者將番茄帶到歐洲時，歐洲人並沒有拿它當作食材。在法國，甚至在18世紀，人們還把它當作花園的一種裝飾植物，並認為它是有毒的水果。如今，番茄普遍出現在世界各地的餐桌上，用於無數的菜餚中。很難想像一頓美味的飯菜中沒有番茄！

列出一些你知道含有番茄的菜餚：

例：番茄炒蛋

____

____

____

____

____

____

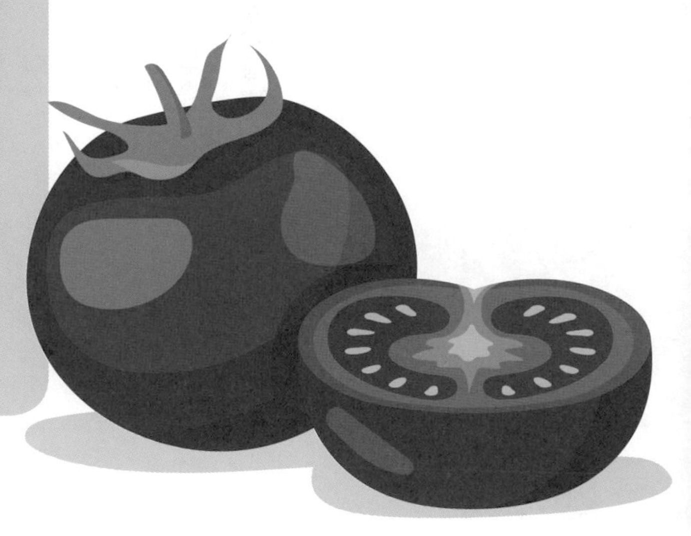

你應該吃多少呢？

想一想，你昨天吃了哪些食物呢？

早餐：

____

____

____

午餐：

____

____

____

晚餐：

____

____

____

請看一下右欄的食物金字塔，你吃的食物是否每一種類都有呢？

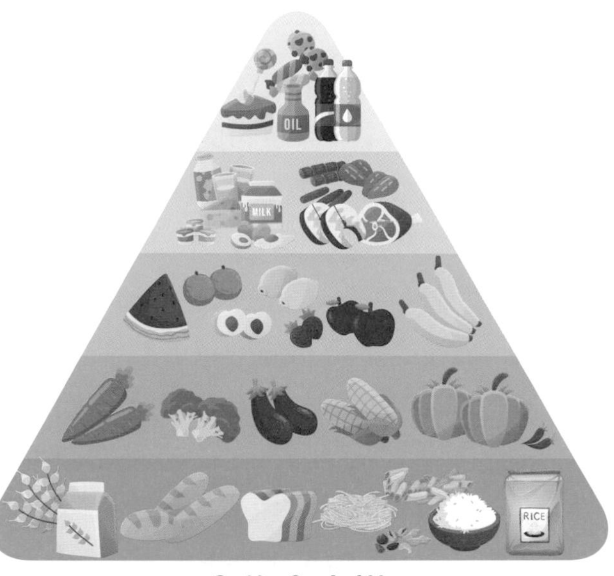

食物金字塔

我知道我應該多吃

__________，然後少吃

__________。

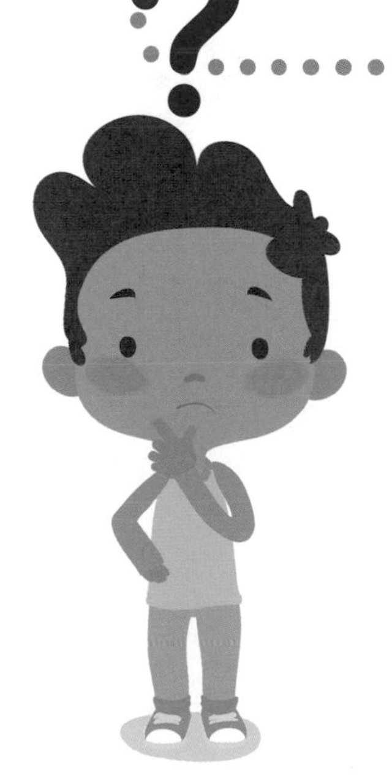

食物與營養

我們的身體需要攝取食物，為活動和成長提供能量。嬰兒從母乳中獲得他們生活需要的所有營養。兒童和成人應該攝取多樣和均衡的食物以獲得營養。我們應該每天攝取2到3.5碗全穀雜糧類，3到4份蔬菜，2到3份水果，1.5杯（1杯240毫升）乳製品（牛奶、優酪乳等），4到6份肉類、魚類、雞蛋、豆類（豆子、扁豆、大豆）和堅果等，以及少量的油、黃油、奶油或堅果（編註: 以上飲食建議量為針對6-8歲學童，其他年齡層學童一日飲食量請參照https://www.hpa.gov.tw/pages/list.aspx?nodeid=170）。吃太多不適當的食物會導致營養不良和許多其他疾病。兒童應該仔細選擇所吃的食物，因為食物會影響他們的生長狀況。

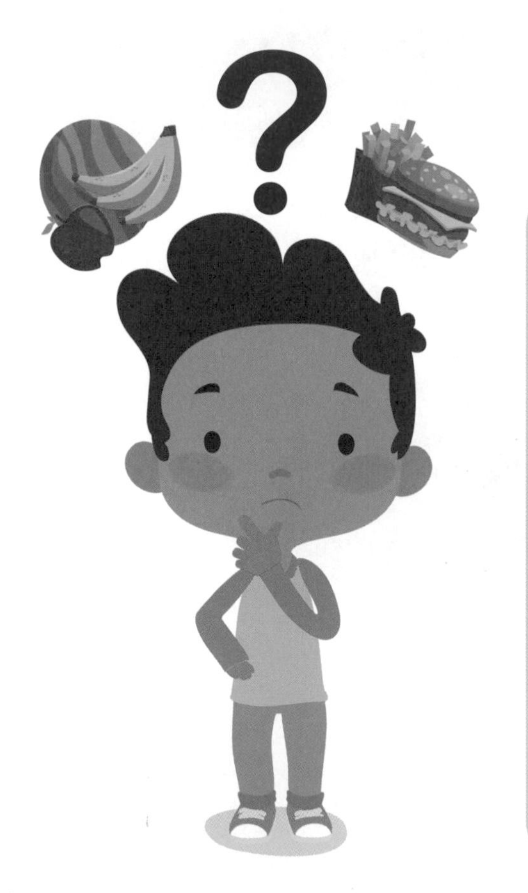

畫重點囉！

我們的健康在很大程度上取決於我們吃的東西。多吃穀物、水果和蔬菜；適量攝取蛋白質，只攝取一點糖和脂肪。你正在建造自己的身體。有很多食物可以供你選擇，請決定使用最好的「材料」來建造健康的生活！

一天中最豐盛的一餐應該是早餐。晚餐的飲食要清淡並控制食量。你將獲得更好的休息，你的胃也會感謝你！

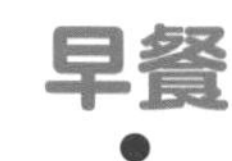

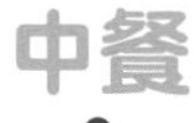

晚餐

小試牛刀！

請選擇食物來制定一個均衡的菜單。你可以決定哪些食物對你的健康有益，以及你想要吃哪些食物。根據你在這一課學到的知識，嘗試吃適量的食物。你不必使用所有右邊的食物。用綠（早餐）、黃（中餐）、紅（晚餐）線條來連接你選的三餐。

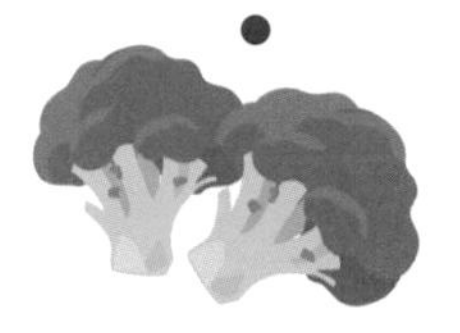

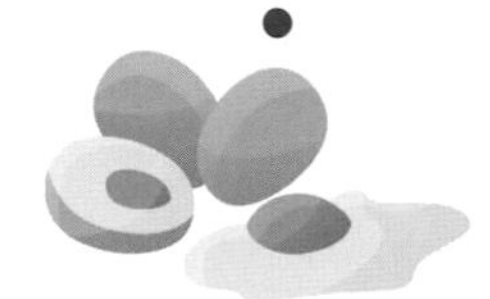

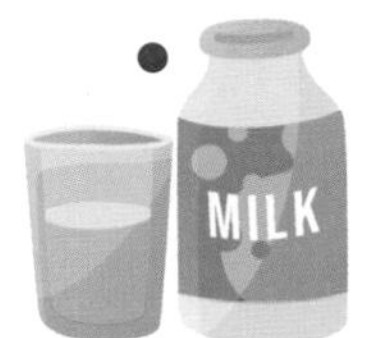

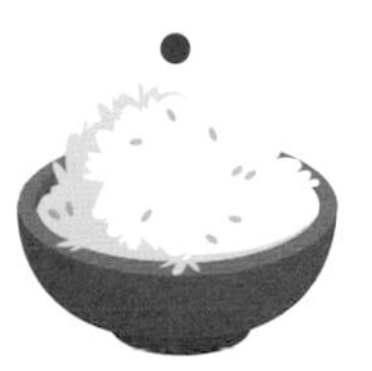

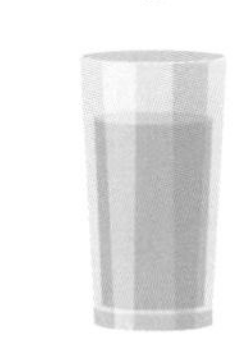

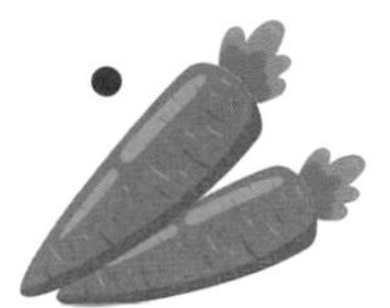

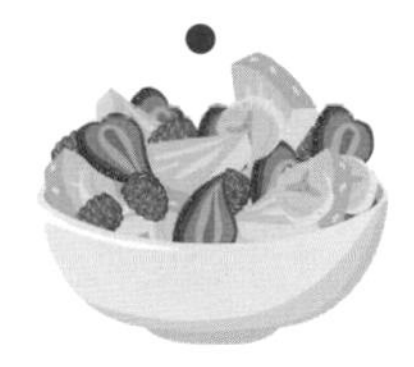

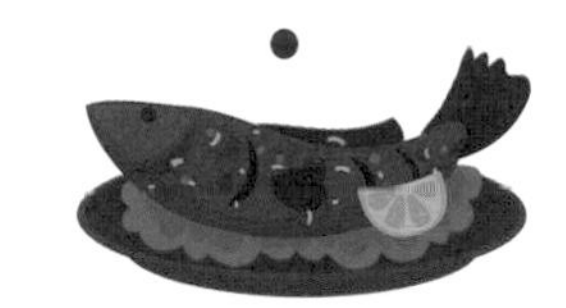

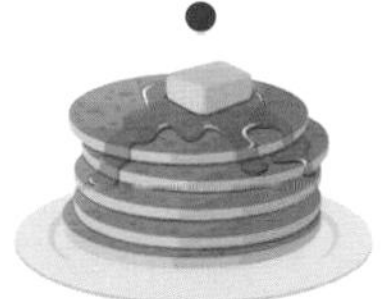

食物越簡單，消化越容易。不要混合太多食物一起吃。每天在相同的時間進食。你的胃需要在餐間休息。在餐間進食會讓你的胃多了額外的工作。用餐時間是與全家人分享的好時光。

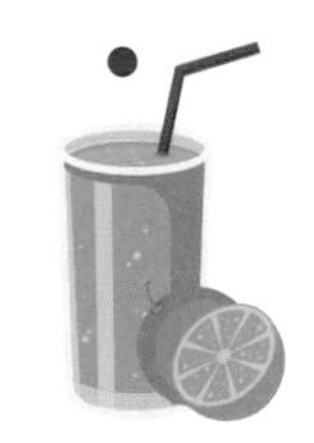

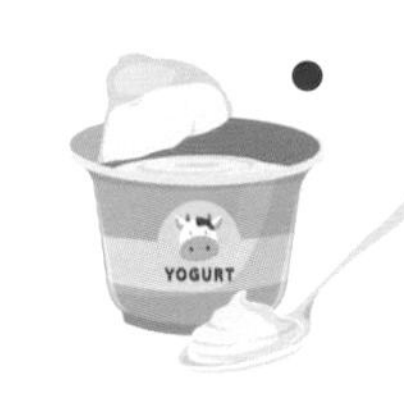

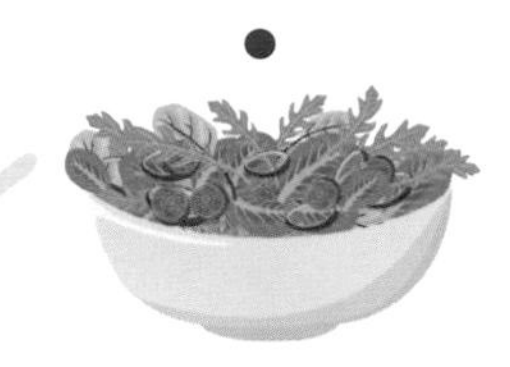

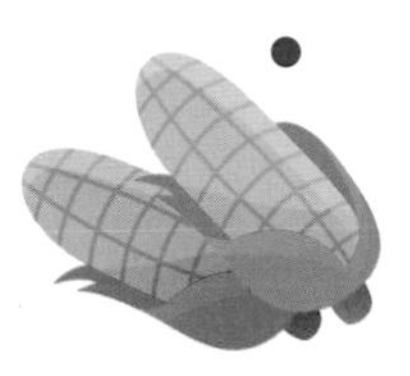

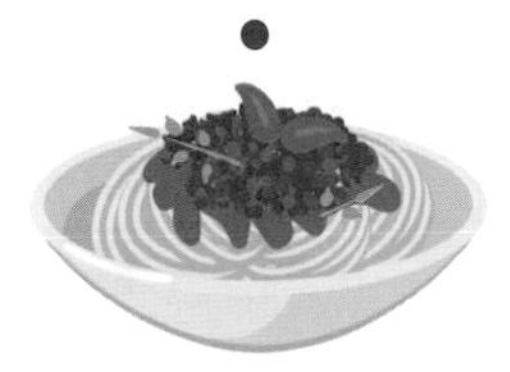

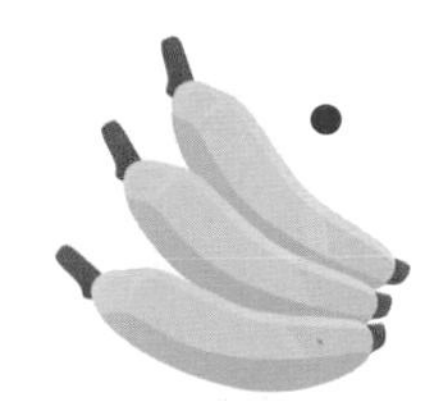

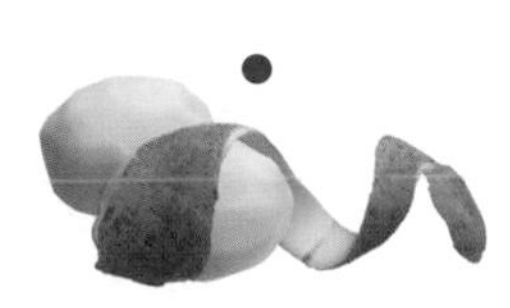

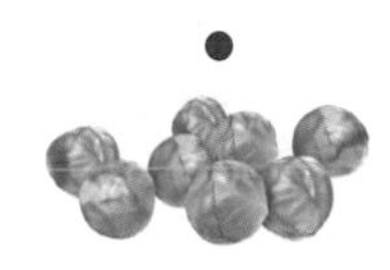

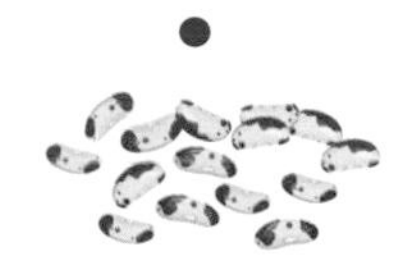

千萬小心！

不要用垃圾食物來建造你的「身體之家」！這麼做會讓你在短時間內就生病。就像用草來做樹屋，它的壽命會很短。不要把時間浪費在這些所謂的「食品」上！

如果你想成為一個出色的運動員，在學校取得優異成績，並讓上帝開心，首先要把飲食中充滿糖、鹽、脂肪、色素、添加劑和防腐劑的食物清除。

薯片、汽水、玉米片、糖果、帶奶油的爆米花、果汁、冰淇淋、甜甜圈、乳酪薄脆餅、餅乾、漢堡、熱狗、巧克力豆、糖果、冰棒、合成的果汁飲料、任何油炸食品……等等。這類食物對你的身體來說是垃圾食品：它會降低你的思考能力。

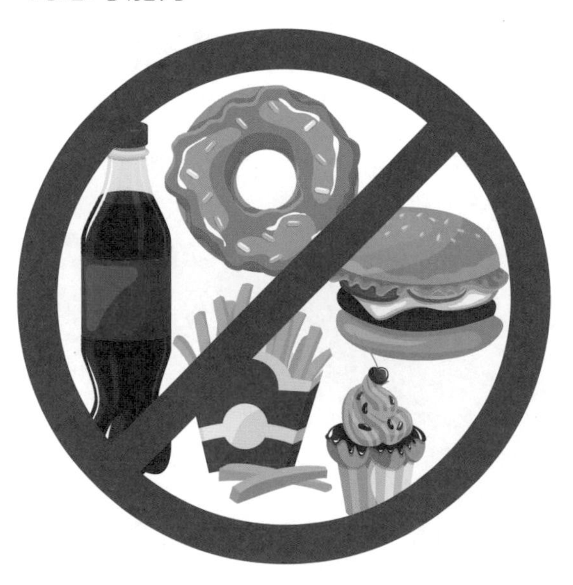

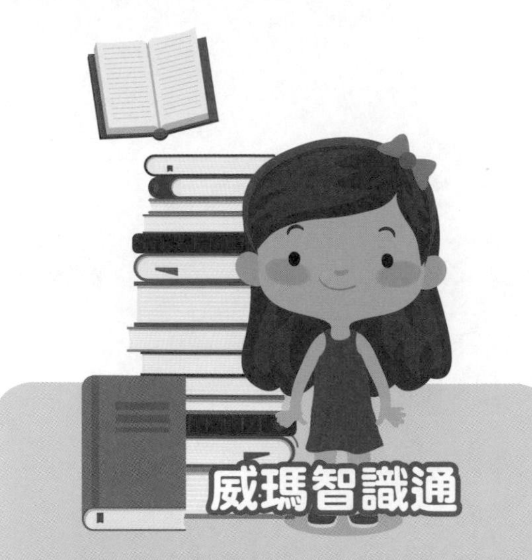

威瑪智識通

看看你能從下列成分中添加什麼到某種食品中，好讓它更吸引人以便銷售：

- 色素（看起來更漂亮可口）
- 防腐劑（不會迅速變壞）
- 澱粉（更濃稠）
- 甜味劑（突顯甜味並節省糖的用量）
- 澄清劑（看起來更透明）
- 還有酸化劑、乳化劑、保濕劑、分離劑、催熟劑、漂白劑、穩定劑、抗氧化劑……，以及誰知道還有多少其他的化學物質！

這就是為何攝取垃圾食品時，你也會攝取大量的化學物質，它們會導致肥胖、糖尿病、癌症、易怒、胃潰瘍等疾病，對肝臟、腎臟和甲狀腺也有害。

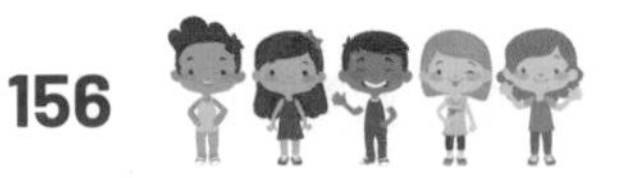

小試牛刀！

	是	否	有時候	需要改善
我會一邊用餐一邊喝飲料				
我每天都吃水果				
我會慢慢吃，仔細咀嚼食物				
我吃糖				
我吃足夠的豆類				
我吃足夠份量的早餐				
我吃清淡、少量的晚餐				
我喝汽水				
我每天喝牛奶				
我會吃足夠的蔬菜				
我在兩餐之間會喝水				
我在兩餐之間會吃東西				

你進行得怎麼樣呢？千萬不要氣餒！你還有足夠的時間改變你的習慣。

請求上帝幫助你吃健康的食物，也請你的父母幫忙。

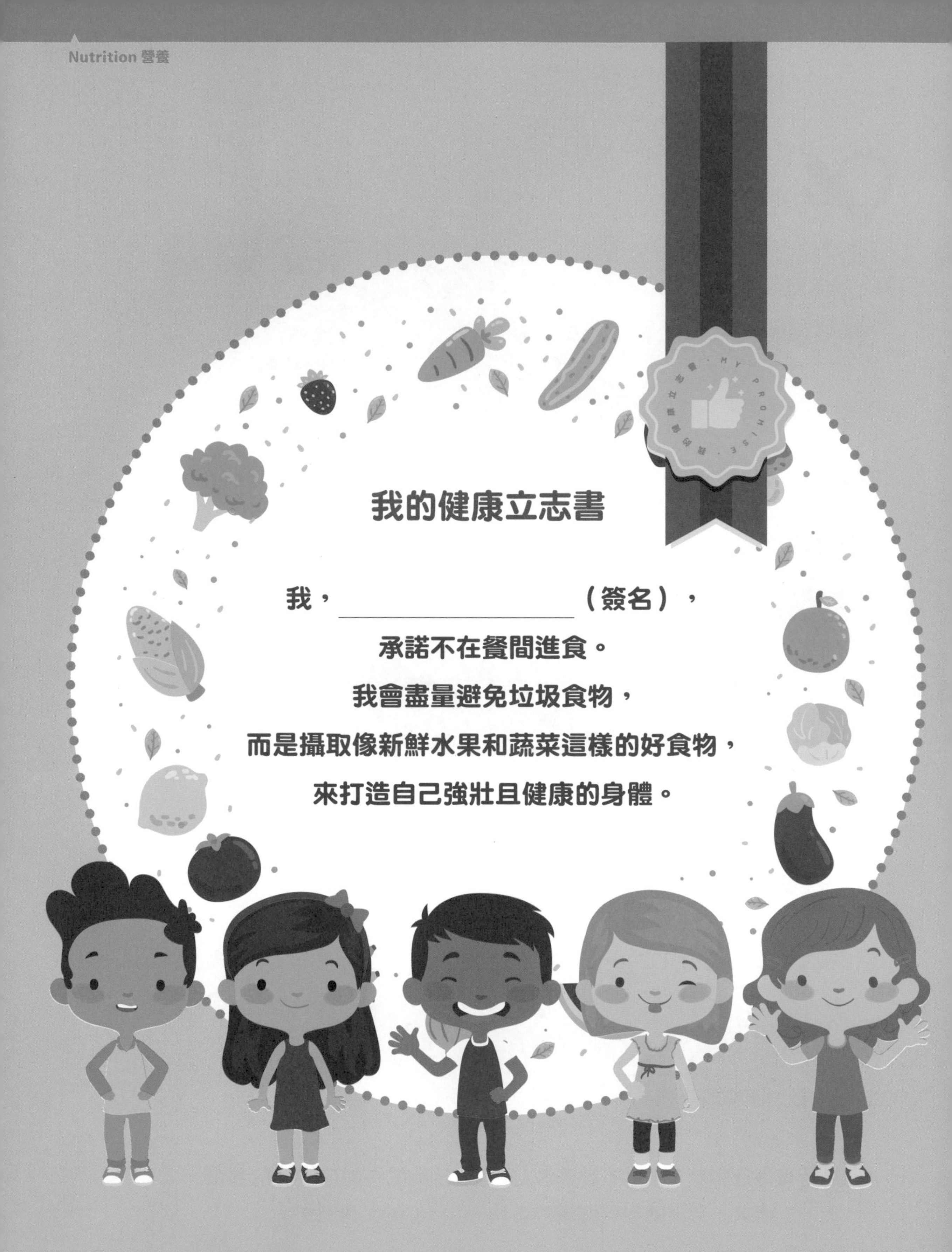

我的健康立志書

我，____________________（簽名），

承諾不在餐間進食。

我會盡量避免垃圾食物，

而是攝取像新鮮水果和蔬菜這樣的好食物，

來打造自己強壯且健康的身體。

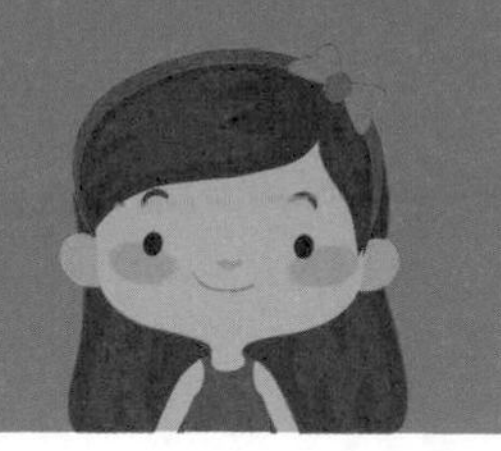

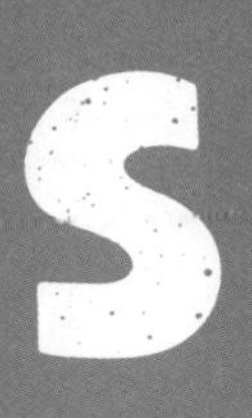

「你有試著找一些板子來做我們的樹屋地板了嗎？」小艾不太抱著希望地問道。因為丹丹只帶來一把錘子和一盒釘子。

「對不起，我找不到任何板子。颱風來時，我祖父把他所有的板子都捐出去了，為了建造緊急避難所。」

「那糟了！看來我們的樹屋可能永遠只是一幅圖畫，」小敏抱怨道，她看著他們在那一大張紙上的計畫。

就在這時，小艾的父親走出院子。「我有一個解決辦法。如果你們能等到傍晚，我會幫你們取得需要的木板。不過我要先做完一堆我答應你媽媽的事。」

「謝謝你，爸爸，」小艾說。

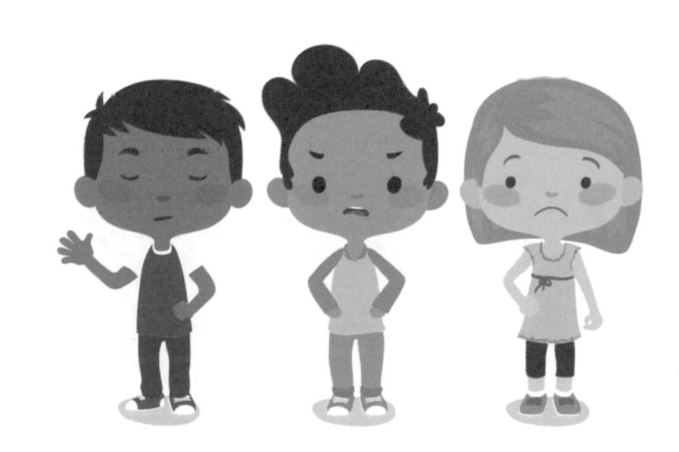

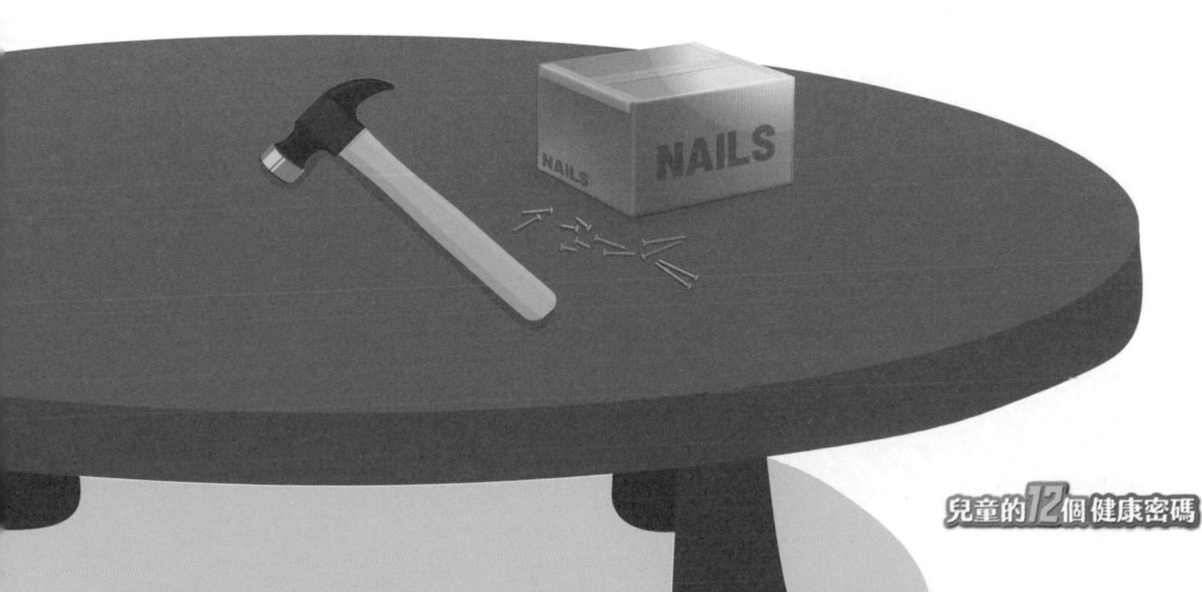

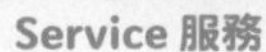

「當然，我們可以等，」丹丹和小敏同時大聲喊道。

在等待的時候，三人想到了一個主意。他們決定為小艾的爸爸做些事情。小艾帶來了三個耙子，他們三人把爸爸剪下的草耙成堆，放到後院角落的堆肥上。

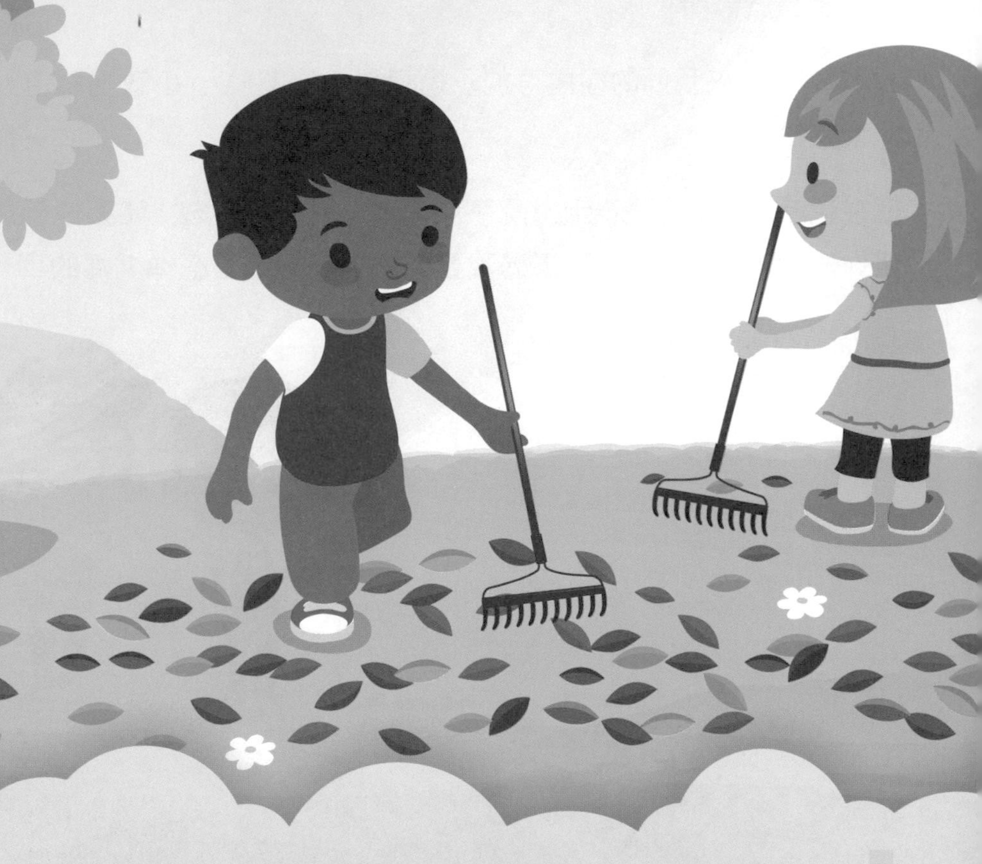

上帝給你的特別信息

「你心若向飢餓的人發憐憫，使困苦的人得滿足，
你的光就必在黑暗中發現；你的幽暗必變如正午。」

以賽亞書58：10

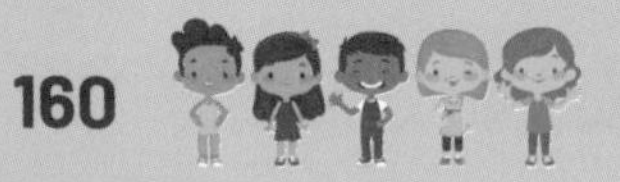

小敏覺得洗一下車子也是個好主意，於是孩子們拿了海綿、清潔劑和乾淨的抹布。不一會兒，車子就乾淨如新！

「哇！我本以為我要花剩下的時間耙草和洗車，但看來你們比我快，」爸爸笑容滿面地說道。「我們準備好去取樹屋的基座了。上車吧，孩子們！你們的樹屋看起來不會只是一張圖紙了！」

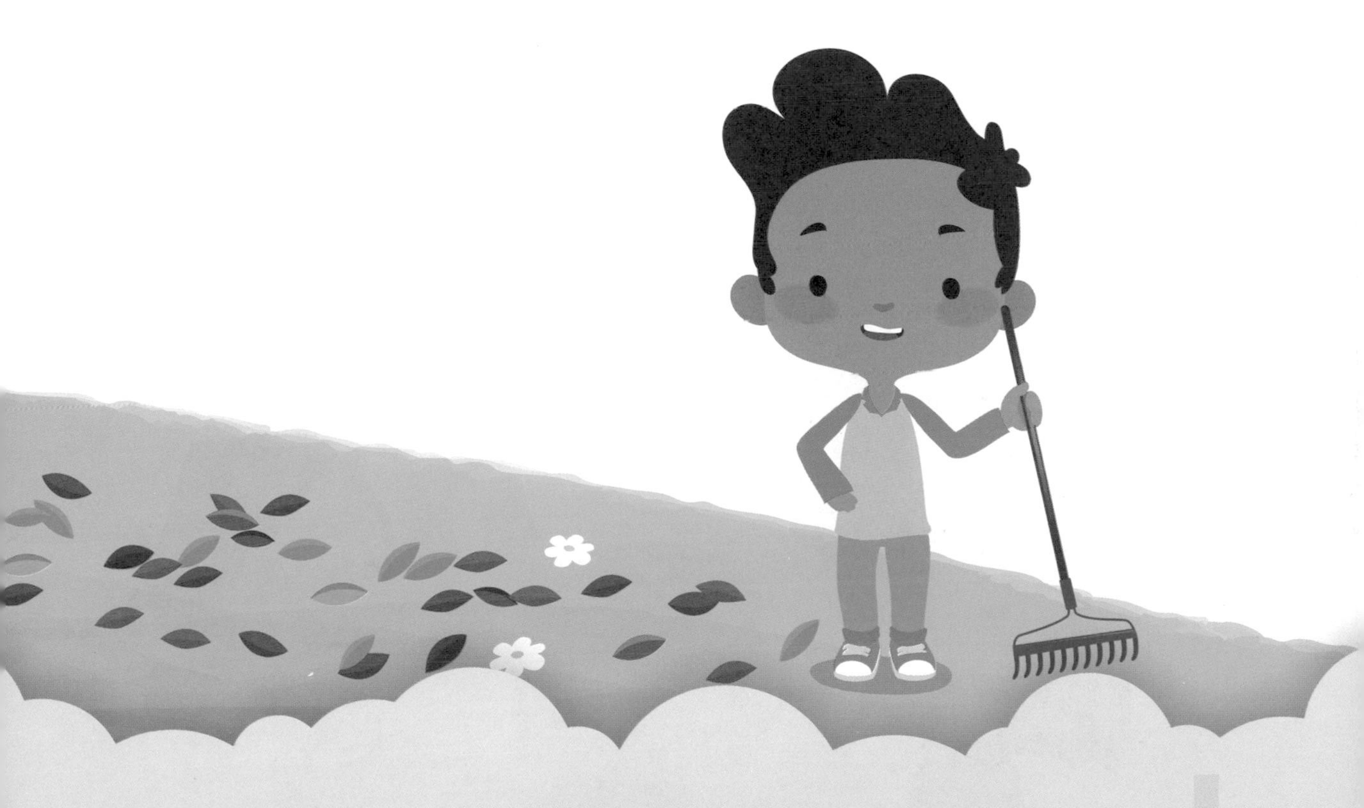

上帝給你的特別信息

王要回答說：「我實在告訴你們，這些事你們既做在我這弟兄中一個最小的身上，就是做在我身上了。」

馬太福音25：40

許多不同的事物都有助於你的健康和幸福。飲食、運動、休息、水、陽光和新鮮空氣，還有你對上帝話語的信仰，這些都有助於你做出正確的選擇。但還有一件事對於我們的「家」(我們的身體) 的成長非常重要，那就是我們需要其他人。

上帝創造你與其他人一起生活。如果你一個人生活，你是不會感到快樂的。你需要與人交談；有時你需要有人支持你，讓你感覺更好。有時候你只是需要分享一個笑話。一個人自己笑並不有趣。

上帝知道我們需要其他人。祂也知道幫助別人是對抗自私的良藥。上帝希望我們能服務他人。當我們幫助別人時，我們會感到更快樂，這也有助於保持健康。

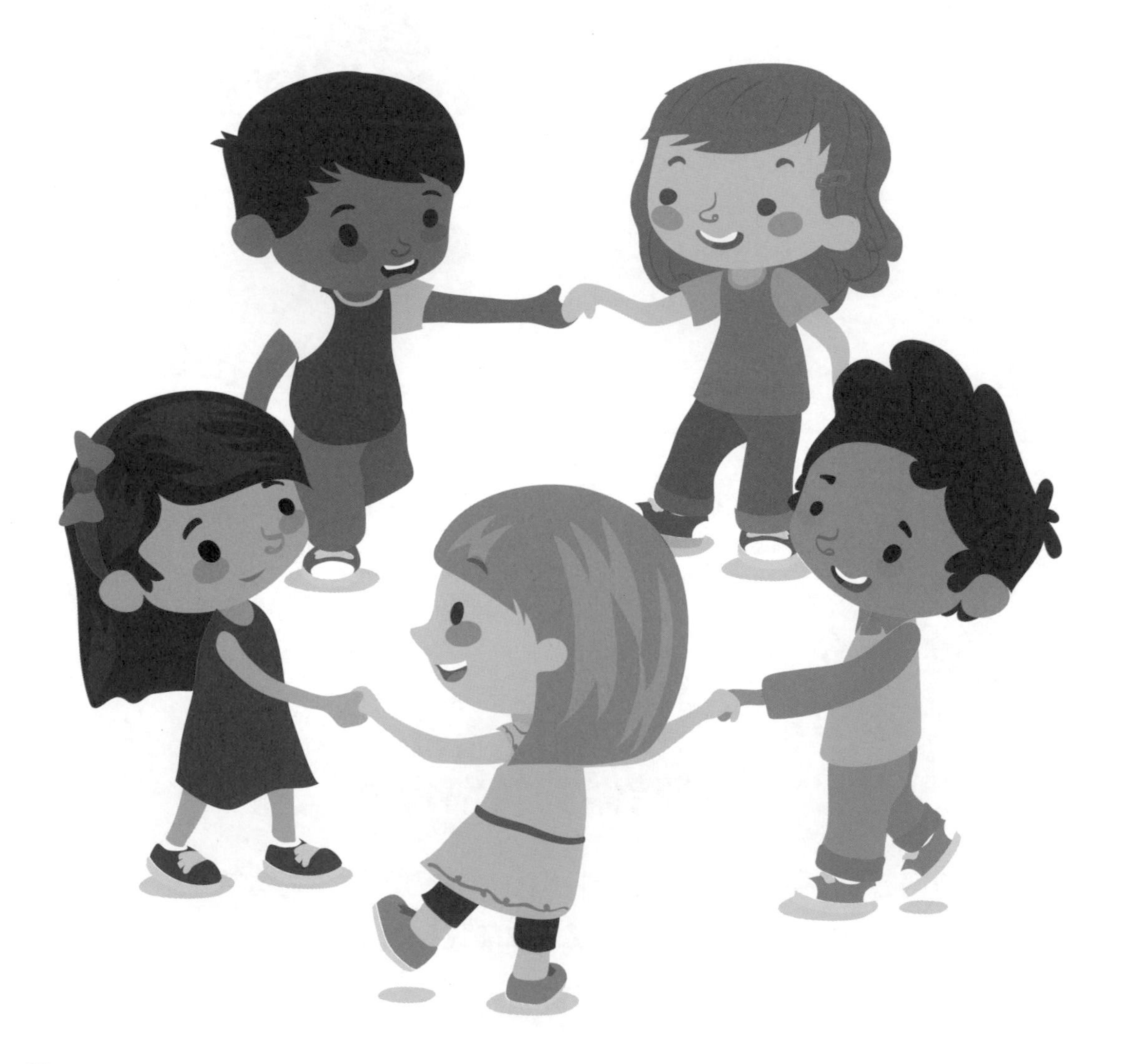

我和其他人的關係

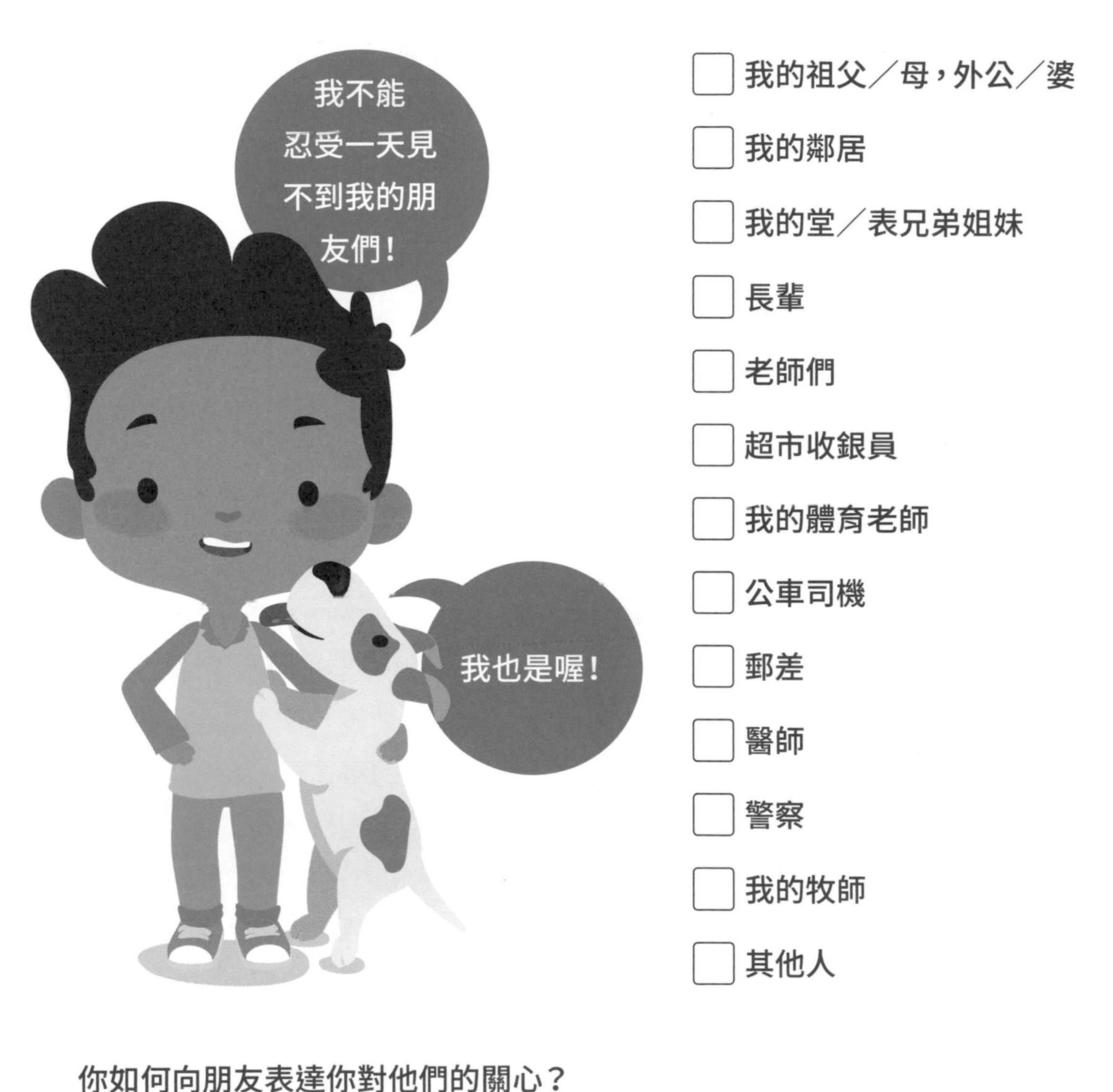

除了你的朋友之外，
你還認識哪些人？
請在下列的空格中打勾。

- ☐ 我的祖父／母，外公／婆
- ☐ 我的鄰居
- ☐ 我的堂／表兄弟姐妹
- ☐ 長輩
- ☐ 老師們
- ☐ 超市收銀員
- ☐ 我的體育老師
- ☐ 公車司機
- ☐ 郵差
- ☐ 醫師
- ☐ 警察
- ☐ 我的牧師
- ☐ 其他人

你如何向朋友表達你對他們的關心？

____

____

我的友愛計畫

尊重和友愛他人並不困難，而且這會使其他人感到快樂。請寫下三個人的名字（他們不是你現在的朋友），在本週內你將努力友好地對待他們。

______________________　　______________________　　______________________

有許多方法可以為人提供服務或幫助。請看下頁的列表，將你認為本週能做的事情標記❶。在你認為下個月能做的事情標記❷，而任何你覺得需要幫助或合作才能完成的事情標記為❸。

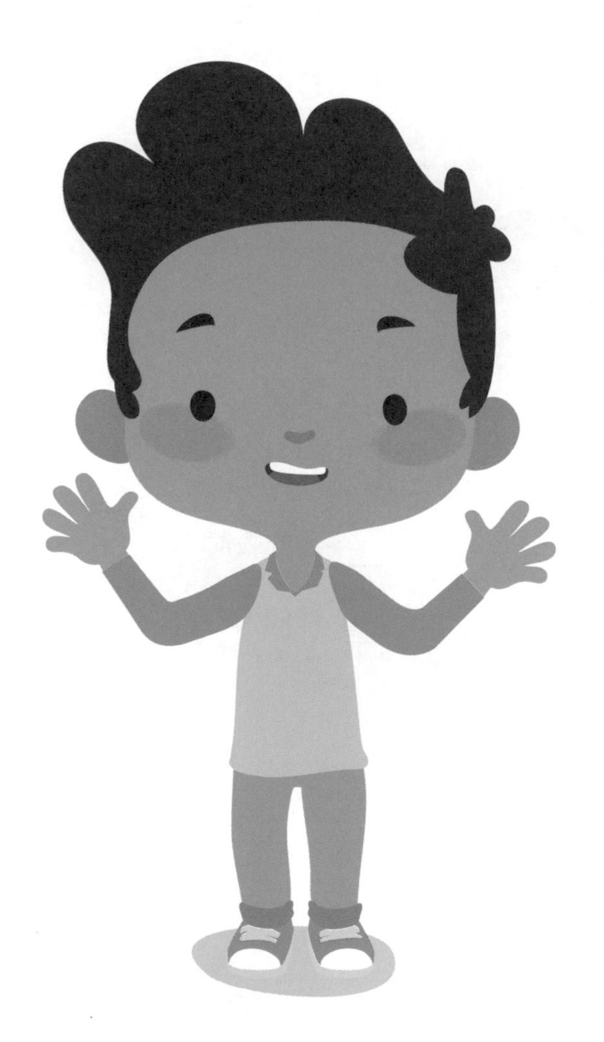

- [ ] 把髒衣服放進污衣袋裡
- [ ] 給生病的朋友帶一本書
- [ ] 帶狗出去散步
- [ ] 用耙子清理院子落葉
- [ ] 陪弟弟玩
- [ ] 為媽媽準備一個驚喜
- [ ] 幫忙洗車
- [ ] 整理教室的椅子
- [ ] 洗早餐碗盤
- [ ] 把乾淨的衣服收起來
- [ ] 選擇玩具送給別人
- [ ] 為我媽媽的盆栽澆水
- [ ] 拔花園裡的雜草
- [ ] 主動講一個見證故事
- [ ] 收拾我的玩具
- [ ] 整理書架上的書籍
- [ ] 為父母做晚餐
- [ ] 探望我的奶奶
- [ ] 帶水果去鄰居家
- [ ] 為我的家人做美味的早餐
- [ ] 與鄰居分享我的雜誌
- [ ] 摺好洗乾淨的衣服
- [ ] 主動把房間讓給來訪的客人
- [ ] 為班上新來的孩子準備一份禮物
- [ ] 主動替我媽媽跑腿
- [ ] 為醫院裡生病的孩子們唱歌

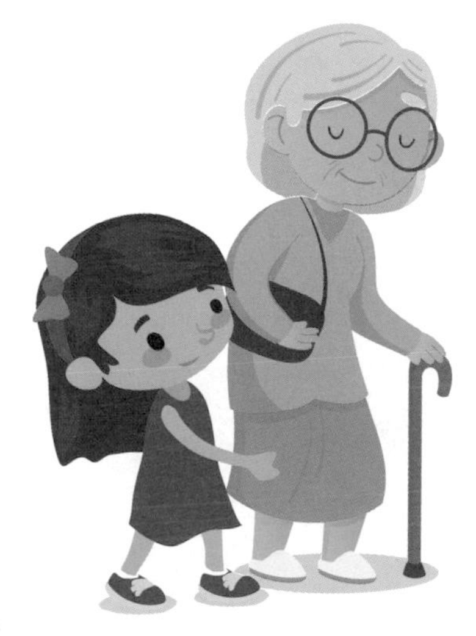

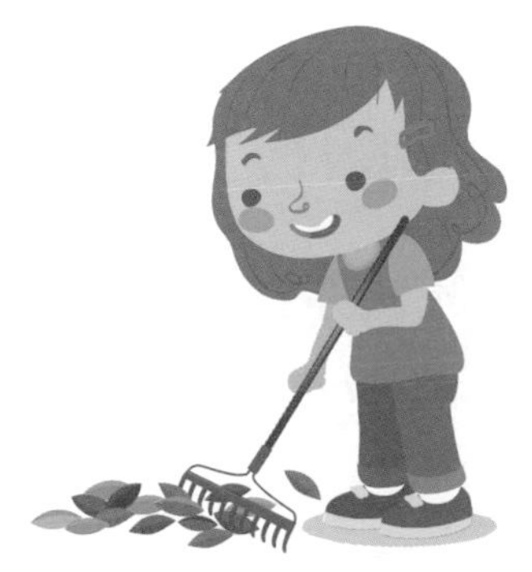

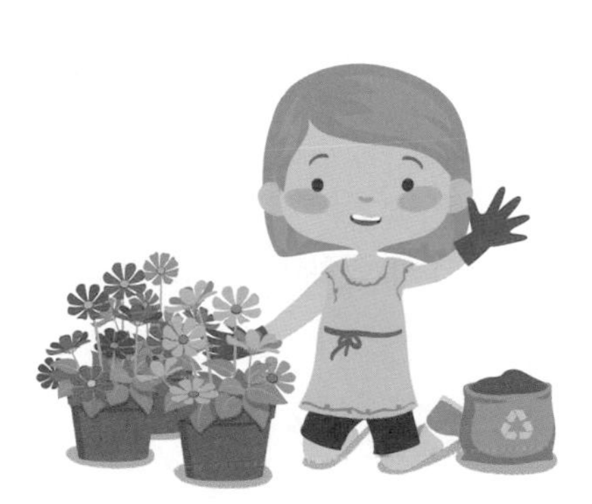

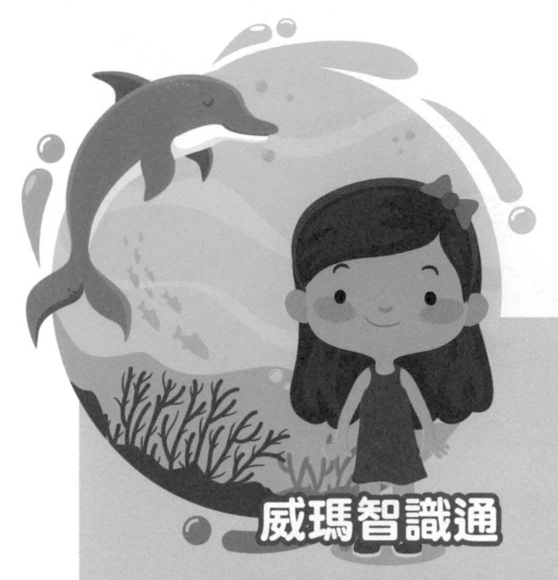

幫助他人的動物

你知道有些動物
會幫助其他動物嗎？

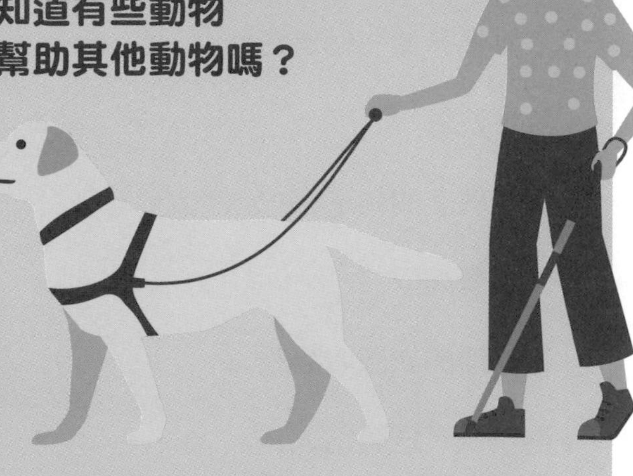

例如，海豚可能會幫助另一隻生病或受傷的海豚，牠會游到牠們的下方，把牠們推到水面上，讓牠們可以呼吸。海豚會持續這樣幫助好幾個小時。狼則會帶肉塊給未參與狩獵的同伴。許多狗對與他們生活的家庭確實幫助很大。有些狗可以引導盲人，其他的狗則會熱情地拉雪橇，還有一些狗會守護他們的家園或娛樂孩子們。

動物能夠樂意服務，你是否也能做到呢？

上帝給你的特別信息

「你要提醒眾人，叫他們順服作官的、掌權的，遵他的命，預備行各樣的善事。不要毀謗，不要爭競，總要和平，向眾人大顯溫柔。」

提多書3：1、2

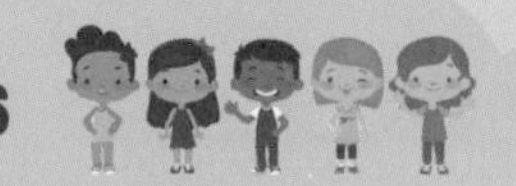

愛和支持的話語

支持他人通常並不需要花太多的力氣。只要對身邊的人友好，就很容易實現。上帝希望我們以仁慈和愛心彼此相待。

以下是一些可以幫助我們善待他人並表達感謝的話語：

我很喜歡

請原諒我

對不起

不客氣

早安

謝謝

請

再見

午安

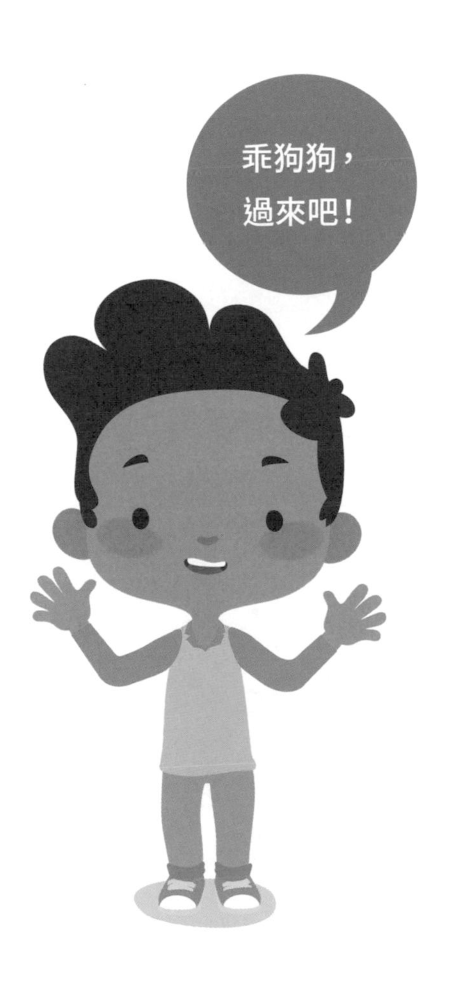

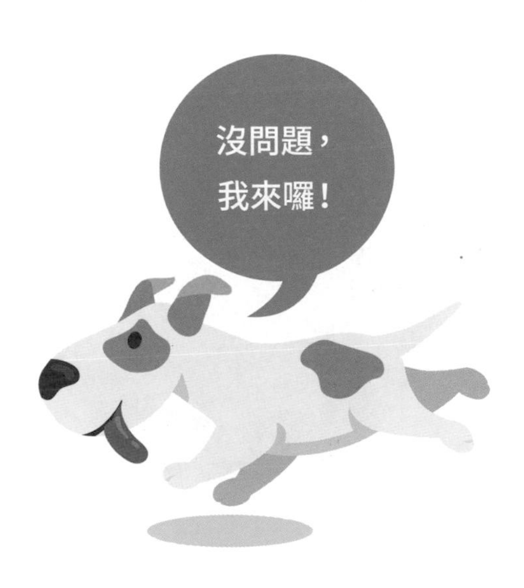

在下列情況中，你會說什麼？(連連看)

❶有人借我一支鉛筆 •	• 我喜歡！
❷有事出門時 •	• 謝謝你
❸看見鄰居時 •	• 對不起
❹向人詢問時間 •	• 請
❺老師因我送花而向我道謝 •	• 不好意思
❻媽媽為我料理午餐 •	• 午安
❼要起身走過一整排有人坐的座位時 •	• 不客氣！
	• 再見
	• 早安

畫出他們的臉

當我友善待人時，對方的表情：

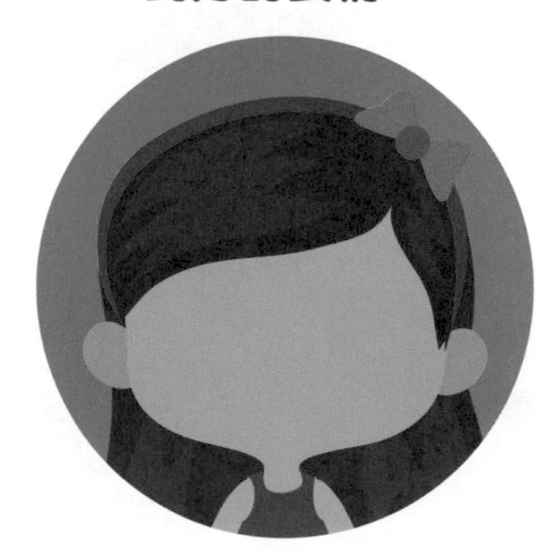

當我待人無禮又粗魯時，對方的表情：

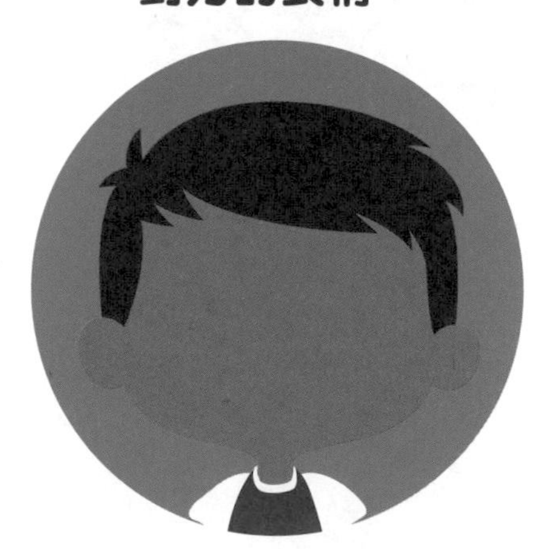

當我們幫助他人時，我們會感到滿足和快樂。快樂的心靈有助於健康，增強身體的防禦力，並激發大腦的活力。或許耶穌在告訴人們永遠不要厭倦幫助他人時，也想到了這些好處。總之，耶穌來到這個世界是來幫助人們的。

祂曾經以許多不同的方式幫助人們。你能記得其中的一些人嗎？

____

____

____

____

____

上帝給你的特別信息

「正如人子來，不是要受人的服事，乃是要服事人，並且要捨命，作多人的贖價。」

馬太福音20：28

我的健康立志書

有時候和幫助爸媽相比，做＿＿＿＿＿＿或

玩＿＿＿＿＿＿也許更有趣，

但我知道我應該幫助他們。因為這樣做會讓他們快樂，

也會讓我感到開心。

或許這就是為什麼上帝告訴我們應當幫助人。

現在我就能想到一個可以幫助的人：＿＿＿＿＿＿。

我可以透過＿＿＿＿＿＿來幫助他。

我還會嘗試多講一些友善的話，

尤其是當我和＿＿＿＿＿＿交談時。

我的簽名：

＿＿＿＿＿＿＿＿

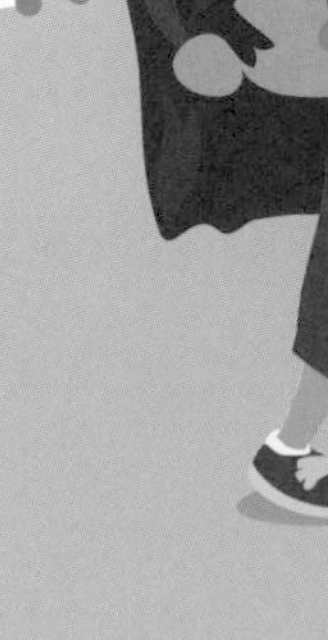

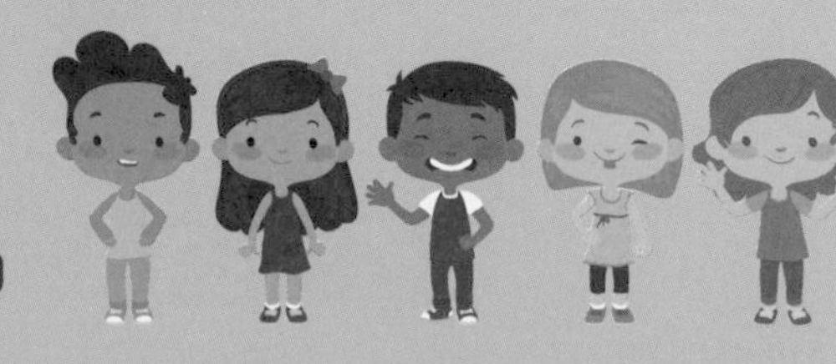

一起來慶祝！
C-e-l-e-b-r-a-t-i-o-n-s！

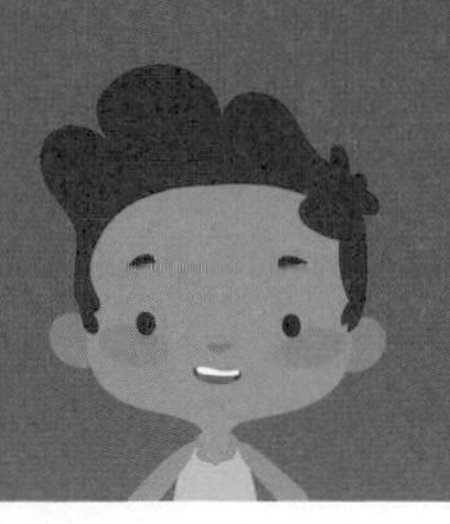

夏天就快結束了，這意味著新的學期即將開始。樹屋終於大功告成！小艾和丹丹已經把樹屋外面漆了顏色，而小敏則是把樹屋裡面進行了一番修整。她收集了一些最喜歡的書籍、坐墊和一盒桌遊。牆上掛著一張寫著「海狸小屋」的海報，下面是他們三個好朋友的照片。

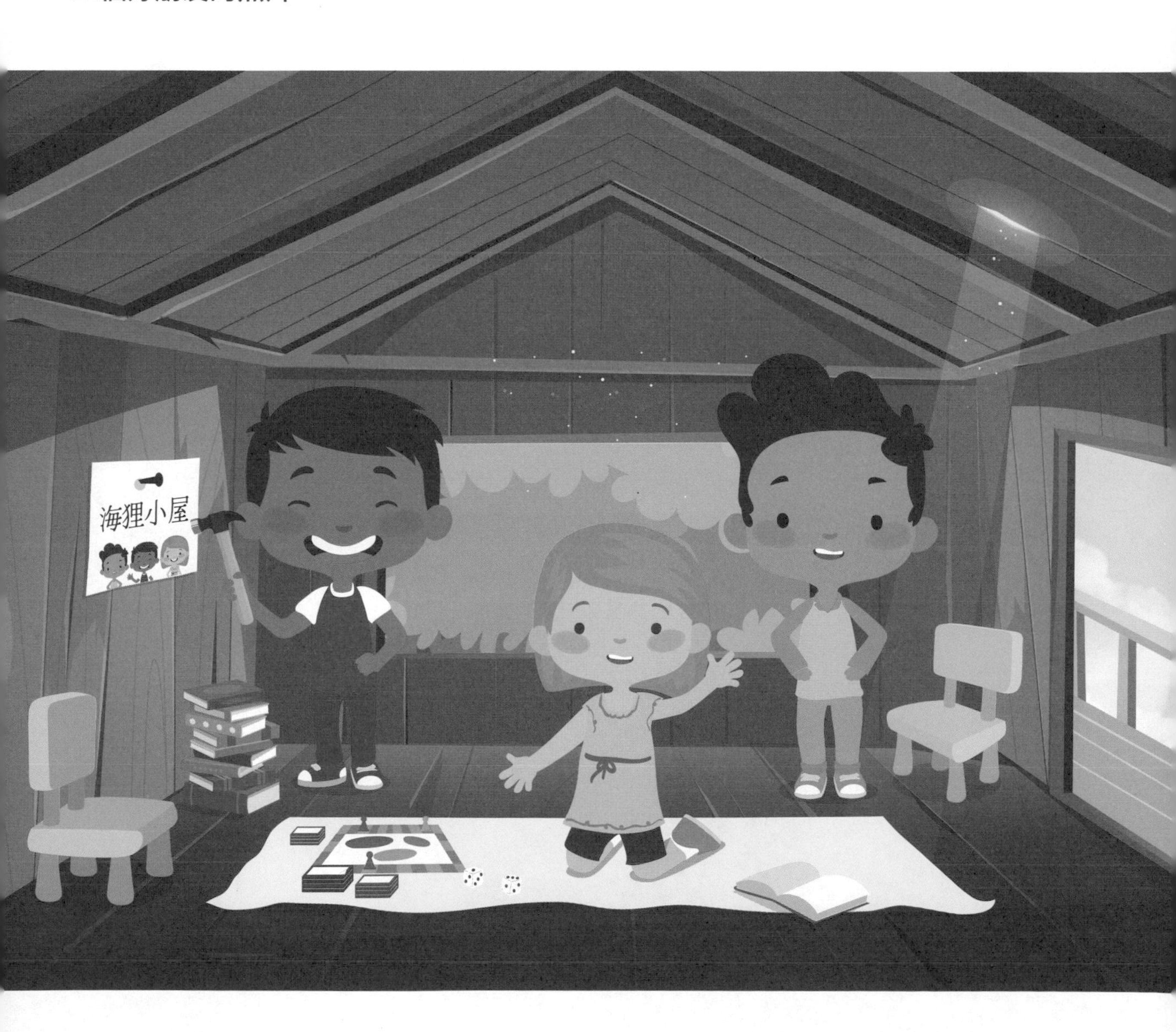

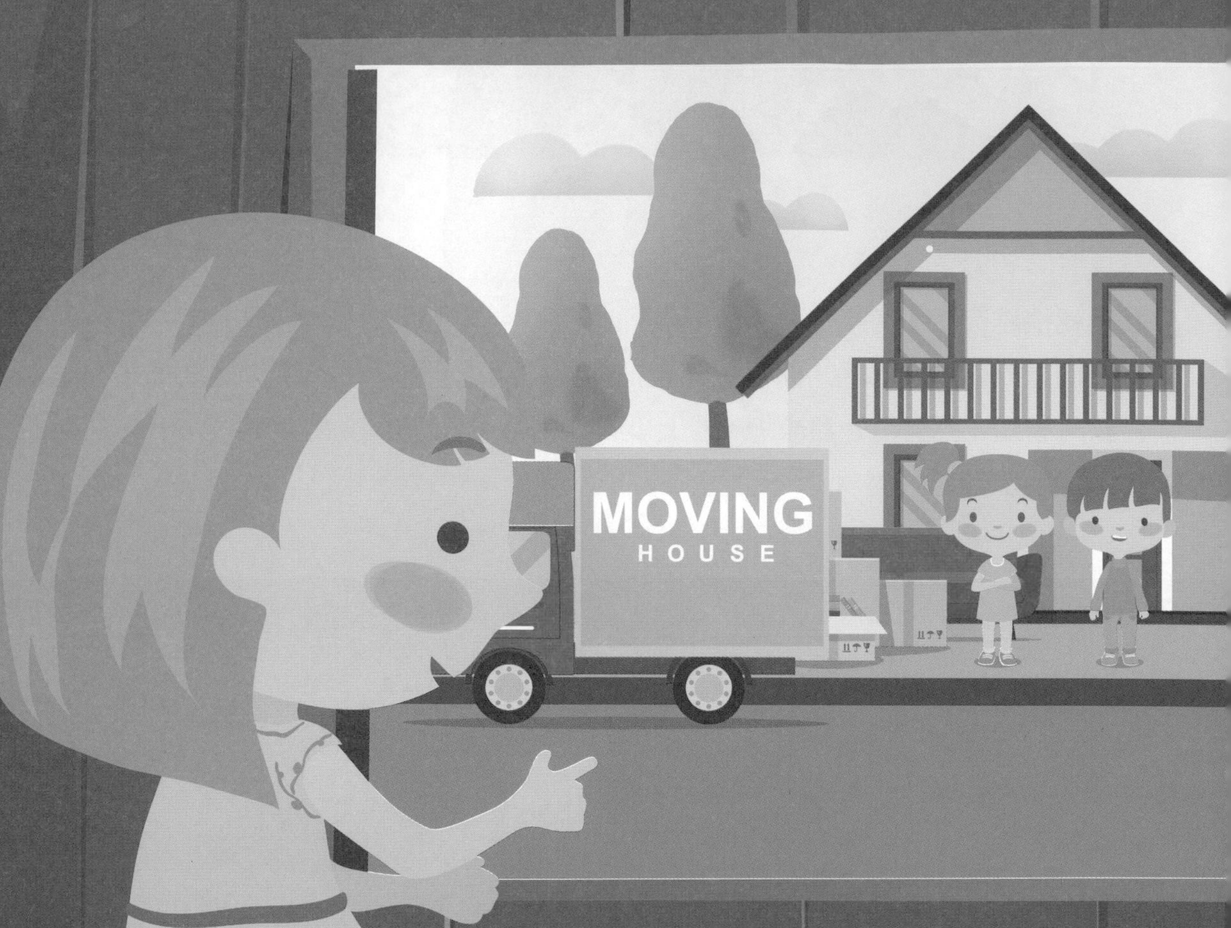

建造樹屋花費的時間比他們想像的還要久，但現在他們很高興自己在工作上的細心，並選用了好的材料。他們已經準備好舉行真正的慶祝活動了！

從窗戶望去，小敏看到一輛搬運卡車和一輛汽車停在對面的空房子前。

「看來你要有新鄰居了！」丹丹說著，興致勃勃地觀察下車的人。「看，有兩個小孩，一個男孩和一個女孩！他們正在幫忙從車裡搬東西。」

「我們去跟他們打招呼吧！問他們是否想看看我們的樹屋，」小艾建議說。

其他人都同意，於是他們走了出去。這三個朋友尚未搬進他們的樹屋，但很快「海狸小屋」的海報下面就會有兩張新照片。這個小組將來一定會變得更大！

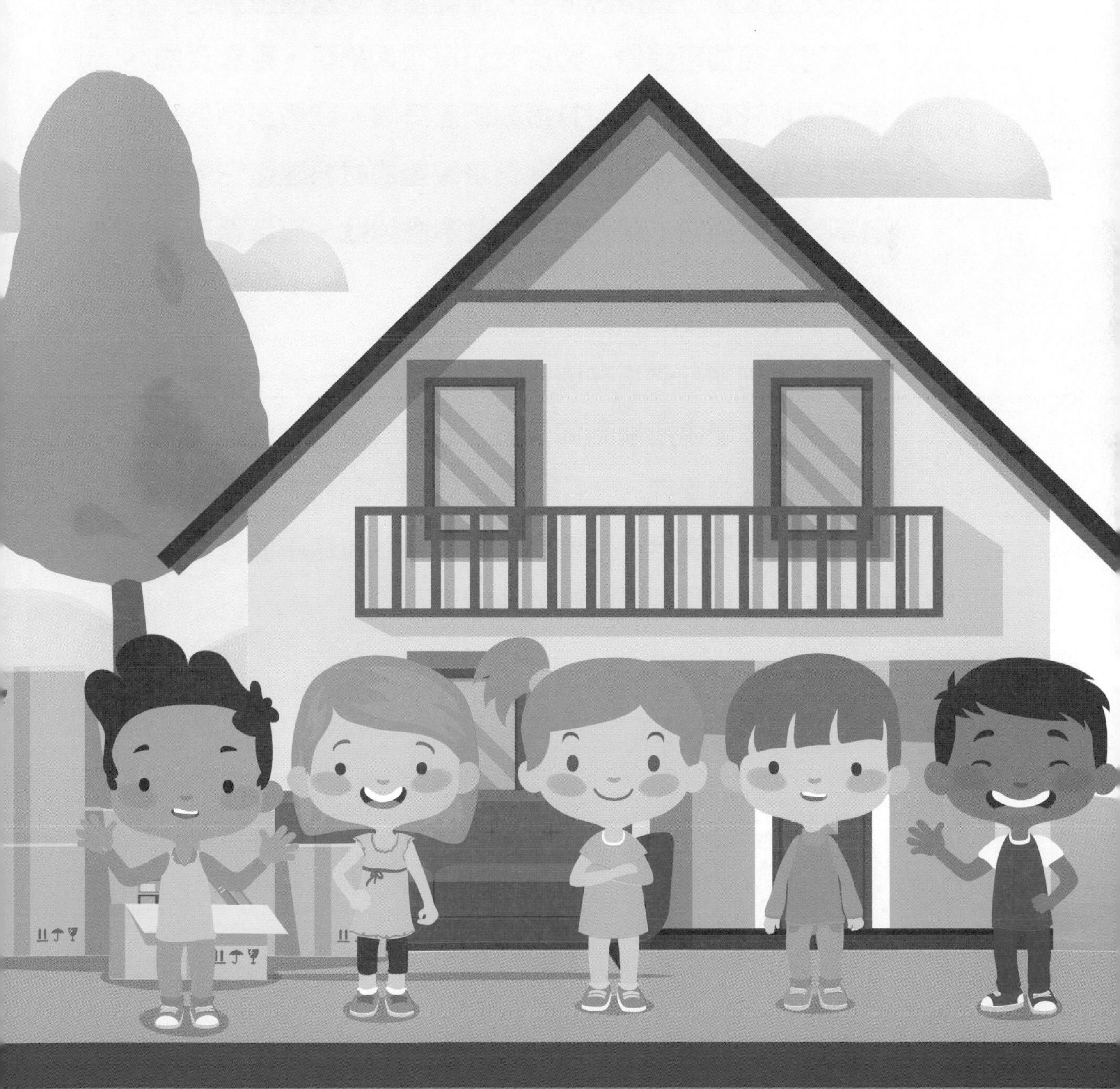

在建造樹屋時，選擇好的材料並建得堅固是很重要的，否則有人可能會受傷。對於我們每個人來說，更重要的是明智地決定我們如何打造我們的身體。我們必須長時間地在它裡面活著。如果我們用較差的材料建造它，或者不好好照顧它，我們的身體就不會強壯，而且還可能經常生病。

就像樹屋的朋友們正在慶祝他們終於完工一樣，如果我們遵循這本書中所學到的步驟，我們的生活就可以成為喜悅和健康的慶典——CELEBRATIONS。你準備好做出明智的決定，幫助自己建造強壯和健康的身體了嗎？恭喜！這是值得慶祝的決定！

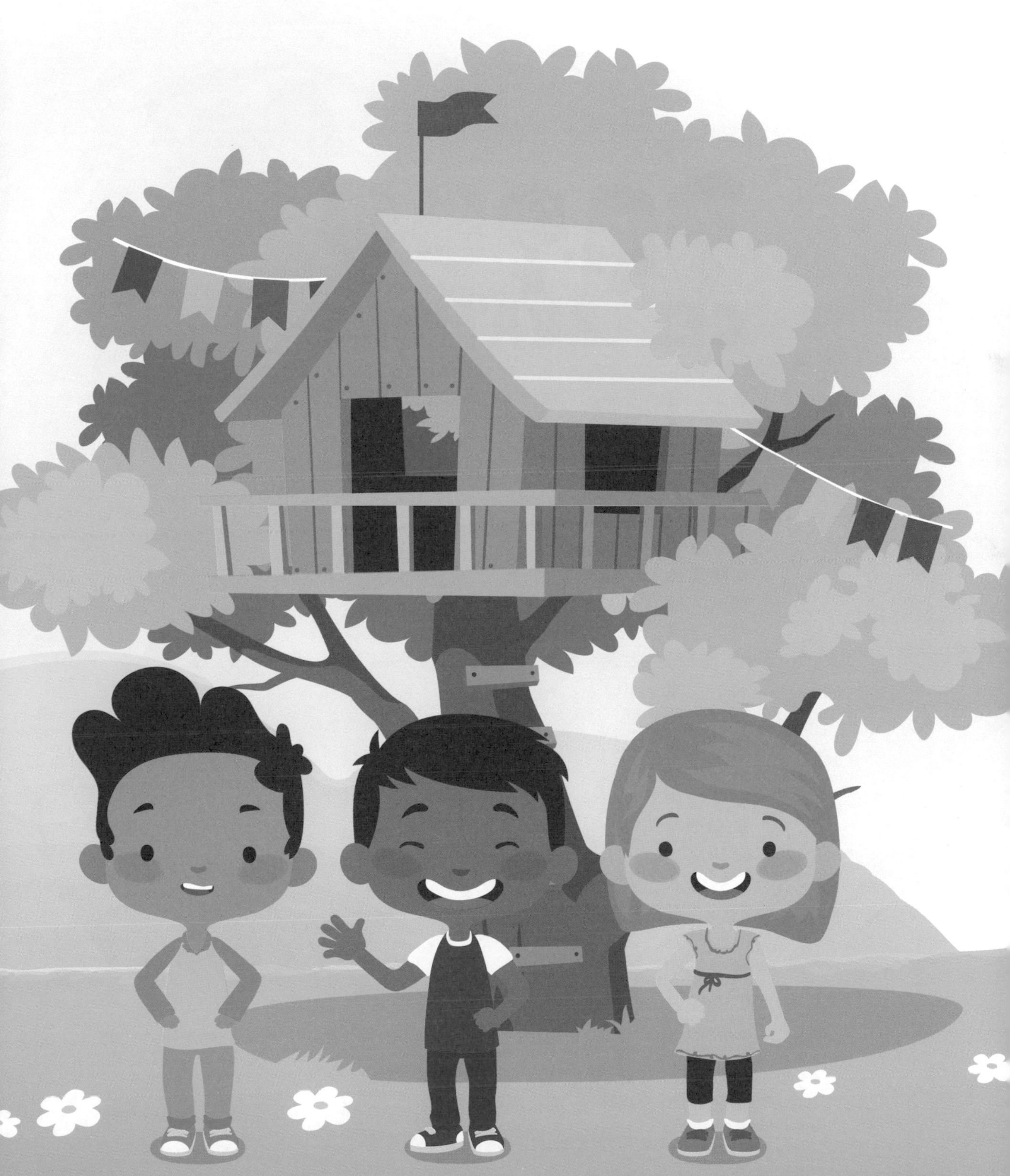

國家圖書館出版品預行編目資料

兒童的12個健康密碼／蕭娜·維敏斯特，索妮亞·柯倫著；時兆編輯部譯. -- 初版. -- 臺北市：時兆出版社，2024.01　面；　公分
譯自：Celebrations: healthy inside out
ISBN 978-626-97837-0-0（平裝）
1.CST：幼兒健康　2.CST：兒童教育
3.CST：衛生教育

412.58　　112021075

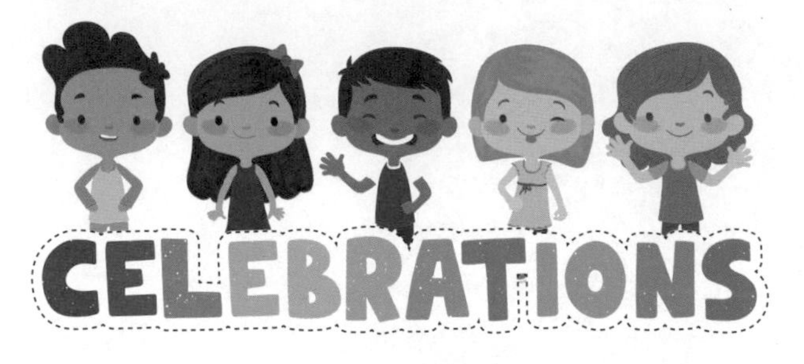

書　　名　兒童的12個健康密碼 CELEBRATIONS：Healthy Inside out!
作　　者　蕭娜·維敏斯特與索妮亞·柯倫
譯　　者　時兆編輯部

董 事 長　金堯漢
發 行 人　周英弼
出 版 者　時兆出版社
客服專線　0800-777-798
電　　話　886-2-27726420
傳　　真　886-2-27401448
地　　址　台灣台北市105松山區八德路2段410巷5弄1號2樓
網　　址　http://www.stpa.org
電　　郵　service@stpa.org
責　　編　林思慧
美術設計　邵信成
商業書店　總經銷　聯合發行股份有限公司 TEL：886-2-29178022
基督教書房　TEL：0800-777-798
網路商店　PChome商店街、Pubu電子書城
I S B N　978-626-97837-0-0
定　　價　新台幣180元
出版日期　2024年1月　初版1刷
郵政劃撥　00129942
戶　　名　財團法人臺灣基督復臨安息日會

PRINTED WITH SOY INK 本書使用環保大豆油墨印刷